がん口腔支持療法
多職種連携によるがん患者の口腔内管理

編著

Dr Andrew N. Davies
Consultant in Palliative Medicine
Royal Marsden Hospital
UK

Prof Joel B. Epstein
Professor of Oral Medicine
Otolaryngology and Head and Neck Cancer
University of Illinois at Chicago
USA

監訳

曽我賢彦
岡山大学病院　中央診療施設　医療支援歯科治療部
部長・准教授

© Oxford University Press, 2010

"Oral Complications of Cancer and its Management, First Edition was originally published in English in 2010. This translation is published by arrangement with Oxford University Press. Nagasue Shoten Ltd. is solely responsible for this translation from the original work and Oxford University Press shall have no liability for any errors, omissions or inaccuracies or ambiguities in such translation or for any losses caused by reliance thereon."

序文

　口腔および咽頭は世界的にみてがんの好発部位であり、男性では8番目に多い罹患部位となっています。米国では、毎年約150万人が新規にがんと診断されており、35,000人以上のがんは口腔および咽頭に関連しています。手術、放射線療法、および化学療法の進歩にもかかわらず、近年の5年生存率には有意な改善がありません（〜59%）。生存率が比較的低い理由は、多くの場合、診断が遅れ、疾患が進行しているためです。生存率を向上させるために、治療はより激しくなり、しばしば口腔咽頭領域に複雑かつ、あるいはより重篤な合併症をもたらします。

　腫瘍の制御における同様の問題は他の臓器のがんでも同様に存在します。生存率の改善を目的として、より激しい治療がなされることにとくに驚きはないと思います。事実、口腔および咽頭のがんと比べて一般的によくみられる悪性腫瘍の治療において、腫瘍を制御または「治癒」させるために、多くの患者がきわめて毒性の高い化学療法、さらには骨髄または幹細胞移植を受けています。これらの全身的な治療の多くは、さまざまな口腔合併症を引き起こす可能性があります。一般によくみられる重度な有害事象としては口腔粘膜障害があり、これは身体的な問題（例：痛み、栄養摂取障害）、心理的な問題、生活の質（QOL）の低下に関連し、時に生命を脅かすことさえあります。さらに、口腔粘膜障害は医療費の増加（例：より多くの投薬、より長期の入院）に関係します。

　本書は、がんとその治療における多くの口腔合併症に対しての知識的な資源として他に類のない本であり、実に優れたものです。本書は、国際的な権威がそれぞれの専門分野で執筆しており、腫瘍に対する多職種連携チームのあらゆるメンバーが執筆しています。本書は30の章で構成されており、本文の理解を助けるための表、図、臨床写真、および参考文献が含まれています。口腔解剖学および生理学、口腔アセスメントおよび口腔衛生、ならびにがんおよびがん治療に伴い頻繁にみられる口腔合併症といった内容を網羅しています。外科療法、放射線療法および化学療法における合併症について概説の章で詳述される一方、具体的な問題（例：口腔粘膜障害、顎骨壊死）について、独立して構成された章で詳細に説明されています。口腔感染症、およびがん患者が経験する口腔症状（例：口腔乾燥症、味覚障害）に焦点を当てている章もあります。さらに、特定の患者群（小児患者、高齢者患者、進行がん患者）のニーズ、および口腔合併症が医療経済に及ぼす影響を扱う章があります。

　この包括的でエビデンス（存在する場合）に基づいた実用的な参考書が、がん患者のケアにかかわるすべての医療従事者を対象として、がんおよびその治療による口腔合併症への最も適切なケアの提供に貢献する光景を思い描きます。実践的に利用できる本が刊行されることを歓迎したいと思います。

Prof Sol Silverman
Professor of Oral Medicine
University of California, San Francisco,
USA

（訳　曽我賢彦）

翻訳にあたって

　多職種連携のチーム医療によるがん患者の口腔内管理が注目され推進されるなか、本書はこれまでの学や専門領域を横断的に網羅し、がん患者の口腔内管理に特化して編纂された優れた成書であり、本邦でのがん口腔支持療法─多職種連携によるがん患者の口腔内管理に非常に役立つものと思います。

　この訳本の出版は大変多くの方々とのご縁とご協力を頂けたからこそ成し遂げることができました。私が暗中模索でがん患者の口腔内管理にあたるなか、私が初めて本書に出会ったのは日本学術振興会の二国間交流事業（特定国派遣研究者）で2010年にアムステルダムを訪れた際のことでした。本書の著者の一人であるDr. Judith Raber-Durlacher（Academinisch Centrum Tandheelkunde Amsterdam）が私の受入研究者となってくださったのですが、その際に、ちょうど本書が刊行され、彼女が執筆した章の中で私たちの研究グループの論文を引用してくださったことを教えてくれました。本全体に目を通しますに、多職種の医療スタッフを対象にがんそのものとがん治療に伴う口腔内合併症に焦点をあて体系的にまとめられた他に類をみない本でした。その後、私の大学病院での臨床、研究、教育にとても役に立ってきました。帰国後、私の医局（岡山大学病院・医療支援歯科治療部）で若手医局員等とともに輪読会を行っていました。また、医局員・大学院生の協力を得て、輪読会で集まった和訳を集めて、和訳対訳版を学生用に作成し、教育にも活用してきました。

　派遣事業終了後、Dr. Judith Raber-Durlacherがつなげてくださった縁で、私はがん支持療法の国際学会であるMultinational Association of Supportive Care in Cancer（MASCC）/ International Society of Oral Oncology（ISOO）で活躍する多くの著名な先生方と知り合うことができました。本書の編者のDr. Joel B. EpsteinおよびDr. Andrew N. Daviesともつながることができました。本書の和訳版は役に立つと確信し直接お会いして訳本の出版を提案したところ、全面的な支援を頂けることとなりました。

　原稿作成にあたって、大学院生が中心となり作成した対訳は役に立ったもののかなり心もとなく、本邦の専門家の先生方に翻訳チェックをお願いさせていただいたり、あるいはまったく手付かずであった章については一から翻訳をお願いさせて頂く必要がありました。これにあたっては、2014年から5年間の予定で採択された文部科学省　課題解決型高度医療人材養成プログラム選定事業「健康長寿社会を担う歯科医学教育改革─死生学や地域包括ケアモデルを導入した医科歯科連携教育体制の構築─」事業や、日本がん口腔支持療法学会でお世話になっている全国の著名な先生方、そして岡山大学歯学部で平素から大変お世話になっている専門家の先生方のご協力を頂くことができました。出版にあたっては価格を抑えたく、無印税としたのですが、それにもかかわらずどの先生方も二つ返事で受諾してくださいました。ありがたいかぎりでした。

　多くの出版社が経済的な理由から本翻訳書の発刊を躊躇されるなか、上記の「健康長寿社会を担う歯科医学教育改革─死生学や地域包括ケアモデルを導入した医科歯科連携教育体制の構築─」事業責任者である窪木拓男先生には永末書店からの出版を実現させるべく強いバックアップをいただき、感謝申し上げます。厳しい経済状況の中、編集、出版をご決断いただいた永末書店の皆様にも御礼申し上げます。河原様、平松様、竹川様には大変丁寧な編集をしていただきました。

　本翻訳書のレイアウトにあたっては、原著である『Oral Complications of Cancer and its Management（オックスフォード大学出版局）』のレイアウトと可能なかぎり同じになるよう心がけました。ページ番号は原著と本翻訳書でほぼ同じにし、照らし合わせが容易になるように構成しています。英語独特の表現がありますので、是非とも原著も参考にされることをお勧めします。私たちの医局で行ったように、英語の勉強を兼ねた輪読会等にも利用していただけると思います。

　なお、本書の中には、日本での非承認薬あるいは適応外使用について言及されている内容があります。また、日本のガイドライン等における治療指針とは異なる内容もあります。訳者らは本書の原文を翻訳したまでであり、本邦における非承認薬および適応外使用、あるいはガイドライン等からの逸脱を推奨することを意図していません。世界の潮流を知るための本という位置づけで本書を利用していただければと思います。

　大変多くの方々とのご縁とご協力により本書を出版できますことを大変うれしく思います。本書が日本のがん患者の口腔内管理のさらなる発展に寄与し、よりよい医療に貢献することを心より願っております。

2017年7月

岡山大学病院　中央診療施設　医療支援歯科治療部

部長・准教授　曽我賢彦

目次

著者 vii
翻訳者 x

1 序説 *1*
   Andrew Davies, Joel Epstein
2 口腔の解剖 *11*
   Anita Sengupta, Anthony Giles
3 口腔の評価・アセスメント *21*
   Michael Brennan, Peter Lockhart
4 頻繁にみられる口腔の症状 *27*
   Katherine Webber, Andrew Davies
5 治療前のスクリーニングと管理 *35*
   Peter Stevenson-Moore, Debbie Saunders, Joel Epstein
6 口腔衛生管理 *43*
   Petrina Sweeney, Andrew Davies
7 口腔がん *53*
   Crispian Scully, Jose Bagan
8 ほかの口腔腫瘍 *65*
   Barbara Murphy, Jill Gilbert, Anderson Collier III
9 口腔外科手術後の合併症概説 *79*
   Antonia Kolokythas, Michael Miloro
10 放射線療法の合併症概説 *89*
   Kate Newbold, Kevin Harrington
11 開口障害 *99*
   Pieter Dijkstra, Jan Roodenburg
12 顎骨の放射線照射後の骨壊死(放射線骨壊死) *117*
   Fred Spijkervet, Arjan Vissink
13 全身化学療法の合併症概説 *123*
   Douglas Peterson, Rajesh Lalla
14 造血幹細胞移植における口腔合併症 *129*
   Sharon Elad, Judith Raber-Durlacher, Michael Y. Shapira
15 口腔粘膜障害 *141*
   Stephen Sonis, Nathaniel Treister
16 ビスホスホネート関連顎骨壊死 *151*
   James Sciubba, Joel Epstein
17 口腔感染ー序説 *163*
   Susan Brailsford, David Beighton

18 口腔真菌感染症　*171*
　　Lakshman Samaranayake, Mohaideen Sitheeque
19 口腔細菌感染症　*185*
　　Anthony Chow
20 口腔ウイルス感染症　*195*
　　Deborah Lockhart, Jeremy Bagg
21 唾液腺機能障害　*203*
　　Andrew Davies
22 味覚障害　*225*
　　Carla Ripamonti, Fabio Fulfaro
23 口臭　*233*
　　Stephen Porter
24 口腔顔面痛　*241*
　　Paul Farquhar Smith, Joel Epstein
25 ほかのさまざまな口腔内の問題　*253*
　　Andrew Davies
26 小児がん患者における口腔ケア　*261*
　　Alessandra Majorana, Fulvio Porta
27 口腔支持療法と高齢がん患者　*271*
　　Ira R. Parker, Joanne E. Mortimer, Joel Epstein
28 進行がん患者に対する口腔ケア　*279*
　　Andrew Davies
29 生活の質と医療経済学　*291*
　　Jennifer Beaumont, David Cella, Joshua Epstein
30 情報源　*301*
　　Andrew Davies, Joel Epstein

　　索引　*305*

著者

Dr Jose Bagan
Professor of Oral Medicine,
Valencia University, Valencia,
Spain

Prof Jeremy Bagg
Professor of Clinical Microbiology,
University of Glasgow Dental School, Glasgow,
UK

Dr Jennifer Beaumont
Department of Medical Social Sciences,
Northwestern University Feinberg School
of Medicine, Chicago,
USA

Prof David Beighton
Professor of Oral Microbiology,
KCL Dental Institute, London,
UK

Dr Susan Brailsford
Consultant in Epidemiology and
Health Protection,
NHS Blood and Transplant,
London
UK

Dr Mike Brennan
Department of Oral Medicine,
Carolinas Medical Center, Charlotte,
USA

Prof David Cella
Department of Medical Social Sciences,
Northwestern University Feinberg School
of Medicine, Chicago,
USA

Prof Anthony Chow
Division of Infectious Diseases
(Faculty of Medicine),
University of British Columbia, Vancouver,
Canada

Dr Anderson Collier III
Assistant Professor of Pediatric
Hematology/Oncology,
Vanderbilt-Ingram Cancer Center, Nashville,
USA

Dr Andrew Davies
Consultant in Palliative Medicine,
The Royal Marsden Hospital, Sutton,
UK

Prof Pieter Dijkstra
Professor of Clinical Epidemiology,
University Medical Center Groningen, Groningen,
The Netherlands

Dr Sharon Elad
Department of Oral Medicine,
The Hebrew University-Hadassah School
of Dental Medicine, Jerusalem,
Israel

Prof Joel Epstein
Professor of Oral Medicine,
Otolaryngology and Head and Neck Cancer
University of Illinois at Chicago, Chicago,
USA

Dr Joshua Epstein
Manager Medical Outcomes Research
and Economics,
Baxter Bioscience,
Westlake Village,
USA

Dr Paul Farquhar-Smith
Consultant Anaesthetist,
The Royal Marsden Hospital, Sutton,
UK

Dr Fabio Fulfaro
Department of Surgery and Oncology,
University of Palermo, Palermo,
Italy

Dr Jill Gilbert
Assistant Professor of Medicine,
Vanderbilt-Ingram Cancer Center,
Nashville,
USA

Mr Anthony Giles
General Dental Practitioner,
Tetbury Dental Practice,
Tetbury,
UK

Dr Kevin Harrington
Consultant in Clinical Oncology,
The Royal Marsden Hospital,
London,
UK

Dr Antonia Kolokythas
Assistant Professor of Oral and
Maxillofacial Surgery,
University of Illinois at Chicago,
USA

Dr Rajesh Lalla
Department of Oral Health and Diagnostic
Sciences, School of Dental Medicine,
University of Connecticut Health Center,
Farmington,
USA

Miss Deborah Lockhart
Specialist Registrar in Oral Microbiology,
Glasgow Dental Hospital and School, Glasgow,
UK

Dr Peter Lockhart
Department of Oral Medicine,
Carolinas Medical Center,
Charlotte,
USA

Prof Alessandra Majorana
Dental Clinic,
Universita degi Studi di Brescia,
Brescia,
Italy

Prof Michael Miloro
Professor of Oral and Maxillofacial Surgery,
University of Illinois at Chicago,
USA

Prof Joanne E. Mortimer
Division of Medical Oncology and
Experimental Therapeutics,
City of Hope Comprehensive Cancer Center,
Duarte,
USA

Dr Barbara Murphy
Associate Professor of Medicine
(Hematology/Oncology),
Vanderbilt-Ingram Cancer Center, Nashville, USA

Dr Kate Newbold
Consultant in Clinical Oncology,
The Royal Marsden Hospital, Sutton,
UK

Prof Ira R. Parker
Division of Geriatric Medicine,
University of California, San Diego,
USA

Prof Douglas Peterson
Department of Oral Health and Diagnostic
Sciences, School of Dental Medicine,
University of Connecticut Health Center,
Farmington,
USA

Dr Fulvio Porta
Department of Paediatrics,
Universita degi Studi di Brescia,
Brescia,
Italy

Prof Stephen Porter
Professor of Oral Medicine,
UCL Eastman Dental Institute,
London,
UK

Dr Judith Raber-Durlacher
Department of Haematology,
Leiden University Medical Center, Leiden, The
Netherlands

Dr Carla Ripamonti
Rehabilitation and Palliative Care
Operative Unit,
National Cancer Institute of Milan,
Milan,
Italy

Prof Jan Roodenburg
Department of Oral Diseases,
Oral Surgery and Special Dentistry,
University Medical Center Groningen, Groningen,
The Netherlands

Prof Lakshman Samaranayake
Professor Oral Microbiology,
University of Hong Kong,
Hong Kong

Dr Debbie Saunders
Medical Director,
Department of Dental Oncology,
Sudbury Regional Cancer Program,
Ontario,
Canada

Prof James Sciubba
Professor of Otolaryngology,
Head and Neck Surgery,
Greaater Baltimore Medical Center, Baltimore,
USA

Prof Crispian Scully
Professor of Oral Medicine,
Pathology and Microbiology,
UCL Eastman Dental Institute,
London,
UK

Dr Anita Sengupta
Specialist Registrar in Dental and Maxillofacial
Radiology,
University Dental School of Manchester,
Manchester,
UK

Dr Michael Y. Shapira
Bone Marrow Transplantation and Cancer
Immunotherapy Department,
Hadassah University Hospital, Jerusalem, Israel

Prof Sol Silverman
Professor of Oral Medicine,
University of California, San Francisco,
USA

Prof Mohaideen Sitheeque
Professor in Oral Medicine,
University Dental Hospital,
Peradeniya,
Sri Lanka

Prof Stephen Sonis
Department of Oral Medicine and Dentistry,
Brigham and Women's Hospital,
Boston,
USA

Prof Fred Spijkervet
Department of Oral and
Maxillofacial Surgery,
University Medical Center Groningen, Groningen,
The Netherlands

Dr Peter Stevenson-Moore
Consultant in Oral Oncology,
British Columbia Cancer Agency,
Vancouver,
Canada

Dr Petrina Sweeney
Clinical Senior Lecturer in Adult
Special Care Dentistry,
University of Glasgow Dental School, Glasgow,
UK

Dr Nathaniel Treister
Department of Oral Medicine and Dentistry,
Brigham and Women's Hospital,
Boston,
USA

Prof Arjan Vissink
Professor of Oral and Maxillofacial Surgery,
University Medical Center Groningen, Groningen,
The Netherlands

Dr Katherine Webber
Research Fellow in Palliative Medicine,
The Royal Marsden Hospital,
Sutton,
UK

翻訳者

監訳

曽我賢彦
岡山大学病院　中央診療施設　医療支援歯科治療部
部長・准教授

翻訳（50音順）

浅香卓哉
北海道大学大学院歯学研究院　口腔病態学講座　口腔診断
内科学教室　助教

飯田征二
岡山大学大学院医歯薬学総合研究科　機能再生・再建科学
専攻　口腔・顎・顔面機能再生制御学講座　顎口腔再建外
科学分野　教授

伊藤恵美
仙台青葉学院短期大学　歯科衛生学科　准教授

伊原木聰一郎
岡山大学大学院医歯薬学総合研究科　病態制御科学専攻
腫瘍制御学講座　口腔顎顔面外科学分野　助教

上野尚雄
国立がん研究センター中央病院　歯科　医長

大賀則孝
北海道大学大学院歯学研究院　口腔病態学講座　口腔診断
内科学教室　助教

奥井達雄
岡山大学大学院医歯薬学総合研究科　病態制御科学専攻
腫瘍制御学講座　口腔顎顔面外科学分野　助教

柏崎晴彦
九州大学大学院歯学研究院　口腔顎顔面病態学講座　高齢
者歯科学・全身管理歯科学分野　教授

勝良剛詞
新潟大学医歯学総合病院　歯科放射線科　講師・病院准教
授

岸本裕充
兵庫医科大学　歯科口腔外科学講座　主任教授

北川善政
北海道大学大学院歯学研究院　口腔病態学講座　口腔診断
内科学教室　教授

翻訳者

黒嶋雄志
北海道大学大学院歯学研究院　口腔病態学講座　口腔診断内科学教室　助教

小﨑弘貴
岡山大学大学院医歯薬学総合研究科　社会環境生命科学専攻　国際環境科学講座　口腔微生物学分野　大学院生（博士課程）

佐々木朗
岡山大学大学院医歯薬学総合研究科　病態制御科学専攻　腫瘍制御学講座　口腔顎顔面外科学分野　教授

志茂　剛
岡山大学大学院医歯薬学総合研究科　病態制御科学専攻　腫瘍制御学講座　口腔顎顔面外科学分野　准教授

園井教裕
岡山大学歯学部　歯学教育・国際交流推進センター　助教

髙岡一樹
兵庫医科大学　歯科口腔外科学講座　講師

丹田奈緒子
東北大学病院　口腔育成系診療科　予防歯科　助教

仲田直樹
岡山大学大学院医歯薬学総合研究科　機能再生・再建科学専攻　口腔・顎・顔面機能再生制御学講座　顎口腔再建外科学分野　助教

仲野道代
岡山大学大学院医歯薬学総合研究科　社会環境生命科学専攻　国際環境科学講座　小児歯科学分野　教授

中村　心
岡山大学大学院医歯薬学総合研究科　病態制御科学専攻　病態機構学講座　歯周病態学分野　大学院生（博士課程）

樋口智子
岡山大学病院　中央診療施設　周術期管理センター　医員

細川亮一
細川ファミリー歯科クリニック　院長

町田達哉
医療法人社団東風会

室　美里
岡山大学病院　中央診療施設　医療支援歯科治療部　医員

目黒道生
鳥取市立病院　地域医療総合支援センター　生活支援室　副室長、リハビリテーション部　副部長、歯科（口腔ケア）医長

森　毅彦
慶應義塾大学医学部　血液内科　准教授

森松博史
岡山大学大学院医歯薬学総合研究科　生体制御科学専攻　生体機能制御学講座　麻酔・蘇生学分野　教授

山中玲子
岡山大学病院　中央診療施設　医療支援歯科治療部　副部長・助教

百合草健圭志
静岡県立静岡がんセンター　歯科口腔外科　部長

横井　彩
岡山大学大学院医歯薬学総合研究科　社会環境生命科学専攻　総合社会医科学講座　予防歯科学分野　大学院生（博士課程）

吉冨愛子
岡山大学病院　中央診療施設　周術期管理センター　医員

第1章

序説
Andrew Davies, Joel Epstein

'to cure sometimes
to relieve often
to comfort always'
(Anonymous, 15th Century A.D.)

「ときに治し
しばしば苦痛を和らげ
常に安らぎを与える」
(作者不詳、15世紀)

はじめに

がん患者は口腔にさまざまな問題・有害事象を抱えることが多い。このことは精神的につらい状況をもたらし、あるいは生活の質を損ねる大きな要因となる [1]。さらには、口腔の問題・有害事象が、生命維持にかかわりうるがん治療薬の投与を妨げ、あるいは口腔の問題自体が生命を脅かしうる合併症を引き起こすこともある。

口腔内に起こる問題は多くの場合で予見可能であり、適切な対応策を講じることによって予防や緩和が可能である [1]。もし口腔内の問題・有害事象を防ぐことができなかったとしても、多くの場合で治療や緩和を行うことが可能である（このことはさらに続発する有害事象の予防や緩和につながる）。

本章では、がんの口腔内合併症とその管理についての序説を述べる。とりわけがん患者にとって口腔内の問題への対応がどれほど重要であるかに主眼をおきながら紹介する。

疫学

世界保健機構（World Health Organization: WHO）および国際対がん連合（Union for International Cancer Control: UICC）は2002年に、世界中で1,090万人が新たにがんに罹患し、670万人ががんで死亡し、そして2,460万人ががんを抱えながら生活していると推定している [2]。さらに、WHOおよびUICCは、今後10〜15年の間にあらゆる国でこれらの数は増加し、とりわけ新興国や発展途上国において顕著になるであろうと予測している [2]。

統計は国ごとにばらつきがあり、単一国家内でもしばしばばらつきがある。たとえば、英国国家統計局は、現在英国で、おおよそ3人に1人は一生涯の間にがんに罹患し、おおよそ4人に1人はがんで死亡すると報告している [3]。しかし、スコットランドではがんの罹患率が高く（〜15%高い）、その結果がんによる死亡率も高い（〜15%高い）[3]。

米国国立がん研究所（National Cancer Institute: NCI）は、地域がん登録制度であるSurveillance Epidemiology and End Results Programで2008年に、米国で144万人が新たにがんに罹患し、57万人ががんで死亡していると推定している [4]。しかしながら、この種の統計結果は対象とする年齢層、性別、人種・民族でばらつきがある。たとえば、高齢者を対象とすればがんの罹患率は高まり、それゆえ死亡率も高くなる。実際のところ、がんの診断を受ける年齢の中央値は67歳であり、死亡年齢の中

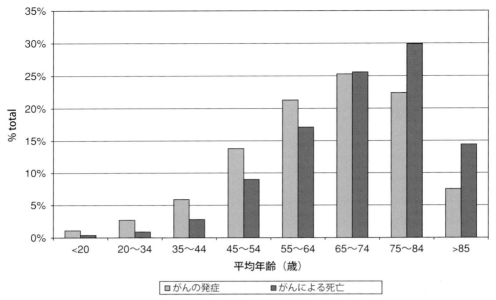

図1.1 米国における年齢ががんの罹患および死亡に及ぼす影響

央値は73歳である（**図1.1**）[4]。

がん患者の口腔に起こる問題・有害事象の疫学は本章中で後述するとともに、関連する他の章でも説明する。

病因

口腔内の問題・有害事象はさまざまな独立した因子によって、あるいはそれら独立した因子が複合することによって起こる（**Box1.1**）。口腔内の問題は、どのような種類のがんであったとしても、どのような病期であったとしても、そしてどのようながん治療であったとしても（もしくはがん治療が行われていなくとも）起こりうる。

がんの影響

口腔内の問題は腫瘍の直接的な影響（例：口腔内あるいは周囲組織の腫瘍）あるいは、腫瘍による間接的な影響（例：口腔あるいは周囲組織とは離れた部位の腫瘍）により起こり、後者のほうがより頻度が高い。さらには、口腔内の問題はときに腫瘍随伴症候群、すなわち「腫瘍の浸潤や遠隔転移ではなく腫瘍自体によって引き起こされる病態」によって起こることがある[5]。たとえば、腫瘍随伴症候群に関連するものとして、類天疱瘡（非ホジキンリンパ腫および慢性リンパ性白血病に伴う）[6]や、唾液腺機能障害（非ホジキンリンパ腫に伴う）[7]などがある。

先進国において口腔や周囲組織の原発性腫瘍は比較的まれである（第7章および第8章参照）。口腔の原発性腫瘍は口腔のあらゆる組織から発生しうるものであり、ときに全身的な進行を呈するもの（例：急性骨髄性白血病、非ホジキンリンパ腫）があるものの、多くは局在性の進行を呈する。口腔および周囲組織への続発性腫瘍は世界的にみても非常にまれである（リンパ節については例外である）[8]。

がんはさまざまな間接的機序で口腔内の問題・有害事象を引き起こす。たとえば、がんの骨髄への浸

> **Box 1.1　がん患者の口腔の問題の病因**
>
> ◆ がんによる直接的な影響 *
> ◆ がんによる間接的な影響 **
> ◆ がん治療による直接的な影響 *
> ◆ がん治療による間接的な影響 **
> ◆ 直接的／間接的な支持療法の介入による影響 * ／ **
> ◆ 口腔内の状態に関連し続発する問題
> ◆ 全身状態に関連し続発する問題
> ◆ 精神状態に関連し続発する問題
> ◆ 他の状況への介入による直接的／間接的な影響 * ／ **
> ◆ 各影響および問題の組み合わせ
>
> *「局所的な」影響
> **「全身的な」影響

潤は汎血球減少を引き起こすことがあり、その結果、歯肉出血（血小板減少に続発する）や粘膜の感染（白血球減少に続発する）が起こることがある [1]。また、がん関連の身体的な障害（例：倦怠感や痛み）は日常の口腔衛生管理を難しくさせ、結果としてさまざまな口腔内の問題につながることがある [1]。

がん治療の影響

　がんの管理には、手術、放射線療法、化学療法、ホルモン療法そして生物学的製剤による治療など、さまざまな手段が用いられる。これらすべてが口腔の有害事象を引き起こし、なかには他と比較してとくに口腔の有害事象と関係が深いものもある（化学療法や頭頸部放射線療法）。事実、米国国立がん研究所（National Cancer Institute）は、実に術前化学療法を受ける患者の10％、初回化学療法を受ける患者の40％、骨髄破壊的な化学療法を受ける患者の80％（例：造血幹細胞移植）、頭頸部放射線療法を受ける患者のすべてが口腔内に有害事象をきたすと推定している [1]。

　従来型の化学療法に共通する口腔有害事象について**表 1.1** に示すとともに、詳細については第 13 章で論じる。化学療法による口腔有害事象は治療の局所的な影響あるいは全身的な影響に続発するのであろう。たとえば、口腔の感染には化学療法の局所的な影響（口腔粘膜障害）が関連する一方、化学療法の全身的な影響（白血球減少）も関連している [1]。頭頸部放射線療法の口腔有害事象については**表 1.2** に示すとともに、第 10 章で論じる。放射線療法の口腔有害事象は必ず治療の局所的な影響で起こる。興味深いことに、新しい「分子標的」薬にも口腔有害事象がある（**表 1.3 と 1.4**）[9]。

支持療法に用いる薬剤投与の影響

　多くの薬剤が口腔有害事象と関連し [10]、これには支持療法・緩和ケアに用いられる薬の多くも含まれる（例：ビスホスホネート製剤、鎮痛剤）[11、12]。実際のところ、口腔の有害事象をマネジメ

表 1.1　化学療法による口腔有害事象 [1]

有害事象	備考
口腔粘膜障害	急性障害
口腔感染 ◆ ウイルス ◆ 真菌 ◆ 細菌	急性障害
味覚異常	急性障害
唾液腺障害	急性障害
神経障害	急性障害 ビンカアルカロイドで顎骨痛が起こることがある。
出血	急性障害 出血は口腔粘膜障害、口腔感染、血小板減少で起こることがある。
歯科的／骨格的な発達障害	晩期障害 小児患者で発生する。
二次がんの発生	晩期障害

ントするために用いる薬が、ほかの口腔内の問題を引き起こしてしまうことがある。たとえば、クロルヘキシジンは舌の変色の原因になるだけでなく、歯（歯冠修復物・補綴物）の変色、味覚異常、舌の灼熱感、口腔粘膜の角化層の剥離、および耳下腺の腫脹（きわめてまれではあるが）をきたすことがある [9]。また、パリフェルミンは自家造血幹細胞移植を受ける患者の口腔粘膜障害の予防のために推奨されている[※1]が [13]、味覚異常（10％以上の患者）、舌や口腔粘膜の肥厚・変色（10％以上の患者）、そして舌・口腔粘膜の浮腫（きわめてまれ）をきたすことがある [9]。

表 1.2　頭頸部放射線療法による口腔有害事象 [1]

有害事象	備考
口腔粘膜障害	急性障害
口腔感染 ◆ 真菌 ◆ 細菌	急性／晩期障害
味覚異常	急性／晩期障害
唾液腺障害	急性／晩期障害
顎骨壊死	晩期障害
軟組織壊死	晩期障害
軟組織線維化	晩期障害 咀嚼筋・顎関節の線維化による開口障害が起こることがある。
歯科的／骨格的な発達障害	晩期障害 小児患者で発生する。
二次がんの発生	晩期障害

表 1.3　化学療法薬に特徴的な口腔有害事象 [9]

薬剤	「非常によく起こる」副作用 (10 人に 1 人以上)	「よく起こる」副作用 (10〜100 人に 1 人以上)	「まれな」副作用 (100〜1,000 人に 1 人以上)	備考
ボルテゾミブ・プロテアソーム阻害薬	—	粘膜炎 口腔の潰瘍 味覚異常 口腔乾燥症	口の痛み 顎の痛み 歯肉出血 舌苔 舌の変色 唾液分泌過多	
ダサチニブ・プロテインキナーゼ阻害薬	(表在性浮腫)	粘膜炎 味覚異常	—	表在性浮腫は非常にまれであるが、口腔の浮腫も含まれる。
エルロチニブ・プロテインキナーゼ阻害薬	粘膜障害	—	—	
イマチニブ・プロテインキナーゼ阻害薬	—	味覚異常 口腔乾燥症	粘膜炎 口腔の潰瘍	
ソラフェニブ・プロテインキナーゼ阻害薬	(痛み)	粘膜炎 (口腔乾燥症) (舌痛症)	—	痛みは非常によく起こり、口腔の痛みも含まれる。口腔乾燥症と舌痛症は口内炎」の細分類に含まれる。
スニチニブ・プロテインキナーゼ阻害薬	粘膜炎 味覚異常 舌痛症	口腔乾燥症 口の痛み	—	

表 1.4　生物学的製剤に特徴的な口腔有害事象 [9]

薬剤	「非常によく起こる」副作用 (10 人に 1 人以上)	「よく起こる」副作用 (10〜100 人に 1 人以上)	「まれな」副作用 (100〜1000 人に 1 人以上)	備考
ベバシズマブ - 抗 VEGF モノクローナル抗体	粘膜炎 味覚異常	(出血)	—	出血はよく起こる問題であり、歯肉出血も含まれる。
セツキシマブ - 抗 EGFR モノクローナル抗体	粘膜炎	—	—	
トラスツズマブ - 抗 HER2 モノクローナル抗体	粘膜炎 味覚異常	口腔乾燥症	—	
アレムツズマブ - 抗 CD52 抗原モノクローナル抗体 (B および T 細胞リンパ腫)	—	粘膜炎 味覚異常 口腔カンジダ症 口腔浮腫	粘膜炎 口腔内の不快症状 歯肉炎 歯肉出血 舌の潰瘍	
リツキシマブ - 抗 CD20 抗原モノクローナル抗体 (B 細胞リンパ腫)	—	粘膜炎	味覚異常	

VEGF = vascular endothelial growth factor
EGFR = epidermal growth factor receptor
HER2 = human epidermal growth factor receptor 2

口腔内の状態に関連し続発する問題

　がん患者の口腔有害事象に関連して、口腔内の問題が続発したり悪化したりすることがある（例：口腔衛生状態の不良、齲蝕）[1]。事実、さまざまな臨床ガイドラインは、化学療法あるいは頭頸部の放射線療法前に歯科治療を行っておくことを例外なく推奨している [1]。

全身状態に関連し続発する問題

　がん患者の全身状態に関連して、口腔内の問題が続発したり、悪化したりすることがある。たとえば、糖尿病はさまざまな感染症に関連する（例：口腔カンジダ症、歯周病）[14]。また、全身状態は患者の口腔衛生管理を行う能力にも影響を与え、このような全身状態を治療するために用いられる多くの薬剤は口腔内の問題と関連する [10]。

精神状態に関連し続発する問題

　がん患者の精神状態に関連して、口腔内の問題が続発したり、悪化したりすることがある。たとえば、うつは唾液腺の機能低下に関連する [15]。また、精神状態は患者の口腔衛生管理を行う意思にも影響を与え [15]、このような精神状態を治療するために用いられる多くの薬剤は口腔内の問題と関連する [10]。

各影響および問題の組み合わせ

　口腔の問題を引き起こし遷延させる因子は、多くの患者において複数組み合わさっている。

臨床像

　口腔有害事象の影響は人それぞれだが、そもそも口腔有害事象自体が精神的につらい状態であることにかわりはない [16]。経過が短く、程度はそれほどでもなく、ひどい苦しみとはならない口腔有害事象がある一方、長い経過を辿り、重症で、重度の苦しみにつながる口腔有害事象も存在する（例：放射線療法に関連する唾液腺機能障害など）。重要なのは、ありふれた口腔有害事象（例：味覚異常）の中には、重篤な症状を呈する口腔有害事象（例：口腔粘膜障害）よりもはるかに大きな影響をもつものがあるということである。たとえこのような口腔有害事象が明らかに精神的につらい状態を引き起こしていたとしても、患者はしばしばみずから訴えないことを頭に置いておくべきである [17]。

　口腔有害事象のさまざまな症状の進行はさらに患者をつらい状態にする。たとえば、唾液腺機能障害は、数多くの身体的（例：味覚異常）、心理的（例：気分の落ち込み）、社会的合併症（例：社会的孤立）に関連する [12、18]。口腔有害事象の重度な進行は、結果的に死をもたらすこともある。たとえば、口腔感染が状況によっては全身的な感染へと移行する [19]。加えて、口腔有害事象はがん治療の減弱、延長、そして中止につながりうることから、ひいてはがん治療の成功の可能性を減じる可能性がある [20]。

　多様な口腔有害事象の臨床像は、後の章で詳細に論じる。

管理・マネジメント

　がんのマネジメントにおけるケアの標準化、そしてがんに関連する口腔有害事象のマネジメントには、多職種連携チーム（multi-disciplinary teams: MDTs）とエビデンスに基づいたガイドラインが必要であ

る。ある種のがん患者には特有な口腔有害事象のリスクがあり、このようながん患者は積極的な口腔ケアの支援を受ける傾向にある（例：骨髄破壊的化学療法を受けている患者、頭頸部の放射線療法を受けている患者）。しかしながら、すべてのがん患者に口腔合併症のリスクがあるので、すべてのがん患者が適切な口腔ケアの支援を受けられるようにすべきである。

口腔有害事象の予防／マネジメントにおいて明確な役割をもちうるメンバー（例：歯科医師、歯科衛生士）は存在するが、口腔ケアは多職種連携チームのすべてのメンバーの関心事であるべきである。経験を積んだ口腔ケアの専門家が、専門家でない人たちのトレーニングにかかわることはきわめて重要であり、わかりやすいケアの流れや治療のガイドラインを確固としたものにすることが重要である（腫瘍専門医は口腔ケア／口腔有害事象についてのトレーニングをほとんど受けておらず、口腔有害事象に対する口腔ケア／治療についてほとんど自信をもっていないことが研究より示唆されている）[21、22]。

マネジメントの観点からすれば、予防は治療と同じくらい重要である。それゆえ、易感染状態に陥る可能性のあるがん治療、あるいはがん治療により激烈な口腔有害事象が起こる可能性のある患者は、多職種連携チームのメンバーによりアセスメントがなされるべきである[1]。さらに患者は、どのように口腔衛生を維持し、いつどのように新たに発生する口腔有害事象について声をあげるべきなのかについて適切に教育がなされるべきである。そのうえで、患者に新たな口腔有害事象が発生していないか、定期的に多職種連携チームにより再評価をなされることが重要である。

がん関連の口腔有害事象のマネジメントは、（可能なかぎり）エビデンスに基づきがんに特化された口腔ケアのガイドラインに従って行うべきである。しかし、個々の患者は個別化された治療を要することから、多職種連携チーム（例：腫瘍医チームと歯科／口腔内科チーム）、そして多職種連携チームと患者および患者を支える人たちの間の良好なコミュニケーションに基づいて治療方針が立案される必要がある。それゆえ、おのおのの介入に取り掛かるにあたっては、がんに関連する因子の多様性（がんの種類や病期）、がんの治療に関連する因子（治療の種類、治療日程）、そして患者関連因子（例：全身状態（performance status: PS）、患者の治療参加への積極性・アドヒアランスの見込み）に配慮が必要となる。

口腔有害事象のマネジメントの多様性は、後の章で詳細に論じる。

訳者註
[※1] 日本では未承認である。

（曽我賢彦）

（訳：横井　彩、小﨑弘貴、室　美里、山中玲子、吉冨愛子、曽我賢彦）

参考文献

1　National Cancer Institute (2008). Oral complications of chemotherapy and head/neck radiation. Health Professional Version. Available from NCI website: http://www.cancer.gov/cancertopics/pdq/ supportivecare/oralcomplications/healthprofessional
2　World Health Organization and International Union Against Cancer (2005). Global action against cancer. Available from WHO website: http://www.who.int/topics/cancer/en/
3　Office for National Statistics (UK) website: http://www.statistics.gov.uk/
4　Surveillance Epidemiology and End Results Program of the National Cancer Institute (USA) website: http://www.seer.cancer.gov/

5. Smith IE, de Boer RH (2002). Paraneoplastic syndromes other than metabolic, in Souhami RL, Tannock I, Hohenberger P, Horiot J-C (eds) Oxford Textbook of Oncology, 2nd edn, pp. 933–58. Oxford University Press, Oxford.
6. Helm TN, Camisa C, Valenzuela R, Allen CM (1993). Paraneoplastic pemphigus. A distinct autoimmune vesiculobullous disorder associated with neoplasia. Oral Surg Oral Med Oral Pathol, 75(2), 209–13.
7. Folli F, Ponzoni M, Vicari AM (1997). Paraneoplastic autoimmune xerostomia. Ann Intern Med, 127(2), 167–8.
8. Zachariades N (1989). Neoplasms metastatic to the mouth, jaws and surrounding tissues. J Craniomaxillofac Surg, 17(6), 283–90.
9. Electronic Medicines Compendium (UK) website: http://emc.medicines.org.uk
10. Smith RG, Burtner AP (1994). Oral side-effects of the most frequently prescribed drugs. Spec Care Dentist, 14(3), 96–102.
11. Migliorati CA, Siegel MA, Elting LS (2006). Bisphosphonate-associated osteonecrosis: a long-term complication of bisphosphonate treatment. Lancet Oncol 7(6), 508–14.
12. Davies AN, Broadley K, Beighton D (2002). Salivary gland hypofunction in patients with advanced cancer. Oral Oncol, 38(7), 680–5.
13. Keefe DM, Schubert MM, Elting LS (2007). Updated clinical practice guidelines for the prevention and treatment of mucositis. Cancer, 109(5), 820–31.
14. Skamagas M, Breen TL, LeRoith D (2008). Update on diabetes mellitus: prevention、treatment, and association with oral diseases. Oral Dis, 14(2), 105–14.
15. Friedlander AH, Mahler ME (2001). Major depressive disorder. Psychopathology、medical management and dental implications. J Am Dent Assoc, 132(5), 629–38.
16. Portenoy RK, Thaler HT, Kornblith AB, et al. (1994). The Memorial Symptom Assessment Scale: an instrument for the evaluation of symptom prevalence, characteristics and distress. Eur J Cancer, 30A(9), 1326–36.
17. Shah S, Davies AN (2001). Medical records vs. patient self-rating. J Pain Symptom Manage, 22, 805–6.
18. Rydholm M, Strang P (2002). Physical and psychosocial impact of xerostomia in palliative cancer care: a qualitative interview study. Int J Palliat Nurs, 8(7), 318–23.
19. Meurman JH, Pyrhonen S, Teerenhovi L, Lindqvist C (1997). Oral sources of septicaemia in patients with malignancies. Oral Oncol, 33(6), 389–97.
20. Rosenthal DI (2007). Consequences of mucositis-induced treatment breaks and dose reductions on head and neck cancer treatment outcomes. J Support Oncol, 5(9Suppl4), 23–31.
21. Ohrn KE, Wahlin YB, Sjoden PO (2000). Oral care in cancer nursing. Eur J Cancer Care, 9(1), 22–9.
22. Southern H (2007). Oral care in cancer nursing: nurses' knowledge and education. J Adv Nurs, 57(6), 631–8

第2章

口腔の解剖

Anita Sengupta, Anthony Giles

はじめに

　口腔は、前方は口唇、側方は頬、後方は口蓋舌弓、上部は硬・軟口蓋、下部は口腔底で囲まれている（図2.1）。口腔を構成するものには歯槽突起、歯、舌、大小唾液腺管が含まれる。これら構成要素の解剖について解説する。口腔の主な機能としては、意思疎通（言語、非言語）、栄養摂取、呼吸が挙げられる。これらの機能を果たすためにさまざまな口腔の構造が担う役割についても解説する。

口蓋舌弓

　口蓋舌弓（図2.1）は筋肉と粘膜のヒダであり、前方は軟口蓋から舌根部にかけて（口蓋および舌にかかるヒダ）、後方は咽頭部につながっている。口蓋扁桃は口蓋－舌および口蓋－咽頭のヒダによって形成される三角の領域（扁桃窩）にある。リンパ組織を含む口蓋扁桃は、リンパ―免疫機構を担い、咽頭や上気道の感染制御にかかわると考えられている。口蓋扁桃は単に「扁桃腺」と表記されることもある。

口蓋

　硬口蓋（図2.1）は上顎骨の口蓋突起と口蓋骨の横口蓋によって形成されている。硬口蓋は口腔と鼻腔を隔てる。硬口蓋は発声に関係している。小さな組織の膨隆（切歯乳頭）が硬口蓋の正中に位置し、その部位で鼻口蓋神経が骨基質に接続する。正中の両側には何本かの横口蓋ヒダがあり、咀嚼時の噛み潰しを補助する領域となっている。

　軟口蓋は口蓋の筋肉の腱や腱膜、口蓋挙筋の線維、リンパ組織によって形成されている。これは口腔と鼻咽頭を隔てている。軟口蓋は嚥下（鼻咽腔閉鎖）、発声、絞扼反射にも関与している。口蓋垂は口蓋舌弓の中央に釣り下がっている。口蓋のアーチ形状は正常な範囲内でも多様である。しかし、高口蓋はマルファン症候群の特徴である。

歯槽突起

　上下顎には骨の膨隆があり、その膨隆した骨に歯が収まるための窪みが形成されている（歯槽）。個々の歯槽は融合し連続して歯槽突起を形成している（図2.1）。下顎歯槽突起（下顎歯列弓）における最後臼歯以後の軟組織はレトロモラーパッド（臼後結節）と呼ばれている。上顎の歯槽突起（上顎歯列弓）後部は上顎結節まで伸びている。歯槽突起は無歯顎患者においては顎堤（歯槽堤）と呼ばれる（歯槽骨は永久歯が失われると吸収され始める）。

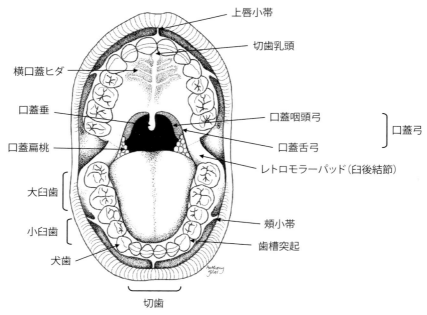

図 2.1　口腔の解剖

　歯槽突起は口腔において、前庭／溝（歯槽骨の外側）と固有口腔（歯槽骨の内側）の境界になる。口腔前庭には小帯がある：これらは粘膜をつなぐものであり、ときに筋線維を含んでおり、口唇や頬部から歯槽突起に向けて伸びている。小帯は歯と歯の間の空隙の原因となったり（正中離開）、外傷を受けやすくすることがある（過度のブラッシングなど）。

歯

　ヒトの歯は形態的な違いから4つに分類される：（1）切歯、（2）犬歯、（3）小臼歯、および（4）大臼歯に分類される。切歯および犬歯は食物をひきちぎるのに使われ、小臼歯と大臼歯は食物をすりつぶすのに使われる。

　ヒトの歯には生え変わりがある。乳歯は永久歯に12歳までに生え変わる。乳歯列は上下左右の2本の切歯、1本の犬歯、2本の臼歯で構成される（計20本）。大人になると2本の小臼歯と1本の大臼歯（第三大臼歯－智歯）が追加される（計32本）。歯種・歯の位置を示すさまざまな種類のナンバリングが臨床的に用いられている。FDI World Dental Federation notation や、Palmer notation/Zsigmondy system（とりわけ英国）、そして Universal numbering system（とりわけ米国）などがある。

　第三大臼歯はしばしば歯列から欠如していることがある。未発達であったり、部分的に萌出していたり、顎骨に埋伏していることがあるからである。しばしば先天性に欠損するほかの歯として上顎側切歯や下顎第二小臼歯が挙げられる。このような場合は先行して生えている乳歯が残存していることがある。先天欠損は通常よりも萌出する歯が数本少ない状態で、先天性の症候群に伴って起こることがある。過剰歯はときにみられ、これもまた先天性の症候群に伴って起こることがある。過剰歯は形態異常を起こしていることがある。

歯冠は口腔内で観察できるが、歯根は歯槽骨に埋まっている（**図 2.2**）。ほとんどの歯は 1 根であるが、臼歯は 2 〜 3 根である。歯は歯冠と歯根の間でくびれている（歯頸部）。歯肉は歯槽骨を覆う軟組織であり、歯との間に 2 〜 3mm の深さの溝がある。歯周靱帯は歯槽骨と歯をつなぐ特殊な結合組織である。歯周靱帯は（感覚）受容器でもあり、咀嚼において重要な役割を担っている。歯肉溝が深くなる、もしくは出血する場合は、活動性の炎症が歯肉（歯肉炎）や歯周靱帯（歯周炎）にあることを意味する。

歯の大部分は象牙質からなり、歯の強度や弾性をもたらす象牙細管で構成されている（**図 2.2**）。象牙質は生きた無機化組織であり、細胞（象牙芽細胞）が象牙細管の歯髄側の基部に位置する。歯髄は歯を構成する軟組織であり、血管、リンパ組織、そして神経から構成される。歯髄腔は歯根の中へ伸長する（根管を形成する）。歯冠の象牙質はエナメル質に覆われる。エナメル質は生きた組織ではなく、非常に無機化しており（95％）、自然界できわめて頑丈なものである。歯根の象牙質はセメント質の薄い層に覆われる。セメント質も生きた無機化組織であり、歯槽骨内で歯を維持する線維を含む。

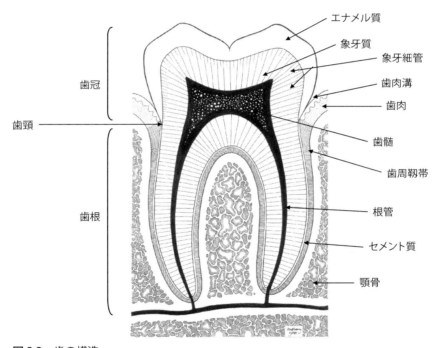

図 2.2　歯の構造

口腔底

正中で、舌小帯が歯槽突起から口腔底に伸び、さらに舌の腹側に至る（**図2.3**）。口腔底粘膜は両側の舌下ヒダで挙上されている。舌下ヒダには2つの舌下腺があり、その導管が開口している。同様に、口腔底粘膜は各側の舌下小丘で舌小帯により挙上され、これは顎下腺の導管を含む（ワルトン管）。口腔底は唾液の貯蔵庫であり、口腔底粘膜は湿って光っている（唾液の産生量が通常の場合）。

舌

舌の腹側面には深部の舌静脈が見え、外側には采状ヒダが見える（**図2.3**）。加齢とともに深部の舌静脈はしばしば静脈瘤様の腫脹をきたす。

舌の背側は、舌体あるいは前方3分の2と、舌根あるいは後方3分の1に区分される（**図2.4**）。境界はV字様の分界溝として観察できる。V字の尖端は舌盲孔であり、その前方を頸部へと降りてゆく甲状腺の起点である。頻度としては少ないが、この部位に甲状腺機能が残っているヒトもいる（「舌甲状腺」）。

舌の前方3分の2の粘膜は平滑ではなく、乳頭として知られる小さな突起によって覆われている。糸のような（糸状）乳頭がひろく分布しており、「ざらざらとした」表面で咀嚼に役立っている。他の乳頭は味蕾を有する：（1）茸状乳頭―これら赤紫色でマッシュルームの形をした乳頭はそれほど多くなく、糸状乳頭の間に疎に散在している、（2）葉状乳頭―これら葉の形をした乳頭は舌の後部の側面に存在する、そして（3）有郭乳頭―これら塁壁の形をした乳頭が分界溝の前方に大きな円状構造として存在する。

舌の神経支配は複雑であり、発生学的に異なる構造から形成されることから、おのおのの部位は異なった脳神経による支配を受ける（**表2.1**）。

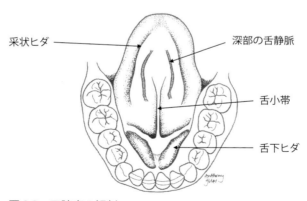

図2.3　口腔底の解剖

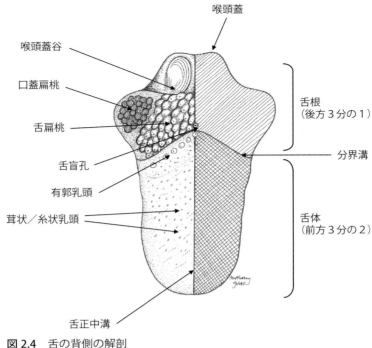

図 2.4 舌の背側の解剖

唾液腺

口は、頭頸部にある 3 種類の大唾液腺（耳下腺、顎下腺、そして舌下腺）、そして口腔粘膜にある多数の小唾液腺から分泌される唾液に覆われている。唾液腺の生理、唾液の成分、そして唾液の機能については第 21 章で詳細に論じる。

小唾液腺管はときに閉塞し、分泌物の貯留をきたし、腺に腫脹をきたすことがある。この腫脹は粘液瘤として知られ、口唇や口腔底に好発する。

口腔の神経支配

口腔粘膜や歯の知覚は、三叉神経（第 V 脳神経）の分枝に支配される。図 2.6 に、口腔の各所の神経支配を示す。咀嚼筋も三叉神経の神経支配を受ける（例：咬筋、内側翼突筋）。

味覚のような特殊知覚は、三叉神経の分枝と合流して走行する顔面神経（第Ⅶ脳神経）に支配される。顔面神経は、表情筋もまた神経支配する（たとえば、頰筋、口輪筋など）。

表 2.1 舌の神経支配

舌における場所	通常感覚（圧覚、痛覚、温度覚）	特殊感覚（味覚）	運動機能
前方 3 分の 2	舌神経（第 V 脳神経の分枝）	鼓索神経（舌神経として走行する第Ⅶ脳神経）	舌下神経（第Ⅻ脳神経）
後方 3 分の 1	舌咽神経（第Ⅸ脳神経）	迷走神経（第Ⅹ脳神経）	舌下神経（第Ⅻ脳神経）口蓋舌筋（第Ⅸおよび第Ⅹ脳神経）

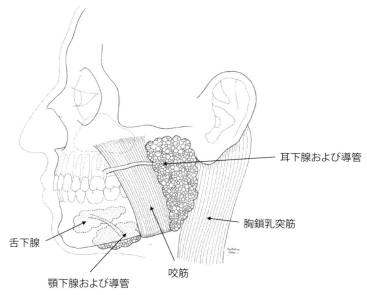

図 2.5　大唾液腺の解剖

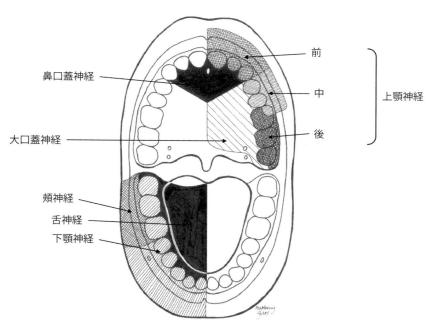

図 2.6　口腔の神経支配

表 2.2 唾液腺の解剖

唾液腺	位置	腺管の位置	節前神経	節後神経	分泌様式
耳下腺 (2)	顔の側面 (耳珠の前方)	耳下腺導管が耳下腺乳頭に開口する (頬の上顎第二大臼歯に接する部分)。	舌咽神経 (第Ⅸ脳神経)	三叉神経 (第Ⅴ脳神経)	主に漿液性 (90%)
顎下腺 (2)	頸部の顎下三角 (顎舌骨筋の付近)	ワルトン氏管は舌下小丘に開口する (口腔底、下顎切歯の裏)。	顔面神経 (第Ⅶ脳神経)	三叉神経 (第Ⅴ脳神経)	粘液性＋漿液性
舌下腺 (2)	口腔底	多くの腺管が舌下ヒダに開口する。ワルトン氏管はいくらかの舌下腺が分泌する唾液の導管ともなる。	顔面神経 (第Ⅶ脳神経)	三叉神経 (第Ⅴ脳神経)	主に粘液性
小唾液腺 (多数)	口腔粘膜全体に分布する。	直接局所から口腔へ唾液を分泌する。	顔面神経 (第Ⅶ脳神経)	三叉神経 (第Ⅴ脳神経)	粘液性

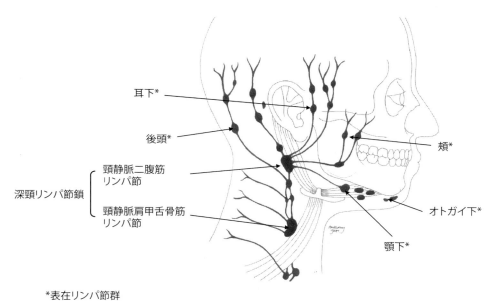

*表在リンパ節群

図2.7　リンパの走行

　唾液腺を支配する副交感神経を、**表2.2**に示す。唾液腺（やほかの口腔内組織）を支配する交感神経は頸部交感神経鎖に由来する。

口腔の脈管系

　口腔の動脈系は、舌動脈、顔面動脈、そして上顎動脈の枝に由来する。これらの動脈はすべて外頸動脈の分枝である。

　表面組織からの細胞外液（extracellular fluid: ECF）は、浅頸リンパ節群を通って、深頸リンパ節（深頸鎖）を抜け、それから左右頸部リンパ本幹を通って体循環に入る（**図2.7**）。深部組織からの細胞外液は、直接深頸リンパ節を通り、その後左右頸部リンパ本幹を通って体循環に入る。

　舌の後方3分の1には、リンパ管組織の隆起した膨らみがある（舌扁桃）（**図2.4**）。これは、中咽頭の入口を取り巻く4つの扁桃組織の一つで、まとめてワルダイエル輪として知られる。ほかの扁桃組織は、口蓋扁桃、咽頭扁桃（アデノイド）、耳管入口に見られる管扁桃である

（訳：小﨑弘貴、横井　彩、室　美里、山中玲子、吉冨愛子、曽我賢彦）

参考文献
1　Berkovitz BK, Holland GR, Moxham BJ (2002). Oral Anatomy, histology and embryology, 3rd edn. Mosby, London.
2　Ellis H (2006). Clinical anatomy, 11th edn. Blackwell Publishing, Oxford.

3 Nanci A (2007). Ten Cate's oral histology: development, structure, and function, 7th edn. Mosby, London.
4 Sinnatamby CS (2006). Last's anatomy: regional and applied, 11th edn. Churchill-Livingstone, Edinburgh.
5 Scully C (2008). Oral and maxillofacial medicine: the basis of diagnosis and treatment, 2nd edn. Churchill Livingstone, Edinburgh.
6 Edgar WM, O'Mullane DM (1996). Saliva and oral health, 2nd edn. British Dental Association, London.

第3章

口腔の評価・アセスメント
Michael Brennan, Peter Lockhart

はじめに

がん患者の管理において、口腔の評価・アセスメントは必須である。あらゆるがん患者で口腔内の問題は起こりうる。がんの種類によってはとくに起こりやすいものがある（例：頭頸部がん）[1]。口腔内の問題はがんそのもの、がん治療、随伴する状態、そしてこれら因子の複合したものに関連することがある。

口腔内の健康状態について確認するための評価・アセスメントは、どのようながん治療においても、治療前、治療中、そして治療後と、継続して定期的に行われるべきである。実際のところ、口腔の問題は、がんのどの病期でも起こりうるし、がんが「治った」患者においても起こりうる。多職種連携チームのすべてのメンバーが口腔の問題を診査する役割を担っており、口腔の専門家は特殊な口腔の問題を呈する患者の診査をする役割も担っている。

口腔の評価・アセスメントでは、詳細な病歴を聴取すること、一連の診査を行うこと、そして適切な検査が必要となる[2]。評価・アセスメントの目的は、起こっている口腔内の問題と、その発生に関連する治療可能な因子を特定することにある（例：口腔衛生状態の不良）。口腔内の問題を早期に発見し、適切な治療戦略を導入することで、口腔内の問題による悪影響は最小限になりうる。

口腔の評価・アセスメントは適切な環境と手法で行うことが重要である。プライバシーが保たれ苦痛がない状況において、患者が評価・アセスメントをどのようなものか理解している状況で（さらに評価・アセスメントについて口頭で同意を得た状況で）なされるべきである。医療者は感染対策における標準予防策を遵守する。医療専門職は口腔内を診査する際、そして口腔内の補綴物を扱う際も含めて、手袋を着用する必要がある[3]。

口腔の病歴

頻繁にみられる口腔の症状（**表3.1**）について問診し病歴聴取を行う必要がある。しかし、患者は問診項目以外の口腔の症状を有するのかもしれない。それゆえ、口腔に関係する「ほかに気になること」は何か、患者が訴えられるように努めるべきである。口腔に補綴物を有する患者では、とりわけその補綴物に関連する問題（例：不快感、適合不良）について聴取しなければならない。

ただ単に症状の有無を問うだけでは不十分である。さらに行う一連の問診は症状によって異なる。たとえば、もし患者が痛みを訴えていれば、以下の診査が診断するにあたり有用である：Character（特徴）、Location（部位）、Onset（発症時期）、Radiation（エックス線画像）、Intensity（強度）、Duration（期間）、そして Exacerbating factor（増悪因子）（「CHLORIDE」と覚えるとよい）。

現症の診査に加えて、以前の口腔／歯科の問題（そして治療）を明らかにすることも重要である。口腔の問題の悪化に影響しうる関連事項についても聴取するべきである（例：以前の／計画中のがん治療、

表 3.1　がん患者によくみられる口腔の症状

- 口腔の不快感／痛み
- 口の渇き（口腔乾燥症）
- 味覚異常
- 噛みにくさ（咀嚼障害）
- 飲み込みにくさ（嚥下障害）
- 話しにくさ（発音障害）
- 出血
- 口臭
- 口の開けにくさ（開口障害）

併存する医科的な全身状態、並行してなされる医科治療など）[1]。

口腔の診査

　口腔の疾患およびがん治療関連の口腔合併症をしっかり評価するには、体系的な口腔外および口腔内組織の診査が必須である。

口腔外診査

　非対称性、腫脹あるいは頭頸部の皮膚の視診が含まれる。また、リンパ節、唾液腺、頸部の筋肉、そして顎関節や咬筋の触診が含まれる。脳神経の機能も評価されるべきである。

　オトガイ下、顎下、そして頸部リンパ節については、圧痛の有無、触感、および可動性の有無の評価が必要である。圧痛のない非可動性のリンパ節は頭頸部がんの転移で一般的な所見である一方、圧痛があり可動性のあるリンパ節は感染や炎症を示すことが多い。

　唾液腺については圧痛あるいは腫瘤の有無について触診する。耳下腺は耳の下から下顎角の位置にあり、顎下腺および舌下腺は口腔底の下にある（第 2 章—**図 2.5** 参照）。顎下腺および耳下腺は、1 本の

表 3.2　口腔粘膜領域の専門用語 [2]

用語	説明
紅斑（Erythema）	赤い外観
びらん（Erosion）	上皮の一部の層の欠落（結合組織の露出を伴わない）
潰瘍（Ulcer）	上皮の全層の欠落（結合組織の露出を伴う）
丘疹（Papule）	小さく、境界明瞭な膨隆部
斑（Plaque）	大きく、境界明瞭な膨隆部
小（水）疱（Vesicle）	境界明瞭な上皮内／上皮下の体液の貯留（< 直径 5 mm）
水疱（Bulla）	境界明瞭な上皮内／上皮下の体液の貯留（> 直径 5 mm）
盲端（Sinus）	盲端管
瘻孔（Fistula）	2 つの上皮表面の間をつなぐ管

指を口腔底に、ほかの指を顎の下にして双手診を行うことで評価することができる。

顎関節は関節雑音（クリック）の有無、圧痛、開口制限の有無について評価が必要である。

口腔内診査

口腔内診査では軟組織、唾液、硬組織（例：歯）、歯周組織、そしてあらゆる可撤性の補綴物についての診査が含まれる。

以下の軟組織の部位について一連の診査を行う必要がある：口唇、頬粘膜、口腔底、舌、口蓋、そして咽頭（図3.1—カラーページ参照）。紅斑、白斑、びらん、潰瘍、出血、腫瘤、その他の所見のある部位について注意を払う必要がある（表3.2）。上顎あるいは下顎隆起はよくある所見であり、正常な解剖形態の範疇である（図3.2—カラーページ参照）。舌の可動性についても評価を行う。

大唾液腺開口部からの唾液の有無、色調、粘稠度についても評価すべきである。どろどろした、濁った、あるいは膿の排出がある際は、対応する唾液腺の感染を示唆している可能性がある。

歯の診査にあたっては、歯垢の有無、歯石、破折、動揺度、齲蝕、補綴物（充塡物）、そして補綴物に近接する腫脹あるいは瘻孔（歯性感染と関連することが多い）について評価する（図3.3—カラーページ参照）。

健康な歯周組織はピンク色の歯肉でプラーク、歯垢や歯石がない（図3.3—カラーページ参照）。一方、歯周疾患を有する歯周組織は通常発赤があり、「じくじくした」歯肉で、触診で容易に出血する。歯周組織にはプラーク、歯垢や歯石が付着していることが多く、歯の動揺がみられることもある。

可撤性の補綴物は、通常歯の機能を喪失した患者の機能回復のために用いられる。総義歯は上顎あるいは下顎歯列弓にすべての歯がない場合に用いられる一方、局部床義歯は歯列弓の一部を喪失した際にその機能回復のために用いられる。義歯の安定性、そして義歯床下の組織の異常の有無について診査を行う。

検査

幅広いさまざまな検査がある [2]。検査の要否を判断するにあたり、検査対象となる問題の性質、検査の特徴（例：非侵襲的かそうでないか）、検査により予想される結果（例：マネジメント、管理が異なりうるか否か）、そして患者の容態についての考慮が必要である。一般的な検査について本章で後述する一方、特異的な検査については後の章で論じる。

エックス線検査

歯科用デンタルエックス線検査は歯および歯周疾患の評価にあたり生命線になるほどの重要性をもつ。歯科医師は歯の支持骨を含め、完全な歯科的な構造をこれによりイメージしなければならない。エックス線検査には歯科用デンタルエックス線検査による全顎撮影や、パノラマエックス線撮影（オルソパントモグラフィ）も含まれる。

微生物検査

微生物検査の必要度や種類は、臨床上疑われる感染の種類による：

- 細菌感染—腫脹や排膿がある際は、細菌感染が示唆され、膿の好気性あるいは嫌気性培養が適切な抗菌薬の処方に役立つ。

- 真菌感染—これは以下の臨床症状を呈しうる：ガーゼで拭い取ることができるプラーク（偽膜性カンジダ症）、赤色の病変（紅斑性カンジダ症）、拭い取ることができない白色病変（肥厚性カンジダ症）、あるいは口角の発赤や亀裂（口角炎）。真菌感染の診断に用いる検査は、細胞診の塗抹標本や培養、生検を含む [4]。偽膜性カンジダ症といったある種の口腔感染は、しばしば臨床診断に基づいて治療され、治療抵抗性の病変に対してのみ確定診断のため検査が行われる。
- ウイルス感染—これは水泡と、あるいは潰瘍、紅斑を呈する病変が出現しうる。ウイルス感染の検査には、細胞診の塗抹標本や培養が含まれる。生検は、単純ヘルペスウイルスや水痘・帯状疱疹ウイルス感染では一般的ではないが、サイトメガロウイルス、あるいはエプスタイン・バー（Epstein-barr）ウイルス感染では必要となることがある [4、5]。

唾液流出量の測定

状況によっては、唾液の流出量や成分を調べることが望ましい。しかし、唾液腺機能低下は次のような質問で知ることができる：乾いたものを食べるときに飲み物を飲みますか？ 食べ物を食べるときに乾燥を感じますか？ 食事のときに飲み込みにくさを感じますか？ つばの量が少なすぎる、あるいは多すぎると感じますか？ もしくは感じませんか？ [6]

安静時の総唾液流量を測定する方法としては、5分の間に産生された（溜まった）すべての唾液を試験用チューブに吐き出すというものがある。唾液流出量の日内変動のため、多くの場合、朝に採取する。

表3.3　口腔の評価・アセスメントガイド・Oral Assessment Guide（OAG）[参考文献8より改変]

カテゴリ	グレードとその内容		
	1	2	3
声	正常	低く、濁っている。	痛みで話せない。
嚥下	正常の嚥下	嚥下痛がいくらかある。	飲み込めない。
口唇	平坦でピンク色で湿っている。	乾燥している、あるいはひび割れがある。	潰瘍を形成している、あるいは出血している。
舌	ピンク色で湿潤しており、乳頭が確認できる。	舌苔がある、あるいは乳頭が消え、発赤の有無にかかわらず光った感じがある。	膨隆がある、あるいはひび割れている。
唾液	さらさらしている。	どろっとしてねばねばする。	ない。
粘膜	ピンク色で湿っている。	発赤がある、あるいは白苔があるが、潰瘍はない。	出血の有無にかかわらず、潰瘍がある。
歯肉	ピンク色でスティップリングがあり引き締まっている。	発赤の有無にかかわらず、浮腫性である。	自発的に、あるいは圧迫により出血がある。
歯あるいは義歯（あるいは義歯が覆っている部位）	清潔であり食渣などがない。	プラーク・歯垢あるいは食渣が局所的にある（歯があるならその間）。	プラーク・歯垢あるいは食渣が歯肉全般あるいは義歯の装着部位に付着している。

患者に、採取の 1.5 時間前には口腔内を刺激（飲食、口腔清掃など）しないように指示しておく。安静時の総唾液量が 0.12 ～ 0.16mL/min よりも少なければ低値もしくは異常と判断する [7]。刺激時の唾液量測定は適切な刺激を加えて同様の方法で採取して行う（例：パラフィンワックスを咬む）。

評価・アセスメントツール

臨床でよく口腔の評価・アセスメントツールが使われているが、多くの方法で妥当性と適切さについて懸念がある。多くのツールは妥当性がなく、もしあったとしても限られた状況においてのみである（例：Oral Assessment Guide and Oral mucositis [8]）。さらには、いくつかのツールは限られた口腔の問題のみを対象としており、また、不適切な方法で口腔の問題について診査するものもある（例：唾液の粘稠度と唾液腺の機能低下）。実際のところ、口腔の評価・アセスメントツールによらず前述した一般に臨床でなされる方法で評価を行っても差し支えはない。

Oral Assessment Guide（OAG）は腫瘍学において頻用される手法の一つである [8]。OAG は化学療法中の腫瘍患者の粘膜障害や口腔有害事象をより正確に評価するために改良されてきた。これは 8 つの項目に分かれている：声、嚥下、口唇、舌、唾液、粘膜、歯肉、歯や義歯である（**表 3.3**）。このツールの利点は、ケアがなされている患者に適用しやすいことである。しかしながら OAG では疼痛、乾燥、味覚障害、口腔感染症といった、がん患者に現れる重要な症状を評価することができない。

（訳：横井　彩、室　美里、山中玲子、小﨑弘貴、吉冨愛子、曽我賢彦）

参考文献

1. National Cancer Institute (2008). Oral complications of chemotherapy and head/neck radiation. Health Professional Version. Available from NCI website: http://www.cancer.gov/cancertopics/pdq/supportivecare/ oralcomplications/healthprofessional
2. Birnbaum W, Dunne SM (2000). Oral diagnosis: the clinician's guide. Wright, Oxford.
3. Bagg J (1996). Common infectious diseases. Dent Clin North Am, 40(2), 385-93.
4. Jontell M, Holmstrup P (2008). Red and white lesions of the oral mucosa, in Greenberg MS, Glick M, Ship JA (eds) Burket's Oral Medicine, 11th edn, pp. 77-106. BC Decker, Hamilton.
5. Woo SB, Greenberg MS (2008). Ulcerative, vesicular, and bullous lesions, in Greenberg MS, Glick M, Ship JA (eds) Burket's Oral Medicine, 11th edn, pp. 41-75. BC Decker, Hamilton.
6. Fox PC, Busch KA, Baum BJ (1987). Subjective reports of xerostomia and objective measures of salivary gland performance. J Am Dent Assoc, 115(4), 581-4.
7. Navazesh M, Christensen C, Brightman V (1992). Clinical criteria for the diagnosis of salivary gland hypofunction. J Dent Res, 71(7), 1363-9.
8. Eilers J, Berger AM, Petersen MC (1988). Development, testing, and application of the oral assessment guide. Oncol Nurs Forum, 15(3), 325-30.

第4章
頻繁にみられる口腔の症状
Katherine Webber, Andrew Davies

人種的な要因による色素沈着 [1、2]
- 疫学—ありふれたものである。アフリカ人、アジア人、および南ヨーロッパ系の人などで浅黒い・黒い皮膚の人種に起こる。
- 臨床像—無症候性。最もよくみられる部位は歯肉（**図 4.1**—カラーページ参照）。ほかの好発部位として頬粘膜と口蓋粘膜が挙げられる。口唇、舌、口腔底はまれ。色素沈着の範囲は多様であるが、通常左右対称にみられる。年を経るに従って少しずつ病変は黒くなっていく。
- 対応—治療は不要（安心させればよい）。

口腔の静脈瘤 [1、3]
- 疫学—ありふれたものである。高齢者（＞ 50歳）に起こる。
- 病因—表在静脈の拡張によるものである。
- 臨床像—無症候性。最もよくみられる部位は口唇と舌の腹側面である。しかし、口腔内のあらゆる部位で起こることがある。口唇においては青や紫色の腫脹としてみられ、圧迫により退色する（**図 4.2**—カラーページ参照）。舌においては、細かく曲がりくねった静脈がみられる。年を経るに従い病変は目立ってくる。口腔の静脈瘤はときに血栓症を起こすが、出血はまれである。
- 対応—通常は何の治療も要しない（安心させればよい）。ときに口唇の審美的な理由のために切除、凍結療法、レーザー治療などがなされることはある。

溝状舌 [1、4]
- 疫学—比較的ありふれたものである（人口の 0.5 ～ 5% にみられる）。ダウン症やメルカーソン・ローゼンタール症候群と関連していることがある。
- 病因—発生段階の異常。原因は不明。家族性のことがある。
- 臨床像—患者のなかには不快を訴える患者もいるが、症状はないことが多い。舌背にいくつもの亀裂が見られる（**図 4.3**—カラーページ参照）。亀裂の数・大きさ・深さはさまざまであるが、分布は対称的であることが多い。溝状舌は地図状舌と関係がある。
- 対応—対症療法以外何も要しない。

地図状舌 [1、5]

- 疫学—比較的ありふれたものである（人口の1〜2%にみられる）。乾癬と関連していることがある。
- 病因—糸状乳頭の剥離による障害。原因不明。家族性のことがある。
- 臨床像—患者はときどき不快感を訴えるが一般的に無症候性である。舌背の表面に多様で不規則な斑ができる。その斑は狭く隆起して縁は白く、平滑で中央には紅斑がある（図4.4—カラーページ参照）。地図状舌は活動的な病変である：斑は現れたり消えたりし、その大きさや形も変わる。似たような病変がまれに舌の側面や腹部に発生するとともに、口腔粘膜に残ることがある（「地図状口内炎」）。地図状舌はしばしば周期性をもって起こり、しばしば自然消滅する（週単位もしくは年単位）。地図状舌は溝状舌と併発することがある。
- 対応—対症療法以外何も要しない。

黒毛舌 [1、6]

- 疫学—比較的ありふれたものである。
- 病因—この病変は糸状乳頭の肥大や伸長によるものである。この変色は有色の細菌の過剰発育や食事、喫煙による着色である。原因は多くの場合不明であるが、口腔衛生の不良や、唾液腺機能障害、喫煙、抗菌薬の使用、そのほかの薬剤使用で起こることもある（例：鉄剤）。
- 臨床像—患者のなかには不快感や味覚異常を訴える者がいるが、一般的には無症候性である。有毛の部分が舌背中央や後部に現れる。毛の色は黄色、茶色、黒などで着色している（図4.5—カラーページ参照）。
- 対応—舌磨きを含めた口腔衛生管理でケアを行う。リスク因子はやめるか避けるようにする。

口腔潰瘍 [1、7]

「潰瘍」という言葉は、上皮の全層が失われ、裏打ちしている結合組織が露出した状態において用いられる [7]。（「びらん」という言葉は上皮の一部の層が失われた状態について用いられる。）がん患者では潰瘍形成の原因が多くあり、特異的な原因（例：がん／がん治療に関係するもの）そして非特異的な原因（例：他の因子に関係するもの）が含まれる。がん患者に特徴的なものや、そうでないものも含めて、潰瘍形成の要因は数多くある。一般的に多い口腔潰瘍の原因を表4.1に示す [8]。

潰瘍の評価は、基本的な臨床技能（例：病歴聴取や診査を行うこと）や適切な検査（例：細菌検査、組織生検）をすることで行われる。潰瘍の数や潰瘍形成の期間を明らかにすることはとりわけ重要である [9]。きわめて執拗な孤立性の潰瘍は、悪性のもの、慢性の外傷、慢性感染症（梅毒、結核）、皮膚粘膜疾患を示唆している場合がある。難治性で多発性の潰瘍は、薬剤性、皮膚粘膜病変、血液疾患、あるいは消化器疾患を示唆している場合がある。複数で一過性の病変は、主にアフタ性潰瘍かウイルス感染によるものである。

表 4.1　口腔潰瘍の一般的な原因 [参考文献 8 より改変]

分類	例
局所要因	
外傷	鋭利な・尖った歯
	鋭利な・尖った補綴物
	不適合な義歯
やけど	高温によるもの
	低温によるもの
	化学物質によるもの
再発性アフタ性潰瘍	小さなアフタ性潰瘍
	大きなアフタ性潰瘍
	ヘルペス性アフタ性潰瘍
感染	急性壊死性潰瘍性歯肉炎（混合感染）
	ヘルペス性口内炎（単純ヘルペスウイルス）
	手足口病（コクサッキーウイルス A 群）
悪性疾患	口腔腫瘍
	放射線療法−口腔粘膜障害
	化学療法−口腔粘膜障害
	ビスホスホネート製剤治療−単純な潰瘍、顎骨壊死
薬剤	非ステロイド性抗炎症薬
	アスピリン（局所作用）
	鉄塩（局所作用）
全身疾患	
皮膚粘膜疾患	ベーチェット症候群
	表皮水疱症
	尋常性天疱瘡
血液疾患	貧血
	白血球減少
	骨髄異形成症候群
消化器疾患	セリアック病
	クローン病
	潰瘍性大腸炎

再発性アフタ性潰瘍（再発性アフタ性口内炎あるいは再発性口腔内アフタ性潰瘍）[1、10]

- 疫学―非常に一般的（10 ～ 30%）。若年者、女性でさらによくみられる。
- 病因―原因は分かっていない（まれに鉄、葉酸またはビタミン B12 が欠乏して起こっていることがある）。発症は、ストレス、外傷、月経によって誘発されることがある。

表 4.2 再発性アフタ性潰瘍の臨床像 [11]

タイプ	部位	数	サイズ	特徴	経過	その他
小さなもの (Minor)	口唇、頬粘膜、舌、歯肉唇移行部、歯肉頬移行部	1～6	中くらい (2～6mm)	類円形 狭く赤い境界 底部は浅い 黄白色 偽膜	5～7日続く。しばしば数ヵ月ごとに再発する。	最もよくみられるタイプ「灼熱感」が潰瘍に先行することがある (24～48時間)。
大きなもの (Major)	口唇、頬粘膜、舌、軟口蓋	1～5	大きい (1～2cm)	底部は深い。潰瘍は瘢痕化して治ることがある。	3～6週続く。しばしば数ヵ月ごとに再発する。	非常に痛い。
ヘルペス様	口腔のあらゆる部位	1～100	小さい (1～2mm)	底部は浅い。潰瘍は癒合して広範囲の病変を形成することがある。	1～2週間続く。1～3年の周期で再燃する。	非常に痛い。

- 臨床像―再発性アフタ性潰瘍は、3つの主なタイプに分類される：(1) 小さなもの（図4.6―カラーページ参照）、(2) 大きなもの、(3) ヘルペス様。それぞれの再発性アフタ性潰瘍の臨床的特徴は、表4.2に示す [11]。
- 対応―さまざまな薬剤がアフタ性潰瘍の治療に用いられている。副腎皮質ステロイド外用薬の塗布が治療の中心であるが、一方で重度／難治性症例の治療には副腎皮質ステロイドの全身投与が有効である。ほかに使用されてきた薬剤には、テトラサイクリン洗口液、（限られた症例で）サリドマイドがある。対症的な管理には、増悪因子の回避、コーティング剤の使用、鎮痛薬の局所使用および全身投与が挙げられる。

好中球減少に伴う潰瘍 [1、12]

- 疫学―頻出（ハイリスク集団において）
- 病因―好中球数の減少に関係している。しかしながら、そのうち約3分の1は、ほかの因子（例：外傷、感染）が関係している。好中球減少の根本的な原因には、先天性異常（例：周期性好中球減少症）や、後天的異常（例：がんの骨髄浸潤、化学療法による骨髄抑制）などがある。
- 臨床像―好中球減少に伴う潰瘍形成（粘膜炎）は、しばしば疼痛を伴う。また、ほかの口腔症状（唾液分泌量増加、摂食困難など）とも関連することがある。形成数（多くの場合複数である）、大きさ（多くの場合大きい）、発症部位は多様である。好発部位は歯肉、舌、口蓋、扁桃である。潰瘍は通常境界が明瞭である。しかし辺縁の炎症所見は少ない。潰瘍の中央部は通常灰白色／黄色の偽膜で覆われている。好中球減少に伴う潰瘍形成（粘膜炎）はほかの口腔内の病態（歯肉炎、ほかの粘膜の炎症など）と関連していることが多い。

表4.3　口腔内白色病変の一般的な原因 [参考文献13より改変]

分類		例
局所要因		口腔衛生状態の不良による汚れ
		「やけど」―高熱や化学物質によるもの
		角化症―摩擦による角化症、喫煙者の角化症
先天的なもの		フォーダイス斑（異所性の皮脂腺）
		白色水腫
		遺伝性の角化異常症
炎症		
	感染性	真菌―口腔カンジダ症
		ウイルス―毛状白板症（EBV）、疣贅／パピローマ（HPV）
		細菌―梅毒
	非感染性	口腔粘膜障害―化学療法、放射線療法
		口腔扁平苔癬
		ループス　エリテマトーデス
前癌／悪性病変		白板症
		角化症
		癌腫

表 4.4　口腔内赤色病変の一般的な原因 [参考文献 14 より改変]

局所的な病変	全身的な病変
口腔カンジダ症―紅斑性カンジダ症、義歯による粘膜炎	口腔カンジダ症―紅斑性カンジダ症、義歯による粘膜炎
紅板症・紅色肥厚症	鉄の欠乏
紫斑	ビタミン B 欠乏症
毛細管拡張症―遺伝性出血性末梢血管拡張症、全身性強皮症	口腔粘膜障害―化学療法、放射線療法
血管腫	扁平苔癬
カポジ肉腫	粘膜萎縮
やけど	多血症
扁平苔癬	
ループス　エリテマトーデス	
ビタミン欠乏症	

- 対応―好中球減少に伴う潰瘍形成（粘膜炎）への対応は、基本的に対症療法である（口腔衛生状態を良好にし、患部へステロイド・鎮痛剤を塗布することなど）。好中球数の回復に伴い、粘膜炎も改善する。顆粒球コロニー刺激因子は、化学療法に伴う骨髄抑制に続発する顆粒球減少の治療に有効である場合がある。

口腔内白色病変

一般にみられる口腔内の白色病変の原因は、**表 4.3** に示すとおりである。口腔内白色病変の評価は口腔潰瘍の項に記載した内容とほぼ同じである。限局的な病変は角化症によるものが多い一方、広範囲な病変は口腔内カンジダや扁平苔癬によるものであることが多い [13]（扁平苔癬はレース状の病変が特徴的である）。びまん性の病変は、角化症（どの部位であっても）、白色水腫（頰粘膜）、扁平苔癬（頰粘膜）であることが多い。疼痛は、熱傷や口腔カンジダ、扁平苔癬、エリテマトーデスによる白色病変で認められることがある。

口腔内赤色病変

一般にみられる口腔内の白色病変の原因は、**表 4.4** に示すとおりである [14]。口腔内赤色病変の評価は口腔潰瘍の項に記載した内容とほぼ同じである [15]。

（訳：室　美里、小﨑弘貴、山中玲子、横井　彩、吉冨愛子、曽我賢彦）

参考文献

1. Sengupta A, Eveson J (2005). Miscellaneous oral problems, in Davies A, Finlay I (eds) Oral Care in Advanced Disease, pp.145-55. Oxford University Press, Oxford.
2. Amir E, Gorsky M, Buchner A, Sarnat H, Gat H (1991). Physiologic pigmentation of the oral mucosa in Israeli children. Oral Surg Oral Med Oral Pathol, 71(3), 396-8.
3. del Pozo J, Pena C, Garcia Silva J, Goday JJ, Fonseca E (2003). Venous lakes: a report of 32 cases treated by carbon dioxide laser vaporization. Dermatol Surg, 29(3), 308-10.
4. Leston JM, Santos AA, Varela-Centelles PI, Garcia JV, Romero MA, Villamar LP (2002). Oral mucosa: variations from normalcy, part II. Cutis, 69(3), 215-7.

5. Assimakopoulos D, Patrikakos G, Fotika C, Elisaf M (2002). Benign migratory glossitis or geographic tongue: an enigmatic oral lesion. Ant J Med, 113(9), 751-5.
6. Sarti GM, Haddy RI, Schaffer D, Kihm J (1990). Black hairy tongue. Am Fam Physician, 41(6), 1751-5.
7. Birnbaum W, Dunne SM (2000). Oral diagnosis: the clinician's guide. Wright, Oxford.
8. Scully C, Felix DH (2005). Oral medicine - update for dental practitioner. Aphthous and other common ulcers. Br Dent J, 199(5), 259-64.
9. Scully C, Felix OH (2005). Oral medicine - update for dental practitioner. Mouth ulcers of more serious connotation. Br Dent J, 199(6), 339-43.
10. Ship JA, Chavez EM, Doerr PA, Henson BS, Sarmadi M (2000). Recurrent aphthous stomatitis. Quintessence Int, 31 (2), 95-112.
11. Laskaris G (1994). Colour atlas of oral diseases. 2nd edn. Georg Thieme Verlag, Stuttgart.
12. Barrett AP (1987). Neutropenic ulceration. A distinctive clinical entity. J Periodontal, 58(1), 51-5.
13. Scully C, Felix DH (2005). Oral Medicine - update for the dental practitioner. Oral white patches. Br Dent J, 199(9), 565-72.
14. Scully C, Porter S (2000). ABC of oral health: swellings and red, white, and pigmented lesions. Br Med J, 321(7255), 225-8.
15. Scully C, Felix DH (2005). Oral Medicine - update for the dental practitioner. Red and pigmented lesions. Br Dent J, 199(10), 639-45.

第 5 章

治療前のスクリーニングと管理

Peter Stevenson-Moore, Debbie Saunders,
Joel Epstein

はじめに

　治療に伴う口腔合併症は、がん患者の病的な状態の主な原因である。起こる可能性のある口腔合併症は治療法により若干異なる。口腔合併症の詳細は後の章で述べる（第 9 章―頭頸部手術、第 10 章―放射線療法、第 13 章―化学療法）。口腔合併症の発生率はさまざまであるが、一般的な発生率は、治療前の口腔ケアを実施する対象を絞り込むのに役立つ（補助化学療法を受ける患者の 10%、一次化学療法を受ける患者の 40%、骨髄破壊的化学療法を受ける患者の 80%、頭頸部放射線療法を受ける患者の 100% [1]）。一部の患者は複数の治療を受けることに注意すべきである。たとえば、頭頸部がん治療において放射線療法は、全身化学療法や分子標的治療（例：セツキシマブ―上皮成長因子受容体に対するモノクローナル抗体）と組み合わせて用いられることが多い。

　頭頸部放射線療法の場合、口腔合併症に慢性的な唾液分泌低下の結果としての多発性齲蝕が含まれる（*Streptococcus mutans* や乳酸桿菌（lactobacilli）などの酸産生細菌の過剰増殖によって引き起こされる脱灰に対する防御不十分により生じる）。これは「放射線性齲蝕」と呼ばれているが、正確には「放射線誘発唾液腺機能低下による続発性齲蝕」とすべきである [2、3]。齲蝕は第 19 章で詳細に述べる。45 Gy 以上照射されると歯は生体力学的な脆弱性を引き起こすような構造変化も示す [4、5]。酸による影響と脆弱した歯の構造が組み合わさることで、歯の構造の健全性が破城し、抜歯が必要な時期を早めることになる。しかし、照射された骨の抜歯は、しばしば顎骨の放射線照射後の骨壊死（post-radiation osteonecrosis of the jaw: PRON）という深刻な状況を引き起こす。PRON は第 12 章で詳細に述べる。

　放射線療法と化学療法に対する組織の反応は、個人差が大きく、組織の反応がほとんど見られない患者がいる一方で、治療の一時中断や中止をしなければならないほど、重篤な炎症を起こす患者もいる（これはがん治療の転帰に影響する）。このような反応は、既存の口腔感染症や炎症をもつ患者で、より重篤になるかもしれない。重要な点は、がんの治療前に口の健康を安定させるための積極的な取り組みが、口腔合併症の重篤度を明らかに軽減するということである [6、7]。このことに対する認識不足が、がん治療前の不十分な口腔の治療を結果としてもたらしていることが多い。すなわち、がん治療やがん治療の早期開始ばかり気にし、管理が必要な治療前の口腔感染症や炎症を無視している医療者がいる。また、知識不足は、がんの治療開始前の必要以上の口腔の治療を結果としてもたらすこともある。つまり、医療者には、患者をできるかぎり支援したいと熱心になるあまり、重要でない、あるいは存在しないリスクを予測してしまい、不要な処置を行ってしまうことがある。このような患者に対し、がん治療前の適切な治療方針の決定において、口腔腫瘍学の分野の経験がある歯科医療者の関与は、非常に役に立つ。

本章では、頭頸部放射線療法、一次化学療法と補助化学療法、造血幹細胞移植に伴う放射線療法を受ける患者の治療開始前の支援における必要な手順の概要を述べる。治療前の口腔スクリーニングの目的は、包括的口腔ケア計画の立案と達成であり、がん治療中の合併症を引き起こす可能性のある口腔疾患の安定や除去である [8]。この目的の達成は、口腔毒性の患者リスクを減じることで結果的に全身的な続発症を減じ、治療中の患者の生活の質を高め、患者の総治療費を減じ、がん治療の転帰（予後）を改善する [9]。推奨される予防処置をすべて行う必要があるのは、永久的なダメージを引き起こすに十分な線量を口腔の組織に直接照射される頭頸部放射線療法患者だけであるということを認識することが重要である。45 Gy を超える放射線量は多くの場合、永久的な障害を予測させる閾値以上であるとみなされるが、それより低い線量で不可逆的な変化に悩まされる患者もいる。

治療前の評価・アセスメント

がん患者の治療前の評価は、通常の患者の歯科治療前の評価と同様である。しかし、がん治療の開始前に必要な歯科治療の決定を支援し、後のすべての所見と比較できる基準を得るため、深く詳細に収集されるいくつかの情報がある。住所、医科的病歴、歯科的病歴、家族歴、社会歴、そして喫煙および飲酒歴が診査の前に問診される（表 5.1）。加えて、病気の種類と広がり、行う予定のがん治療とがん治療で直接的または間接的にリスクのある組織に関しての情報収集は必須である。

治療前スクリーニングは、後の評価で比較できる基準を確立し、得られた所見は、患者の生涯を通して比較できるよう標準化されるべきである [3]。

頭頸部組織の診査

頭頸部の診査は、頭頸部がんの存在診断に役立ち、また頭頸部がんでは重複がんが発見される可能性が実際にあり、このような疾患を見落していないか確認することにも役立つ。頭頸部組織の診査は第 3 章で詳細に述べられている。

口腔および中咽頭組織の口腔内診査

口腔の硬組織および軟組織について詳細な評価がなされるべきである。

歯の診査は歯式で記録され、記録には歯の有無、修復物の有無、修復物の材質を含める。加えて、歯周組織の詳細な検査、歯肉退縮、歯の動揺度も記録する。口腔衛生の評価は、易感染状態の口腔環境の中で、歯を清潔に維持するための患者能力を判断するために重要である。オリジナルの記録はそのまま残し、口腔状態が変化したとしても記録を修正しないことが重要である。口腔および中咽頭組織の口腔内診査については第 3 章で詳しく述べている。

写真は、現在の口腔状態の記録に役立ち、顔貌、上下の咬合関係などの患者固有の特徴を記録するにも役立つ。研究用模型は基準となる歯の位置の永久的な記録として有用であり、後に示すフッ化物ジェルを使用する際のトレーの作製にも役立つ。

表 5.1　治療前の評価（病歴）

病歴	詳細
住所	
現症	口腔の問題—詳細に
	全身の問題—詳細に
医科的病歴	既往歴
	現在の医科的問題
	現在の投薬状況
	薬剤アレルギー
	ほかのアレルギー
がんの病歴	がんの部位
	がんの組織型
	がんの病期
	がんの影響
	これまでの治療—種類、量、強さ（例：根治的、緩和的）
	現在の治療—種類、量、強さ（例：根治的、緩和的）
	計画されている治療—種類、量、強さ（例：根治的、緩和的）
歯科的病歴	現在の歯科疾患—詳細に
	現在の軟組織疾患—詳細に
	義歯
	これまでの歯科疾患／治療
	これまでの軟組織疾患／治療
	歯科受診の頻度
家族歴	
社会歴	喫煙歴—現在、これまで
	飲酒歴—現在、これまで

画像診断

　画像診断は、治療計画にあたり重要な情報をもたらし、がん治療の結果起きるであろう口腔有害事象の評価においても重要な情報をもたらす。パノラマエックス線撮影、歯科用コーンビームCT、コンピュータ断層法（CT）などは頭蓋顔面部全体の評価に利用される。これらの撮影法は、どれも優れたスクリーニング画像を提供できる。撮影法の選択として、三次元画像が二次元画像に置き代わる可能性があるが、多くの歯科医師は二次元画像の読影に慣れている。根尖投影法は歯についての詳細な情報を加えるために利用される（図5.1）。

補助的な画像診断

　腫瘍の体積と計画された放射線治療の体積を示すシミュレータ画像を、歯科治療計画決定前に参照するのが理想的である。これらの画像は放射線治療に関連した長期の影響を見極めるのに利用できる可能性があり、放射線治療前の抜歯の必要性の判断にも役立つ。
　放射線治療医と医学物理士が治療計画で使用した二次元または三次元シミュレータ画像のデータをコピーし記録として残さなければならない。この情報の欠落があると、有害事象が治療終了数年後に起こった場合、適切な歯科治療計画がされていたか明らかに疑わしくなる。

する必要がある。もし抜歯窩の一次閉鎖が得られなかったならば、治癒期間をより長く取る必要があることに留意すべきである。

腫瘍医が抜歯後の治癒期間を全く待てないことがある。このような場合、がん治療を開始することのリスクを最小限にするため、抗菌薬の投与が必要になることがある。

インプラント

放射線療法の影響によるインプラント喪失の発生についての報告はない。いったんインプラントが周囲骨と結合すると、放射線療法に関連する炎症が骨とインプラントの接合部の破壊を引き起こすことはないように思われる。しかし、植立時期と放射線療法開始時期が近いインプラントは、骨結合を得るために通常より長い時間がかかる可能性があるので、最適な骨結合が得られるようインプラントに負荷を与える時期を遅らせるべきである。もし、インプラントが直近に植立され、いかなる程度の骨結合も期待されないならば、高線量領域に含まれることが予想される骨に植立されているインプラントは除去すべきであろう。一般に放射線強度が45Gyを上回るとインプラントの骨結合に対するリスクが高くなると認識されている。したがって、高線量領域に含まれないインプラントでは、骨結合に対するリスク増加はない。

修復物

金属修復物は口腔組織の画像を著しくわかりづらくすることがある。これは後方散乱として知られる現象に起因する[※1]。散乱電子は金属表面から反射し、その強度は関連する素材の原子番号に比例する。

照射野に含まれる金属は、金属片側の治療線量を増強する後方散乱を引き起こし、金属の「影」とみなされる側である反対側の線量減弱に関与する。これは高線量照射野においてのみ重要となる。後方散乱エネルギーは金属表面数mm以内で減衰する。

左右対向2門照射は同じ線量が入射し、同じ線量強度で反射する。それゆえ、一つのビームからの後方散乱の影響は反対のビームの影の影響によって大きく相殺される。強度変調放射線療法（intensity-modulated radiation therapy：IMRT）のような線量分布がより複雑な治療計画は、どの部位においても後方散乱の影響を効果的に改善することができると思われる[※2]。

後方散乱の影響を最小限にすることができる補助的な予防法がある。それは、後方散乱を引き起こす金属表面から可動性のある軟組織を引き離すことが可能な十分な厚みのある軟性マウスガードを作成することである。このようなマウスガードの使用は、舌あるいは口腔底へ刺入する組織内照射が用いられる場合や、くさび2門照射や側方照射が用いられる場合に有効である。

6mm以上の厚みが付与されたマウスガードを作成することで、放射線治療期間中に装着できなくなることなく軟組織－金属間距離を必要なだけ離すことができる。既成レジン装置は大きく、高頻度で患者に拒まれるが、低融点金属の鉛のような放射線を減衰させるような素材を含んでいる加工を施した既成レジン装置も利用されている。

以上のことから、ほとんどの患者において、ブリッジのような広範な金属修復物であっても重大な有害事象を想定することなく除去せずに残しておくことができる。しかし、金属を含む可撤性補綴物は実際に放射線が照射されている間は外さなければならない。

継続管理

　正常および病原性微生物の定着を減らす単純な手法の利用は、がん治療中の粘膜の炎症のすべての程度を低下させるのに効果的な可能性がある。正常および病原性微生物の定着を減らすために利用される方法は、通常の患者の軟組織と硬組織の健康維持法と同様である（第6章、**表6.1** 参照）。これらの方法は、がん治療中に増大する組織の脆弱性を考慮し変更されなければならず、炎症反応が高度になった場合は最終的に中断されなければならない可能性がある。口腔衛生の方法は第6章で詳細に解説する。

　再石灰化のための対策はすべての患者に必要であり、唾液分泌減少の程度によって決まる。軟性熱可塑性プラスティックで作成されたトレーが歯に中性フッ化物や再石灰化ジェルを応用するために使用される（**図5.2**）。トレーは歯を適切に包み込むために歯の歯肉縁を少し覆う必要があるが、軟組織への不要な接触が起こらないようにする。フッ化物応用は洗口よりトレー法が望ましい。使用頻度は毎食後（3回／日）から週に1回までさまざまであり、唾液分泌減少の程度に依存する。塗布は1分間で、その後うがいは可能である。

　口腔に予測される変化と口腔の健康を維持するために行わなければならない方法について、患者教育を行う時間を設ける必要がある。加えて、専門的介入が必要となる症状変化の兆候について情報提供しておくことも有用である。がん治療を受けている患者が、さらなる専門的なサポートを医療者に依頼できることが重要である。そのようなサポートは、家庭でのケア法に代わる口腔の専門的清掃、静菌剤や殺菌剤の処方、局所鎮痛剤や全身鎮痛剤の処方を含む。患者は前述の予防的な家庭でのケア法の継続を確かなものにするために、反復、促進、経過観察を必要としていることが研究で示されている。たとえば、最初に処方されたフッ化物ジェルを使い切れば、家で行うフッ化物応用は終了すると間違って思い込んでしまう患者がいることがある。

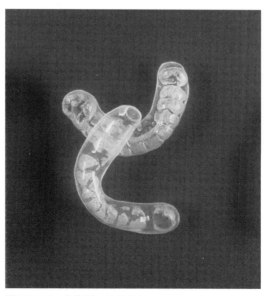

図5.2　フッ化物ジェルのトレー

訳者註

※1 金属アーチファクトとしてよく知られているこの現象は、後方散乱ではなく金属修復物によって引き起こされる大幅なエックス線吸収とビームハードニング（この現象は、高原子番号材料による低エネルギー光子の吸収のために起こる）に起因する。

※2 左右対向2門照射やIMRTにおいても、金属修復物からの後方散乱放射線によって引き起こされた局所的な線量増強によると考えられる口腔粘膜障害に悩まされる患者を経験することがある。また、IMRTなどの多門照射における金属修復物の線量分布への影響はいまだ明確になっていない。

（勝良剛詞）

（訳：横井　彩、室　美里、小﨑弘貴、山中玲子、吉冨愛子、曽我賢彦、勝良剛詞）

参考文献

1. National Cancer Institute (2008). Oral complications of chemotherapy and head/neck radiation. Health Professional Version. Available from NCI website: http://www.cancer.gov/cancertopics/pdq/supportivecare/oralcomplications/ healthprofessional
2. Pernot M, Luporsi E, Hoffstetter S, et al. (1997). Complications following definitive irradiation for cancers of the oral cavity and the oropharynx (in a series of 1134 patients). Int J Rndint Oncol Biol Phys, 37(3), 577-85.
3. Vissink A, Jansma J, Spijkervet FK, Burlage FR, Coppes RP (2003). Oral sequelae of head and neck radiotherapy. Crit Rev Oral Biol Med, 14(4), 199-212.
4. Kielbassa AM, Beetz I, Schendera A, Hellwig E (1997). Irradiation effects on microhardness of fluoridated and non-fluoridated bovine dentin. Eur J Oral Sci, 105(5 Pt 1), 444-7.
5. Kielbassa AM, Munz I, Bruggmoser G, Schulte-Mönting J (2002). Effect of demineralization and remineralization on microhardness of irradiated dentin. J Clin Dent, 13(3), 104-10.
6. Sonis S, Kunz A (1988). Impact of improved dental services on the frequency of oral complications of cancer therapy for patients with non-head-and-neck malignancies. Oral Surg Oral Med Oral Pathol, 65(1), 19-22.
7. Sonis ST, Woods PD, White BA (1990). Oral complications of cancer therapies. Pretreatment oral assessment. NCI Monogr, (9), 29-32.
8. Stevenson-Moore P (1990). Oral complications of cancer therapies. Essential aspects of a pretreatment oral examination. NCI Monogr, (9), 33-6.
9. Beck SL (1990). Prevention and management of oral complications in the cancer patient, in Hubbard SM, Greene PE, Knobf MT (eds) Current Issues in Cancer Nursing Practice, pp. 27-38. J.B. Lippincott Company, Philadelphia.
10. Whelton H (2004). Introduction: the anatomy and physiology of salivary glands, in Edgar M, Dawes C, O'Mullane D (eds) Saliva and Oral Health, 3rd edn, pp. 1-13. British Dental Association, London.
11. Cramer CK, Epstein JB, Sheps SB, Schechter MT, Busser JR (2002). Modified Delphi survey for decision analysis for prophylaxis of post-radiation osteonecrosis. Oral Oncol, 38(6), 574-83.

第6章

口腔衛生管理

Petrina Sweeney, Andrew Davies

はじめに

　すべてのがん患者、とくに化学療法を受けている患者あるいは頭頸部放射線療法を受けている患者にとって、良好な口腔衛生管理は大切である [1]。不良な口腔衛生状態は、病状自体（例：口臭）[2] だけでなく、他の口腔の問題（例：歯周病）[3] および特定の全身的な問題（例：誤嚥性肺炎）[4] の発生に関連する。さらに、不良な口腔衛生状態は、心理状態に影響を及ぼす可能性がある。たとえば、口腔衛生の不良は口臭を生じ、それにより家族や友人に嫌悪感を持たれていると気落ちする患者もいる [5]。がん治療に関連して、口腔衛生状態の不良は、不快な症状を引き起こし（例：口腔粘膜障害）[6]、二次的にがん治療において重篤な病状と関連することがある（例：敗血症）[7]。ゆえに、がん患者の生活の質を保つためには、良好な口腔衛生管理が大切なのである。

口腔衛生管理

　口腔衛生管理は、評価・アセスメント、適切な治療、そして再評価・アセスメントのもとに成り立つ。すべてのがん患者は、治療前に口腔の口腔診査を受けるべきであり、それには口腔衛生状態および患者の口腔衛生の手技力の評価が含まれるべきである。口腔の評価・アセスメントは第3章で詳しく論じている。口腔衛生指導は、患者ごとによって異なり、また同一患者でも治療の進行や体調により異なる。それでも、いくつかの基本的な主要なケアがあり、これはがん患者の多くに必要であり、また実際のところ慢性疾患（下記参照）を有する患者のほとんどに適応可能である。すべてのがん患者は、分け隔てなく定期的な口腔の再評価を受けるべきであり、その再評価においては口腔衛生状態の再評価が含まれ、必要な口腔衛生管理の手技が継続可能かを判断されるべきである。

　多くの場合、患者は自分でセルフケアを行えるが、それでもしばしば一般の医療関係者の支援が必要となり、ときには口腔に関する医療関係者（歯科医師や歯科衛生士）の支援も必要となる。患者自身が、セルフケアの手技を理解しているだけでなく、その必要性も理解していることが大切である。もし患者が良好な口腔衛生状態の重要性を理解し、不良な口腔衛生状態であったらどのような悪影響が及ぼされるかを理解すれば、患者はセルフケアを面倒がらずに行おうとするであろう。加えて、患者の口腔衛生状態を評価し、改善されたことと改善すべきことを示してあげることが大切である。

　しかし、口腔衛生管理を行うにあたり、日常の口腔清掃については、介護が必要になる患者もいる。このようなケースでは、患者が在宅の場合は家族が介護者となることがあるかもしれないし、病院（または介護・養護施設）では看護師・介護職員が介護者となるかもしれない。この場合も、介護者が口腔衛生管理の方法を理解していることはもちろんのこと、口腔衛生管理の必要性も理解していることが大切である。家族には常に患者への適切な口腔ケアの方法についてアドバイスが必要であり、また看護師や介護職員であっても同様にアドバイスが必要である [8]。口腔ケアを行う者は、口腔ケアのトレーニ

ングを行うとともに、適切な口腔ケアの計画・方法の考案を行うべきである [9]。

　口腔ケアを行う者は、適切な環境と適切な姿勢で行うことが重要である。患者のプライバシーに配慮し、ケアの前には不快な気持ちにさせず、行われていることの本質・重要性を理解した状況で（口頭での同意を得たうえで）実施し、もし必要であれば、患者の意思に添って処置を休止か中止すべきである。感染対策上の標準予防策がなされるべきであり、医療従事者が口腔ケアを行うときには、補綴物を扱うときも含めて、手袋の着用は不可欠である [10]。

歯のケア
ブラッシング
　口腔衛生管理の方法で最も主たるものはブラッシングであり、少なくとも1日に2回は行われるべきである。

　さまざまな種類の歯ブラシが市販されており、動力付きの歯ブラシ（「電動歯ブラシ」）もある。小さいヘッドの歯ブラシで、軟らかめから普通の硬さのブラシが推奨される。口の中に炎症で痛みがある患者には「超軟毛・ウルトラソフト」の歯ブラシを用いる。また、毛の短いブラシや特殊なブラシ（例：TePe®スペシャルケア―歯ブラシ）もよい。握る柄の部分も注意が必要で、手先の操作に問題がある患者では、柄をしっかり握れるようなものでなければならない。

　近年のシステマティックレビューでは、多くの電動歯ブラシについて、手用歯ブラシほどプラークを除去することができないとしている [11]。しかしながら、回転振動型の電動歯ブラシは、手用歯ブラシよりもプラークを除去できると報告されている [11]。手用歯ブラシで不自由さや倦怠感を有する口腔衛生管理が難しい状態の患者は、動力付きの歯ブラシで口腔衛生管理を行うことでその困難さが多少減るかもしれない。

　歯ブラシは、およそ3ヵ月で交換することを推奨するが、もしブラシの毛が軟らかくなったり、損なわれたりしたら、すぐに取り換えるべきである（毛が軟らかく損じているブラシはプラークの除去率が低い）。免疫が低下し、あるいは化学療法を受けている患者であれば、口腔衛生管理の徹底が重要であり、歯ブラシはより早いタイミングで取り換えるべきである。さらに、患者の口腔内に何かの感染が起こった際には、歯ブラシをすぐに取り換えるべきである。

表 6.1　歯がある患者の口腔ケアの方法

方法	コメント
少なくとも1日2回歯を磨く。	個人個人にあった歯ブラシと、フッ化物入りの歯磨剤を用いる。 個々にあった歯間ブラシを補助的に用いる。 必要な患者にはケアに携わる人がブラッシングを行う。
化学的なプラークコントロールを検討する。	十分に歯を清潔にできない患者ではクロルヘキシジンのうがい（あるいはそれに似たものによるうがい）を行うこともある。
口腔粘膜の保清	うがいを定期的に行い、とりわけ食事後にすべての食渣を取り除く。 必要な患者にはケアに携わる人が口腔粘膜の保清を行う（水で湿らせたガーゼやスポンジブラシで）。
すべての部分床義歯は日に1回はきれいにする。	表 5.1 を参照
複雑な構造である補綴物・修復物を維持する。	歯科チームは複雑な構造をもつ補綴物・修復物を有する患者の口腔衛生管理についてアドバイスを与える（例：インプラント、ブリッジ）。

非常に多くの種類の歯磨剤が市販されている。患者は、少なくとも 1,000ppm 以上のフッ化物を含む歯磨剤を使うべきである（放射線性の唾液腺機能障害を有する患者では、5,000ppm のフッ化物を含む特別な歯磨剤を使用すべきである）[12]。ほとんどの歯磨剤には発泡剤を含むが、それは嚥下困難な患者（そして誤嚥のリスクがある患者）では問題となる可能性がある。このような場合、発泡剤を含まない代替品（例：バイオティーン®トゥースペースト、クロルヘキシジンゲル）を使うべきである [13]。もし患者が歯磨剤の使用に（口腔内の不快感によって）耐えられない場合、水だけで歯磨きを行ってもよい。

　歯磨きの手技はたくさんあるが、優しくコントロールができる「スクラブ法」が推奨される [14]。この方法は軽いブラッシング圧と小さな動きを重要視している。2 本以上の歯が一度に磨かれ、小刻みに歯ブラシを動かすことにより、歯の表面を確実に清掃することができる。他者の歯を磨いてあげることと自分で自分の歯をみがくこととは全く異なる。適切な磨き方を図 6.1 に示す。一般的には、歯磨きの介助は患者の背後からが行いやすい。頭を腕に抱きかかえ、介護者の腕と手で支えてあげるのがよい。もし後ろからが無理、もしくは患者にとってあまりに心地よくない場合は、横からアプローチする。

歯間清掃

　歯間部の清掃のための補助器具は、歯ブラシが届かない歯の間の領域から歯垢を除去するためにデザインされている。補助器具の種類として歯間フロス、デンタルテープ、ウッドスティック、歯間ブラシがあり、すべての使用が患者に適切とは限らないが、可能なかぎり何らかの歯間部清掃器具を日常的に使用するべきである。歯間部清掃のための補助器具は、不適切な使用により口腔組織に損傷を引き起こす可能性があるので、歯科医師・歯科衛生士による適切な指導が必要である。

化学的プラークコントロール

　患者によっては、体調や口腔粘膜障害のために、機械的なプラークコントロールがきわめて困難なケースがある。そのような場合には、口腔衛生状態の維持にあたって化学的プラークコントロールを検討してもよいだろう。

　現在のところ、最も効果的な抗プラーク化学物質は、クロルヘキシジンである [15]。クロルヘキシジンの分子は、両端に正電荷をもち、エナメル質のペリクル、粘膜細胞そして細菌のマイナス帯電部にすみやかに結合する。クロルヘキシジンは、これらの表面からゆっくりと放出され、抗微生物活性を維持する（持続性として知られる特性）。この特性から、クロルヘキシジンは 1 日 1 回の使用で十分である [16]。クロルヘキシジンは、微生物の細胞膜にダメージを与え、微生物細胞の内容物を凝結させることによって抗菌効果を発揮し、微生物の付着を阻害する。

　クロルヘキシジンは、付着したプラークを除去するものではないので、最初は歯科医師や歯科衛生士が機械的にプラークなどを除去することが重要である。クロルヘキシジンは、最も一般的には 0.12 〜 0.2% 洗口液（10 〜 15mL を 1 日 2 回）で使用され、国によっては 1% ゲルや 0.2% スプレーとしても利用可能である。

　クロルヘキシジンの長期使用による主な副作用は、歯や舌背の着色である。これはすべての患者に起こるわけではなく、紅茶やコーヒーからのタンニンの摂取に関連する [17]。これらの歯の着色は、歯科医師や歯科衛生士によって容易に除去が可能である。しかし、洗口剤の味や含まれるアルコールによって粘膜の不快感を引き起こすかもしれないので、洗口剤を同量までの水で希釈し使用する [18]。

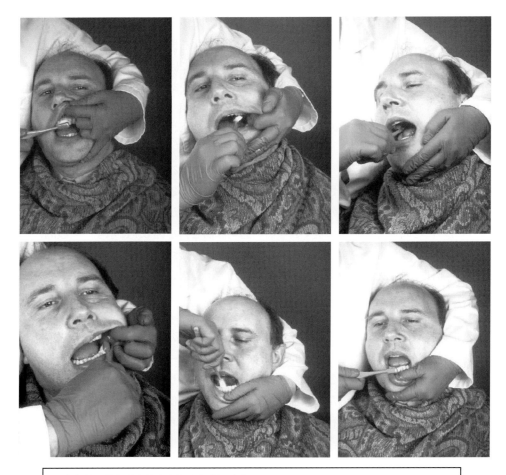

- 患者が不快なく座位をとれるようにする。
- 服やパジャマが汚れないようにタオルなどを使い保護する。
- 術者は患者の頭をしっかり保持する。
- 術者は患者の後ろからアプローチする。
- 下顎に手を添えて常に支持するようにする。
- 軟組織は注意深く排除する。
- 体系的なアプローチに従い、すべての歯の表面が確実にきれいになるようにする。

図 6.1　一人の術者で要介護者の歯の清掃を行う方法
出典：Davies A and Finlay I（2005）, Oral Care in Advanced Disease. Oxford University Press, Oxford から許諾のもと再掲

義歯のケア

　義歯には微生物が定着しやすく、感染源となったり、義歯性口内炎（歯槽堤や硬口蓋に発症する口腔カンジダ症の一種）が発症しやすくなったりする（**図 18.2**―カラーページ参照）。そのため、義歯の衛生状態は徹底して清潔に保つ必要がある。

総義歯の着脱

　義歯の着脱は、口腔ケアで重要である。もし可能であれば、できるだけ患者が自身で義歯を着脱するべきである。しかし、衰弱した患者では困難な場合もあるため、看護師や介護者は義歯着脱に熟練しなければならない。義歯の外し方を図 6.2 に示す。義歯に付着している食渣・汚れの誤嚥リスクを減らすために、義歯の着脱は下顎義歯を最初に外し、挿入は基本的に上顎義歯から行うほうがよい（図 6.3）。

部分床義歯の着脱

　ほとんどの部分床義歯は容易に着脱することができるが、場合によっては決まった方向で着脱を必要とすることがある。部分床義歯を着脱するにあたって、患者が、最もよいやり方に気付くとよいのだが、もし困難であれば歯科医療関係者のアドバイスが必要となるかもしれない（小さな部分床義歯は過度な力を加えると簡単に壊れる）。もし、義歯の着脱が患者にとって困難、あるいは苦痛である場合は、状況に応じて一時的に、あるいは永久的に義歯を外しておく場合もある。

義歯の衛生管理

　義歯の洗浄は、日々の口腔ケアの一環として定期的に行なわれなければならない（**表 6.2**）。最低でも 1 日に 1 回は行うべきである（夕食後または就寝前に行うことが望ましい）。義歯洗浄は容易であり数分で行うことができる。十分な清掃をするのに数分もかからない。すべての義歯は口腔外で清掃し、口腔内の軟組織は義歯を外した状態で清掃する（後述参照）。

　義歯、とくにアクリル樹脂のものは少々壊れやすい。そのため落として壊さないように水中で清掃を行うべきである。まず流水で残渣などを洗い流し、それから大きめの歯ブラシや義歯用ブラシ、または爪ブラシで残渣や歯垢を落とし洗浄する。義歯洗浄剤が市販されているが、石鹸と水、あるいは水のみであっても、ほぼ十分に洗浄することができる。通常の歯磨剤は、研磨剤により義歯の表面を傷つけることがあるので使うべきではない。義歯は患者の口腔内に戻す前に十分に流水下で洗い流す。超音波洗浄器は義歯清掃の補助に有用である。

　理想的には義歯は毎食後に流水ですすぎ、義歯を戻す際に義歯の下に食物の残渣がないか確認しておくべきである。唾液のカルシウム分の沈着により歯石が義歯の平滑面につくことがある。歯石は義歯の下の粘膜を傷つける可能性があるので、常に観察し歯石の付着を確認した場合は除去する必要がある。

　口腔粘膜を健康な状態で維持するために、夜間は義歯を外しておいたほうがよい。もし患者が夜間に義歯を外したくない場合は、日中、最低一時間は外すよう勧めるべきである。プラスチックの義歯は、夜間、次亜塩素酸ナトリウムの希釈液（例：ミルトン® 1% 液を水で 80 倍希釈したもの）につけておくことで義歯の消毒ができ、義歯性口内炎の発症が減る可能性がある。消毒後の義歯は、口腔内に戻す前にしっかりとすすぐ。金属部分の変色や損傷のおそれがあるため、金属（コバルトクロム）の部分がある義歯では次亜塩素酸は使用不可である。このような義歯の場合は、グルコン酸クロルヘキシジン（0.12 〜 0.2% 液）に浸けるとよい。市販の洗浄剤は、清掃には非常に効果的であるが、実際のところ消毒効果はそれほどないことがあるので、注意が必要である。

　義歯に患者の名入れができる。義歯に名入れをするかどうかは患者個人個人の状態による。とりわけ、どれほどの期間、療養施設（病院、介護施設など）で療養するかわからないような状態の患者では、義歯の名入れは良いアイデアである。義歯の名入れ用キットは歯科材料会社などから入手可能である。

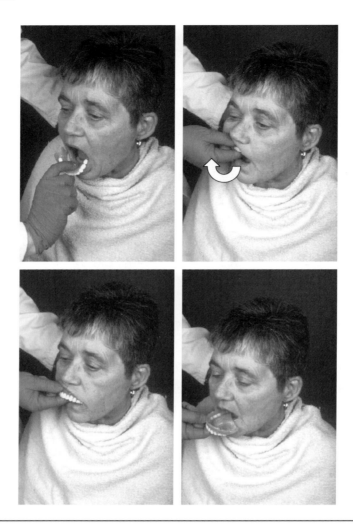

- 下顎義歯の真ん中をしっかりつかみ、上方に持ち上げ、回転させるようにして、やさしく口腔外に出す。
- 上顎義歯は真ん中をしっかりつかみ、口蓋との吸着をはがして、下方に下げ、回転させるようにして、やさしく口腔外に出す。上顎義歯の吸着は、前歯を抑え、義歯前方を傾けることで外れる。後頭部を保持して行う。

図 6.2　総義歯の外し方
出　典：Davies A and Finlay I（2005）, Oral Care in Advanced Disease. Oxford University Press, Oxford から許諾のもと再掲

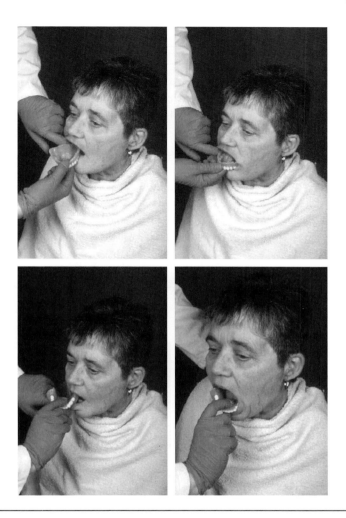

- 上顎義歯はまず回すようにして挿入し、しっかりと、あるべき位置に圧着させる。
- 下顎義歯は回すようにして挿入し、しっかりと、あるべき位置に圧着させる。

図 6.3　総義歯の入れ方
出　典：Davies A and Finlay I（2005）, Oral Care in Advanced Disease. Oxford University Press, Oxford から許諾のもと再掲

表 6.2　歯がない患者の口腔ケアの方法

方法	コメント
少なくとも日に1回義歯を洗う。	個人個人にあったブラシと石鹸と水を使う（義歯は水の上で洗う）。 義歯は食事のあとすすぐ。 必要な患者にはケアに携わる人が義歯の清掃を行う。
夜は義歯を外し、消毒する。	プラスチックの義歯は希釈した次亜塩素酸ナトリウム液かクロルヘキシジンに浸す。 金属部分がある義歯はクロルヘキシジンに浸す。 義歯は消毒後流水下でしっかりすすぐ。
口腔粘膜の保清	うがいを定期的に行い、とりわけ食事後にすべての食渣を取り除く。 必要な患者にはケアに携わる人が口腔粘膜の保清を行う（水で湿らせたガーゼやスポンジブラシで）。
義歯への名入れを検討する（例：入院中の患者、介護施設の入居者）。	名入れ用のキットが市販されている。
義歯の管理	義歯に尖った鋭縁、ひび、歯の脱落などの問題がないか定期的にチェックする。

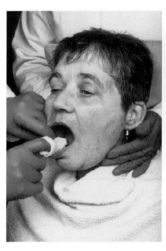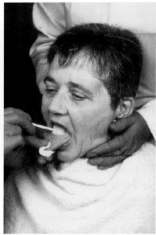

- 頭をもう一人の術者が保持する。
- 指に巻いた濡らしたガーゼまたはスポンジブラシで口の粘膜の食べかすや食渣を取る。
- 舌は後ろから前へと清掃する（舌はガーゼで保持すると清掃がしやすい）。

図 6.4　口腔粘膜の保清の方法
出　典：Davies A and Finlay I (2005), Oral Care in Advanced Disease. Oxford University Press, Oxford から許諾のもと再掲

口腔粘膜のケアの方法

　口腔粘膜は日に3、4回の清掃が望ましく、理想的には毎食後に行うべきである。うがいができる患者は、うがいにて食渣を除去する。うがいができない患者は、水で濡らし絞ったガーゼやスポンジブラシで機械的に清掃する（**図6.4**）。食渣などの誤嚥リスクを減らすため、舌は奥から手前へ清掃すべきである。

　　　　　　　　（訳：室　美里、横井　彩、山中玲子、小﨑弘貴、吉冨愛子、曽我賢彦、伊藤恵美）

参考文献

1. National Cancer Institute (2008). Oral complications of chemotherapy and head/neck radiation. Health Professional Version. Available from NCI website: http://www.cancer.gov/cancertopics/pdq/supportivecare/oralcomplications/ healthprofessional
2. Porter SR, Scully C (2006). Oral malodour (halitosis). Br Med J, 333(7569), 632-5.
3. Petersen PE, Ogawa H (2005). Strengthening the prevention of periodontal disease: the WHO approach. J Periodontal, 76(12), 2187-93.
4. Li X, Kolltveit KM, Tronstad L, Olsen I. Systemic diseases caused by oral infection. Clin Microbial Rev 2000,13: 547-58.
5. Shorthose K, Davies A (2005). Halitosis, in Davies A, Finlay I (eds) Oral Care in Advanced Disease, pp. 125-31. Oxford University Press, Oxford.
6. McGuire DB, Correa ME, Johnson J, Wienandts P (2006). The role of basic oral care and good clinical practice principles in the management of oral mucositis. Support Care Cancer, 14(6), 541-7.
7. Meurman JH, Pyrhonen S, Teerenhovi L, Lindqvist C (1997). Oral sources of septicaemia in patients with malignancies. Oral Oncol. 33(6), 389-97.
8. Sweeney P (2005). Oral hygiene, in Davies A, Finlay I (eds) Oral Care in Advanced Disease, pp.21-35. Oxford University Press, Oxford.
9. Davies A (2005). Introduction, in Davies A, Finlay I (eds) Oral Care in Advanced Disease, pp.1-6. Oxford University Press, Oxford.
10. Bagg J (1996). Common infectious diseases. Dent Clin North Am, 40(2), 385-93.
11. Robinson PG, Deacon SA, Deery C, et al. (2005). Manual versus powered toothbrushing for oral health. Cochrane Database of Sys Rev, Issue 2, Art No.: CD002281.
12. Tavss EA, Mellberg JR, Joziak M, Gambogi RJ, Fisher SW (2003). Relationship between dentifrice fluoride concentration and clinical caries reduction. Am J Dent,16(6), 369-74.
13. Griffiths J, Boyle S (1993). Colour guide to holistic oral care: a practical approach. Mosby, London.
14. Levine RS (1985). The scientific basis of dental health education. A Health Education Council policy document. Br Dent J, 158(6), 223-6.
15. Jones CG (1997). Chlorhexidine: is it still the gold standard? Periodontol 2000, 15, 55-62.
16. Loe H, Schiott CR (1970). The effect of mouthrinses and topical application of chlorhexidine on the development of dental plaque and gingivitis in man. J Periodontal Res, 5(2), 79-83.
17. Leard A, Addy M (1997). The propensity of different brands of tea and coffee to cause staining associated with chlorhexidine. J Clin Periodontal, 24(2), 115-18.
18. Axelsson P, Lindhe J (1987). Efficacy of mouthrinses in inhibiting dental plaque and gingivitis in man. J Clin Periodontal, 14(4), 205-12.

第 7 章

口腔がん
Crispian Scully, Jose Bagan

はじめに
　口腔がんは、世界的にみて公衆衛生上の重大な問題である。口腔内にはさまざまな種類の腫瘍が発生するが、その大部分（90％）は口腔扁平上皮癌である。本章では口腔扁平上皮癌について記述し、第 8 章では口腔内（周囲）に発生する口腔扁平上皮癌以外の腫瘍について記述する。

疫学
　口腔扁平上皮癌は男性、女性とも全世界で 6 番目に多いがんであり [1]、毎年 350,000 〜 400,000 人が新規に罹患している。

地理的因子
　罹患率は国や地域間で異なるが [1]、一般的に発展途上国において好発する。罹患率が地域によって異なる原因は、特異的な危険因子（例：タバコ、アルコール、ビンロウジ）への曝露の差によるものと考えられてきたが、遺伝的要因、環境因子（とくに感染因子）、社会経済的因子も罹患に影響している可能性がある [2]。
　男性患者の 3 分の 2、女性患者の 4 分の 3 は、発展途上国の患者である。口腔扁平上皮癌は発展途上国においては 3 番目に多いがんであり、とくに南 - 中央アジアに多くその地域に約 58％の患者が集中している [3]。インドでは、男性では 1 番目、女性では 3 番目に多いがんである。パキスタンのカラチは、世界で最も高い罹患率が報告されている地域であり、男性、女性ともに 2 番目に多いがんである [4]。
　アメリカ合衆国において、口腔扁平上皮癌は男性で 10 番目に多いがんである [5]。中東ヨーロッパ（クロアチア、ハンガリー、リトアニア、ロシア、スロベニア、ウクライナ）では、人口 100,000 人当たり 7 例以上という高い割合である。ドイツ、イタリア、ポーランド、スペイン、スイスでは人口 100,000 人当たり 6 〜 7 例という中程度の割合である。イングランド、ウェールズ、ギリシャ、オランダ、北欧の国々では、人口 100,000 人当たり 4 例以下という低い割合である。しかし世界中で最も高い口腔扁平上皮癌の罹患率は、バラン県などのフランスで報告されている（人口 100,000 人当たり 55 例以下）[6、7]。

他の因子
　口腔扁平上皮癌の罹患率は加齢とともに増加し、60 〜 64 歳で急増する [8]。しかし、若年者でも口腔扁平上皮癌の罹患率は増加してきており、主に生活習慣（例：タバコ、アルコール、ビンロウジ）と

の関連が明らかになっている。

口腔扁平上皮癌の罹患率の男女比は、2：1以上で男性に多い[9]。性差は減少してきており、原因はタバコやアルコール消費が男女で同等になってきているためと考えられる[10]。

死亡率

口腔扁平上皮癌は、進行してから発見されることが多く、5年生存率が最も低いがんの一つである（53％）。5年生存率は過去30年間変化していない[11]。5年生存率は、腫瘍が原発巣のみの場合は最も高く（79％）、所属リンパ節転移がある場合はそれよりも低く（42％）、遠隔転移があれば最も低い（19％）[12]。

SEER（The Surveillance Epidemiology and End Results Program of the National Cancer Institute）データベースの最近の調査によれば、舌癌の疾患特異的死亡率は年齢に伴って増加しているが[13]、これは加齢に伴う併存疾患の増加を反映している可能性がある。口腔扁平上皮癌は、第2癌の進行にも関連する（対照群と比較して最大20倍の危険性）[14]。

病因

発がんは、DNA損傷（変異）によって、増殖の制御が阻害された結果である。DNA損傷（変異）は自然発生することがあるが、さまざまな変異誘発物質によって誘発されることもある[15]。口腔扁平上皮癌は、複数のDNA変異の結果として発症し、正常上皮から前癌病変を経て浸潤癌へと徐々に進行すると考えられる。

タバコ、アルコール、ビンロウジは口腔扁平上皮癌の主要な危険因子である。生活習慣因子の発がん性に関する研究結果は国際がん研究機関（International Agency for Research on Cancer：IARC）により要約され公表されている[16〜18]。しかし、多くの若年患者において口腔扁平上皮癌は、既知の危険因子と無関係に発症している[19〜21]。

タバコ

タバコは、依存性物質（例：ニコチン）を含有し、多環式芳香族炭化水素（例：ベンゾピレン）、ニトロソアミン（例：ニトロソノルニコチン）やアルデヒド（例：ホルムアルデヒド）など、多くの発がん物質を放出する。

紙巻タバコ喫煙者は、非喫煙者よりも約5倍口腔扁平上皮癌を罹患しやすい。非喫煙者と比較して、低〜中タール値のタバコ喫煙者の口腔扁平上皮癌の危険度は8.5倍であり、高タール値のタバコ喫煙者の危険度については、ヨーロッパの研究によれば16.4倍と著明に高い[22]。

ほかの種類のタバコの使用／喫煙も口腔扁平上皮癌の危険性の上昇に関連している。

- ビディ喫煙（南アジア）[23]—刻んだ少量のタバコを含むフィルターなし紙巻タバコ
- 葉巻喫煙[24]
- パイプ喫煙[25]
- 逆喫煙（インド、フィリピン、台湾、南米）[24]—逆喫煙は紙巻もしくは葉巻タバコの燃えている端を口腔内に入れたまま喫煙する方法である。逆喫煙は口腔扁平上皮癌に強く関連する。
- 無煙タバコの使用[24]—無煙タバコはさまざまな製品があり、タバコと（地域によって）色々な成分を含有する。

◆ 嗅ぎタバコ [25]―嗅ぎタバコに用いる粉末の主要成分はタバコである（口からあるいは鼻から摂取する）。嗅ぎタバコを吸う人で、かつほかのタバコ製品も使用している人は危険性がある [26]。

注目すべきことに、口腔がんの危険性は、禁煙後明らかに減少を示す [27]。

2つのコホート研究と14の症例対照研究によると、マリファナ使用者はヘビースモーカーであること多いが、マリファナ使用とがんの危険性との間には正の相関がある [28]。

アルコール

アルコール飲料の摂取が増加すると、口腔扁平上皮癌の危険性も増加する [29、30]。禁酒後、危険性は減少するが、飲酒の影響は数年間残存する [31]。アルコール多量摂取者の危険性は非常に高い [32、33]。アルコール飲料の種類によって危険性は変わり、アルコール度数の高い酒（スピリッツなど）は危険性が高い [32、33]。疫学研究によると、近年アルコールの口腔扁平上皮癌への影響が増加している [33、34]。

アルコール摂取と喫煙を両方行った場合の危険性は、それぞれの危険性を足したものよりきわめて大きくなる（相乗的に作用する）（表7.1 および7.2）[35～38]。

高濃度アルコール（≥25%）を含有する洗口液を使用すると、口腔扁平上皮癌の危険性は、男性で40%、女性で60%増加する [39]。寄与危険度では、まるで洗口液のアルコールの影響が飲用アルコールの影響と同等のように見えるが、洗口液が口腔扁平上皮癌の危険性に及ぼす影響はきわめて少ないはずである [40]。

キンマの葉とビンロウジ

キンマの葉に包んだビンロウジを噛む行為は多くの文化で行われており、（コーヒーのような）軽い興奮が得られる。ビンロウジは世界人口の20%が使用しているとみられる。ビンロウジを噛むことは口腔扁平上皮癌と関連しており [41、42]、キンマ、ビンロウジにタバコを混ぜることで口腔扁平上皮癌の危険性が増加する可能性がある。

表7.1　紙タバコと飲酒が上部消化管癌の危険性に及ぼす影響 [35]

タバコの消費量 （紙タバコの本数／日）	上部消化管癌の相対危険度
喫煙歴なし	1
元喫煙者	1.52
＜20	2.74
＞20	9.02
アルコールの消費量＊ （純アルコール量（g）／日）	上部消化管癌の相対危険度
0	1
＞0～30	1.21
＞30～60	3.17
＞60	9.22

＊生涯の平均アルコール消費量

表 7.2　紙タバコと飲酒の組み合わせが上部消化管癌の危険性に及ぼす影響 [35]

		タバコの消費量（紙タバコの本数／日）		
		非喫煙者	< 20	> 20
アルコールの消費量 （純アルコール量（g）／日）	> 0 〜 30	RR − 1	RR − 2	RR − 6.8
	> 30 〜 60	RR − 2.6	RR − 5.1	RR − 20.7
	> 60	RR − 6.9	RR − 22	RR − 48.7

RR = relative risk（相対危険度）

遺伝的因子

ブラジルでの症例対照研究によると、一親等の親族に、いずれかの部位のがん患者がいれば、頭頸部がんになる危険性が高い。また、それが頭頸部がんであれば、危険性はさらに増加する [43]。このような家族内集積は、口腔扁平上皮癌の発生に遺伝的要因がある可能性を示している。

社会経済的状況

社会経済的状況は非常に重要な要素であり、口腔扁平上皮癌は、社会経済的状況の低い人々に多く見受けられる [44、45]。加えて、多くの肉体労働職では口腔扁平上皮癌の危険性が高いことが分かっている。

食事

揚げ物や炭焼きの赤身肉は、口腔扁平上皮癌の危険因子とされている [46]。しかし、果物や野菜の摂取は、口腔扁平上皮癌の危険性を低下させる [47]。

微生物

微生物は、口腔扁平上皮癌の病因に関係している [48]。*Treponema pallidum* [49]、*Candida albicans* [50]、ヘルペスウイルス、そしてヒトパピローマウイルス（human papillomaviruses: HPV）[51] は、口腔がんの少なくともいくつかの症例において関与している。

カンジダ性白板症は潜在的に悪性化する可能性があり [50]、T 細胞の異常に関連する常染色体劣性遺伝疾患である、自己免疫性多内分泌腺症―カンジダ症―外胚葉ジストロフィー（autoimmune polyendocrinopathy-candidasis-ectodermal dystrophy: APECED）では、*Candida albicans* が増殖しやすく、慢性口腔粘膜炎や口腔扁平上皮癌に罹患しやすい [52]。

ウイルス感染、とくに発がん性の HPV サブタイプによるものは、腫瘍を形成しうる [53]。中咽頭がんはとくに HPV16 型と関係が深く、また、生涯における膣性交のパートナー数（> 26）、そして口腔性交をしたパートナー数（≥6）の多さとも関連性がある。ある調査では、中咽頭がんの腫瘍検体の 72% から HPV-16 の DNA が検出されている [54]。

口腔の状態

表 7.3 に、口腔扁平上皮癌に進行しうる口腔病変を示す。

不良な口腔衛生状態は口腔扁平上皮癌の危険性を増加させる可能性があるが、専門家の間でも意見が

表 7.3　口腔の前癌病変と前癌状態

悪性化の可能性	病変	既知の病因	主な臨床所見
非常に高い (≥ 85%)	紅板症	タバコ／アルコール	滑沢な紅斑
高い (≥ 30%)	光線性口唇炎	日光	白斑／びらん
	カンジダ性白板症	Candida albicans	白斑、点状の白斑と紅斑
	先天性角化不全症	遺伝要因	白斑
	白板症（不均一型）	タバコ／アルコール	点状の白斑と紅斑あるいは結節状斑
	増殖性疣贅型白板症	タバコ／アルコール／ヒトパピローマウイルス (HPV)	白斑あるいは点状の白斑と紅斑あるいは結節状斑
	舌下部白板症（舌下部角化症）	タバコ／アルコール	白斑
	粘膜下線維症	ビンロウジ	非可動性の青白い粘膜
	梅毒性白板症	梅毒	白斑
低い (< 5%)	免疫不全患者における異型上皮	不明、ヒトパピローマウイルス (HPV)	白斑あるいは点状の白斑と紅斑
	白板症（均一型）	摩擦／タバコ／アルコール	白斑
	円板状エリテマトーデス	自己免疫	白斑／びらん
	扁平苔癬	特発性	白斑／びらん
	Paterson-Kelly-Brown 症候群（Plummer-Vinson 症候群）	鉄欠乏	輪状後部 web（膜様構造物）

分かれる（さらに研究が必要である）。

全身的な健康状態

臓器移植患者の口腔扁平上皮癌の罹患率 [55]、全身性強皮症患者の舌腫瘍の罹患率 [56] はそれぞれ増加を認める。疫学研究では糖尿病と口腔がんの関連が示唆されている [57]。

放射線

口唇癌は、慢性的に日光に曝露されている人に認められる [58]（電離放射線への曝露は二次発癌の危険因子と考えられる [59]）。

臨床像

ほとんどの口腔扁平上皮癌は視診で発見できる [60]。しかし初期は無症状で、十分に診察をしなければ見逃す可能性がある [61]。口腔病変が 3 週間以上治癒せず残存している場合は癌を疑わなければならない。

先進国では、口腔扁平上皮癌の 42％が口唇に発生し、舌縁部や口腔底（舌は 22％、口腔底は 17％）にも多く発症する [62]。しかし発展途上国では、舌や頬粘膜が多い [63]。

口腔扁平上皮癌は以下のようなさまざまな様相を呈する [64、65]：

- 腫瘤─硬結、（粘膜、深部組織、被覆している皮膚に）固着：異常な栄養血管を伴っていることがある。

- 潰瘍―硬結、（粘膜、深部組織、被覆している皮膚に）固着：辺縁部の亀裂や外向性増殖を認めることがある。
- 赤色の病変（紅色肥厚症、紅板症）
- 白色病変、もしくは白色病変と赤色病変が混在したもの
- 歯の動揺
- 治癒しない抜歯窩
- 疼痛
- 知覚の変化（例：知覚麻痺）
- その他の局所症状
- 全身症状
- 頸部リンパ節の腫大―とくに固く、可動性がない場合。口腔がん患者でリンパ節腫大が認められた場合、感染、反応性過形成、転移病変が原因と考えられる（すべてが転移とは限らない）。ときに（～5%）頸部リンパ節腫大は、明らかな原発巣がなくとも見つかる場合がある。―原発巣としては、可能性の高い順に、舌根部、扁桃、上咽頭である（**図 7.1** および **7.2** －カラーページ参照）。

潰瘍、硬結、出血、頸部リンパ節腫脹といった口腔扁平上皮癌の典型的症状は、進行期の症状であり、早期のものではないことに注意すべきである [66]。

口腔扁平上皮癌は、国際対がん連合の TNM［Tumor（腫瘍）、Node（リンパ節）、Metastasis（転移）］分類に従ってステージ分類されるべきである。この分類は全生存率とよく相関し、たとえば早期がんであれば予後は良い（そして治療は複雑にならない）[67、68]。予後は腫瘍の分化度にも影響される［例：腫瘍が高分化であれば予後は良い（**表 7.4** 参照）］。

口腔がんは多中心性に発生することがある [69]。さらに口腔扁平上皮癌から離れた部位の臨床的に正常と思われる粘膜で異形成や悪性化が見つかることがある（field change）[70、71]。それゆえ、第2癌が5年以内に約3分の1以下の患者でみられることは意外ではない（これが治療不成功の重大な要因である）[72]。

検査

視診のみでは悪性病変と良性病変を確実に鑑別することは難しい [64]。現在、信頼性をもって診断できる唯一の方法は、生検した組織検体の病理組織学的検査のみである [73]。治癒せずに持続する粘膜病変が良性病変であると確定診断ができない場合、生検を行うことは黄金律である。したがって3週間以上持続する単独の病変に対しては、常に生検が適応となる。このような治療方針は口腔扁平上皮

表 7.4 口腔がんの病期と予後 [67、68]

TNM 分類	5 年生存率 (%)
T1 N0 M0	～85
T2 N0 M0	～65
T1～3 N1 M0 T3 N0 M0	～40
すべての T4 すべての N2～3 すべての M1	～10

癌の早期診断（早期治療）が目的である [67、68]。

　（病変を診断するにあたって）切開生検は常に適応であり、病理医が診断できるように（再生検を要求しないで良いように）、病変と正常組織を十分に含んだ大きさで行うべきである。偽陰性の病理診断を避けるため、初診時に複数の検体を採取する口腔外科医もいる。切除生検は避けるべきである。病変が悪性だった場合、適切な安全域で切除されていないことが多いからである。もし病理診断が悪性を否定しても、臨床的に疑わしい場合は、常に再生検の適応である。

　トルイジンブルー染色は、青色色素を用いて粘膜の異常部位を検出する簡便な診断方法である。メタアナリシスによると、口腔扁平上皮癌の危険性の高い患者において、感度は 93.5% から 97.8%、特異度は 73.3% から 92.9% である [74]。危険性が非常に高い集団（例：上部消化管癌の既往のある患者）において、トルイジンブルー染色は視診のみと比較して、上皮内癌および癌を検出する感度がより高い（それぞれ 96.7% と 40%）[75]。偽陽性（青色に染色されるが癌が検出されない）は、角化病変や、潰瘍やびらん辺縁の再生と関連して、8 ～ 10% の症例に起こる [75]。

　口腔扁平上皮癌と確定診断された場合、さまざまな追加検査が必要である。（癌に）特異的な病期の診断（例：放射線画像検査）や、（癌以外の疾患でも行う）非特異的な術前検査が必要である（第 5 章参照）。口腔扁平上皮癌患者では、重度の併存疾患に罹患していることが多く、この併存疾患の評価も、癌治療の開始前に必要である。

治療

　口腔扁平上皮癌の治療には、手術、レーザー治療、放射線療法、化学療法、生物学的治療などさまざまな方法が用いられる。さらに多くの症例では、疾患制御を改善するために複数の方法が併用される [76]。治療法の選択は、病期、患者のパフォーマンスステータス、患者の希望、特定の治療方法が（その施設で）利用可能か、などといった多くの因子によって決定される。口腔がん治療は進歩してきているが、残念ながらここ数十年間にわたって疾患特異的 5 年生存率はあまり改善していない。

手術

　手術は口腔がんを治療する最も古典的な方法である。現在の外科的治療については最近総説されている [77、78]。手術は多くの異なった状況で行われる：

- 診断のための手術
- ステージング手術（病期決定のための手術）
- 予防的手術
- 根治的手術―（根治可能な）早期病変の治療に行われる。術前や術後に、放射線療法、化学療法、化学放射線療法が併用されることもある。手術中に、放射線療法を実施する場合もある（術中放射線療法）。
- 腫瘍減量術（腫瘍縮小術）―腫瘍を完全切除すると、臓器や周辺組織への傷害が甚大な場合に行われる。そのような状況では一般的に、放射線療法、化学療法、化学放射線療法も行われる。
- 姑息的手術―（根治不可能な）進行病変による合併症を治療するために行われる。
- 支持的な手術―ほかの治療を行いやすくする目的で行われる。たとえば、化学療法を行いやすくするために、カテーテルポートのような血管アクセス装置を、中心静脈に留置することが挙げられる。

20. Llewellyn CD, Linklater K, Bell J, Johnson NW, Warnakulasuriya KA (2003). Squamous cell carcinoma of the oral cavity in patients aged 45 years and under: a descriptive analysis of 116 cases diagnosed in the South East of England from 1990 to 1997. Oral Oncol, 39(2), 106–14.
21. Dahlstrom KR, Little JA, Zafereo ME, Lung M, Wei Q, Sturgis EM (2008). Squamous cell carcinoma of the head and neck in never smoker-never drinkers: a descriptive epidemiologic study. Head Neck, 30(1), 75–84.
22. La Vecchia C, Bidoli E, Barra S, et al. (1990). Type of cigarettes and cancers of the upper digestive and respiratory tract. Cancer Causes Control, 1(1), 69–74.
23. Rahman M, Sakamoto J, Fukui T (2005). Calculation of population attributable risk for bidi smoking and oral cancer in south Asia. Prev Med, 40(5), 510–14.
24. Shanks TG, Burns DM (1998). Disease consequences of cigar smoking, in Shopland DR (ed) Smoking and Tobacco Control Monograph 9 – Cigars: Health Effects and Trends, pp.105-58. National Cancer Institute, Bethesda.
25. Baric JM, Alman JE, Feldman RS, Chauncey HH (1982). Influence of cigarette, pipe, and cigar smoking, removable partial dentures, and age on oral leukoplakia. Oral Surg Oral Med Oral Pathol, 54(4), 424–9.
26. Axell T, Mornstad H, Sundstrom B (1978). [Snuff and cancer of the oral cavity - a retrospective study]. Lakartidningen, 75(22), 2224–6.
27. Accortt NA, Waterbor JW, Beall C, Howard G (2005). Cancer incidence among a cohort of smokeless tobacco users (United States). Cancer Causes Control, 16(9), 1107–15.
28. Hashibe M, Straif K, Tashkin DP, Morgenstern H, Greenland S, Zhang ZF (2005). Epidemiologic review of marijuana use and cancer risk. Alcohol, 35(3), 265–75.
29. World Cancer Research Fund and American Institute for Cancer Research (1997). Food, nutrition andthe prevention of cancer: a global perspective. American Institute for Cancer Research, Washington DC.
30. World Health Organization and Food and Agriculture Organization (2003). Diet, nutrition and the prevention of chronic diseases. World Health Organization, Geneva
31. Franceschi S, Levi F, Dal Maso L et al (2000). Cessation of alcohol drinking and risk of cancer of the oral cavity and pharynx. Int J Cancer, 85(6), 787–90.
32. Barra S, Franceschi S, Negri E, Talamini R, La Vecchia C (1990). Type of alcoholic beverage and cancer of the oral cavity, pharynx and oesophagus in an Italian area with high wine consumption. Int J Cancer, 46(6), 1017–20.
33. Petti S, Scully C (2005). Oral cancer: the association between nation-based alcohol-drinking profiles and oral cancer mortality. Oral Oncol, 41(8), 828–34.
34. Hindle I, Downer MC, Moles DR, Speight PM (2000). Is alcohol responsible for more intra-oral cancer? Oral Oncol, 36(4), 328–33.
35. Boeing H (2002). Alcohol and risk of cancer of the upper gastrointestinal tract: first analysis of the EPIC data. IARC Sci Publ, 156, 151–4.
36. Blot WJ, McLaughlin JK, Winn DM, et al. (1988). Smoking and drinking in relation to oral and pharyngeal cancer. Cancer Res, 48(11), 3282–7.
37. Franceschi S, Talamini R, Barra S, et al. (1990). Smoking and drinking in relation to cancers of the oral cavity, pharynx, larynx, and esophagus in northern Italy. Cancer Res, 50(20), 6502–7.
38. Rodriguez T, Altieri A, Chatenoud L, et al. (2004). Risk factors for oral and pharyngeal cancer in young adults. Oral Oncol, 40(2), 207–13.
39. Winn DM, Blot WJ, McLaughlin JK, et al. (1991). Mouthwash use and oral conditions in the risk of oral and pharyngeal cancer. Cancer Res, 51(11), 3044–7.
40. Elmore JG, Horwitz RI (1995). Oral cancer and mouthwash use: evaluation of the epidemiologic evidence. Otolaryngol Head Neck Surg, 113(3), 253–61.
41. Nandakumar A, Thimmasetty KT, Sreeramareddy NM, et al. (1990). A population-based case-control investigation on cancers of the oral cavity in Bangalore, India. Br J Cancer, 62(5), 847–51.
42. Sankaranarayanan R, Duffy SW, Padmakumary G, Day NE, Krishan Nair M (1990). Risk factors for cancer of the buccal and labial mucosa in Kerala, southern India. J Epidemiol Community Health, 44(4), 286–92.
43. Foulkes WD, Brunet JS, Kowalski LP, Narod SA, Franco EL (1995). Family history of cancer is a risk factor for squamous cell carcinoma of the head and neck in Brazil; a case-control study. Int J Cancer, 63(6), 769–73.
44. Edwards DM, Jones J (1999). Incidence of and survival from upper aerodigestive tract cancers in the UK; the influence of deprivation. Eur J Cancer, 35(6), 968–72.

45 Greenwood M, Thomson PJ, Lowry RJ, Steen IN (2003). Oral cancer: material deprivation, unemployment and risk factor behaviour-an initial study. Int J Oral Maxillofac Surg, 32(1), 74–7.

46 Galeone C, Pelucchi C, Talamini R, et al. (2005). Role of fried foods and oral/pharyngeal and oesophageal cancers. Br J Cancer, 92(11), 2065–9.

47 Potter JD (1997).Cancer prevention: epidemiology and experiment. Cancer Lett, 114(1–2), 7–9.

48 Scully C, Prime SS, Cox M, Maitland NJ (1991). Infectious agents in the aetiology of oral cancer, in Johnson NW (ed) Oral Cancer: Detection of Patients and Lesions at Risk, pp. 96–113. Cambridge University Press, Cambridge.

49 Michalek AM, Mahoney MC, McLaughlin CC, Murphy D, Metzger BB (1994). Historical and contemporary correlates of syphilis and cancer. Int J Epidemiol, 23(2), 381–5.

50 Sitheeque MA, Samaranayake LP (2003). Chronic hyperplastic candidosis/candidiasis (candidal leukoplakia). Crit Rev Oral Biol Med, 14(4), 253–67.

51 Gillison ML, Koch WM, Shah KV (1999). Human papillomavirus in head and neck squamous cell carcinoma: are some head and neck cancers a sexually transmitted disease? Curr Opin Oncol, 11(3), 191–9.

52 Rautemaa R, Hietanen J, Niissalo S, Pirinen S, Perheentupa J (2007). Oral and oesophageal squamous cell carcinoma-a complication or component of autoimmune polyendocrinopathy-candidiasisectodermal dystrophy (APECED, APS-I). Oral Oncol, 43(6), 607–13.

53 Tsantoulis PK, Kastrinakis NG, Tourvas AD, Laskaris G, Gorgoulis VG (2007). Advances in the biology of oral cancer. Oral Oncol, 43(6), 523–34.

54 D'Souza G, Kreimer AR, Viscidi R et al. (2007). Case-control study of human papillomavirus and oropharyngeal cancer. N Engl J Med, 356(19), 1944–56.

55 Scheifele C, Reichart PA, Hippler-Benscheidt M, Neuhaus P, Neuhaus R (2005). Incidence of oral, pharyngeal, and laryngeal squamous cell carcinomas among 1515 patients after liver transplantation. Oral Oncol, 41(7), 670–6.

56 Derk CT, Rasheed M, Spiegel JR, Jimenez SA (2005). Increased incidence of carcinoma of the tongue in patients with systemic sclerosis. J Rheumatol, 32(4), 637–41.

57 Goutzanis L, Vairaktaris E, Yapijakis C, et al. (2007). Diabetes may increase risk for oral cancer through the insulin receptor substrate-1 and focal adhesion kinase pathway. Oral Oncol, 43(2), 165–73.

58 Luna-Ortiz K, Guemes-Meza A, Villavicencio-Valencia V, Mosqueda-Taylor A (2004). Lip cancer experience in Mexico. An 11-year retrospective study. Oral Oncol, 40(10), 992–9.

59 Hashibe M, Ritz B, Le AD, Li G, Sankaranarayanan R, Zhang ZF (2005). Radiotherapy for oral cancer as a risk factor for second primary cancers. Cancer Lett, 220(2), 185–95.

60 Sankaranarayanan R, Fernandez GL, Lence AJ, Pisani P, Rodriguez SA (2002). Visual inspection in oral cancer screening in Cuba: a case-control study. Oral Oncol, 38(2), 131–6.

61 Shugars DC, Patton LL (1997(. Detecting, diagnosing, and preventing oral cancer. Nurse Pract, 22(6), 105–15.

62 Krolls SO, Hoffman S (1976).Squamous cell carcinoma of the oral soft tissues: a statistical analysis of 14,253 cases by age, sex, and race of patients. J Am Dent Assoc, 92(3), 571–4.

63 Sankaranarayanan R (1990). Oral cancer in India; an epidemiologic and clinical review. Oral Surg Oral Med Oral Pathol, 69(3), 325–30.

64 Mashberg A, Merletti F, Boffetta P et al. (1989). Appearance, site of occurrence, and physical and clinical characteristics of oral carcinoma in Torino, Italy. Cancer, 63(12), 2522–7.

65 Mashberg A, Samit A (1995). Early diagnosis of asymptomatic oral and oropharyngeal squamous cancers. CA Cancer J Clin, 45(6), 328–51.

66 Mashberg A, Feldman LJ (1988). Clinical criteria for identifying early oral and oropharyngeal carcinoma: erythroplasia revisited. Am J Surg, 156(4), 273–5.

67 Woolgar J (1995). A pathologist's view of oral cancer in the north west. Br Dent Nurs J, 54(4), 14–16.

68 Sciubba JJ (2001). Oral cancer. The importance of early diagnosis and treatment. Am J Clin Dermatol, 2(4), 239–51.

69 Slaughter DP, Southwick HW, Smejkal W (1953). Field cancerization in oral stratified squamous epithelium; clinical implications of multicentric origin. Cancer, 6(5), 963–8.

70 Thomson PJ (2002). Field change and oral cancer: new evidence for widespread carcinogenesis? Int J Oral Maxillofac Surg, 31(3), 262–6.

71 Thomson PJ, Hamadah O (2007). Cancerisation within the oral cavity: the use of 'field mapping biopsies' in clinical management. Oral Oncol, 43(1), 20–6.

72 Lippman SM, Hong WK (1989). Second malignant tumors in head and neck squamous cell carcinoma: the overshadowing threat for patients with early-stage disease. Int J Radiat Oncol Biol Phys, 17(3), 691–4.
73 Lumerman H, Freedman P, Kerpel S (1995). Oral epithelial dysplasia and the development of invasive squamous cell carcinoma. Oral Surg Oral Med Oral Pathol Oral Radiol Endod, 79(3), 321–9.
74 Rosenberg D, Cretin S (1989). Use of meta-analysis to evaluate tolonium chloride in oral cancer screening. Oral Surg Oral Med Oral Pathol, 67(5), 621–7.
75 Epstein JB, Feldman R, Dolor RJ, Porter SR (2003). The utility of tolonium chloride rinse in the diagnosis of recurrent or second primary cancers in patients with prior upper aerodigestive tract cancer. Head Neck, 25(11), 911–21.
76 Preuss SF, Dinh V, Klussmann JP, Semrau R, Mueller RP, Guntinas-Lichius O (2007) Outcome of multimodal treatment for oropharyngeal carcinoma: a single institution experience. Oral Oncol, 43(4), 402–7.
77 Yao M, Epstein JB, Modi BJ, Pytynia KB, Mundt AJ, Feldman LE (2007). Current surgical treatment of squamous cell carcinoma of the head and neck. Oral Oncol, 43(3), 213–23.
78 Scully C, Bagan JV (2008). Recent advances in Oral Oncology 2007: imaging, treatment and treatment outcomes. Oral Oncology, 44(3), 211–15.
79 McGurk MG, Fan KF, MacBean AD, Putcha V (2007). Complications encountered in a prospective series of 182 patients treated surgically for mouth cancer. Oral Oncol, 43(5), 471–6.
80 Penel N, Amela E Y, Mallet Y, et al. (2007). A simple predictive model for postoperative mortality after head and neck cancer surgery with opening of mucosa. Oral Oncol, 43(2), 174–80.
81 National Comprehensive Cancer Network (NCCN) website: http://www.nccn.org
82 Blackburn TK, Bakhtawar S, Brown JS, Lowe D, Vaughan ED, Rogers SN (2007). A questionnaire survey of current UK practice for adjuvant radiotherapy following surgery for oral and oropharyngeal squamous cell carcinoma. Oral Oncol, 43(2), 143–9.
83 Wu CF, Chen CM, Chen CH, Shieh TY, Sheen MC (2007). Continuous intraarterial infusion chemotherapy for early lip cancer. Oral Oncol, 43(8), 825–30.
84 Astsaturov I, Cohen RB, Harari P (2007). EGFR-targeting monoclonal antibodies in head and neck cancer. Curr Cancer Drug Targets, 7(7), 650–65.
85 Borggreven PA, Aaronson NK, Verdonck-de Leeuw IM, et al. (2007). Quality of life after surgical treatment for oral and oropharyngeal cancer: a prospective longitudinal assessment of patients reconstructed by a microvascular flap. Oral Oncol, 43(10), 1034–42.

第8章
ほかの口腔腫瘍
Barbara Murphy, Jill Gilbert, Anderson Collier III

はじめに
　口腔に発生する腫瘍の90％以上は上皮系腫瘍である[1]。残りの5〜10％は多様な組織型を示す間葉系組織、血管組織、リンパ組織、骨組織を母地とする良性または悪性腫瘍である。本章では、これらの多様な腫瘍群の概要を示す。口腔扁平上皮癌については第7章で詳細に記載する。

唾液腺腫瘍
　唾液腺腫瘍はまれな腫瘍であり、米国における罹患率は人口10万人当たり1〜1.5人である。唾液腺腫瘍は多種の腫瘍群により構成される。多くの腫瘍は良性であり、大部分は耳下腺に発生する（70〜80％）。唾液腺の大きさと悪性腫瘍の罹患率との間には逆相関がある。耳下腺から発生した腫瘍は約80％が良性であるのに対し、小唾液腺から発生した腫瘍が良性である割合は20％にとどまる（全頭頸部腫瘍で唾液腺腫瘍が占める割合は5％以下である）。唾液腺腫瘍の罹患率と、良性疾患に対する低線量放射線療法との間には相関がある[2、3]。放射線療法により発生する唾液腺腫瘍の多くは、治療後15〜20年程度の期間を経て発生する。

良性唾液腺腫瘍
多形腺腫
　最も頻度の高い唾液腺腫瘍であり、耳下腺に好発する。40〜50歳代の罹患が最も多く、女性に好発する。組織学的には間葉系間質内に導管上皮と筋上皮細胞を含む腫瘍である[4]。多形腺腫は通常、限局した境界明瞭な病変を呈する。増大は緩徐であるが、摘出後の局所再発が多いとされる。

ワルチン腫瘍（リンパ腫性乳頭状嚢胞腺腫）
　全耳下腺腫瘍の6〜10％を占め、耳下腺尾部に好発する[4]。40〜70歳代の男性によくみられる。リンパ性組織を伴う良性腺腫であり、両側性や多中心性に発生することがある。増大は緩徐であり、悪性化はまれである。

好酸性腺腫
　耳下腺に好発する。70〜80歳代の罹患が多く、女性に多い。好酸性顆粒と小核を有する円形細胞で構成される[4]。被包化された腫瘍であり増大は緩徐で摘出後の再発は少ない。

悪性唾液腺腫瘍

粘表皮癌

　全唾液腺悪性腫瘍の3分の1を占める [5]。好発部位は耳下腺であり、次いで口蓋に好発する。50歳代に多く性差はない。組織学的には表皮細胞と粘液産生細胞の2種類が混在したものからなる [6]。第3の細胞のタイプである中間細胞は、ほかの2種類の細胞（表皮細胞、粘液産生細胞）の前駆細胞であると考えられている [7]。最も一般的な症状は無痛性の腫瘤で、次いで疼痛、顔面神経の鈍麻、皮膚の潰瘍である [8]。粘表皮癌の挙動は非常に多彩である。予後不良因子は、40歳以上であること、腫瘍の可動性がないこと、病期・ステージ、組織学的悪性度である [9]。低悪性度の腫瘍は緩慢に経過することがあるが、高悪性度の腫瘍は急速に増大し、頸部リンパ節や遠隔臓器へ転移する傾向がある。

腺様嚢胞癌

　唾液腺悪性腫瘍の約20％を構成する。好発部位は口蓋である [10]。60～70歳代に多く、やや女性に多い傾向がある。組織学的に充実型、管状型／導管状型および篩状型の3種類に分類される（充実型腺様嚢胞癌患者は、篩状型腺様嚢胞癌患者と比べ予後不良である [11]。管状型／導管状型ではこれらの中間の挙動を示すようである）。最も一般的な症状は、非対称性の腫脹、疼痛、有痛性腫脹、鼻の腫瘤、頸部の腫脹、発声異常である [10]。腺様嚢胞癌は神経周囲に浸潤する傾向があり緩徐に増殖する。さらに遠隔転移をきたす場合があり肺転移が多い。しかし腫瘍増大は緩徐であり、転移病巣を有する患者が長期生存することがある。転移の有無による10年疾患特異的生存率は、それぞれ72％と48％である [12]。遠隔転移病巣の進行予測因子は、組織型と原発の大唾液腺の種類である [12]。

腺房細胞癌

　一般に耳下腺内に見られる。広い年齢層にみられ、女性に多い。病理学的には漿液腺房細胞によって特徴づけられるが、ほかの種類の細胞が存在することもある。組織学的に、充実型、小嚢胞型、乳頭嚢胞型、そして濾胞状型に分類される [13]。予後は診断時のT分類により推定される。メイヨークリニックにおける一連の研究では、44％の患者で局所再発を生じ、19％の患者で初回治療後に転移病変が発生するとしている [14]（腫瘍の大きさと術後再発の危険性は相関する傾向にある）。

多形性低悪性度腺癌

　口蓋の小唾液腺に好発する [15]。60～80歳代に多く、女性に多い。組織学的には充実性、管状性、乳頭性に分類される。総じて予後は良好であるが、乳頭性の様態を呈する患者では局所再発、頸部リンパ節転移、および遠隔転移が多く報告されている。

多形腺腫由来癌

　良性混合腫瘍から発生する癌である [4]。通常耳下腺内で発見される。60～70歳代に多く、男女差はない。増大が緩徐であったり、変化なく経過していた多形腺腫が急速に増大する病態が典型的である。組織学的には、境界明瞭な多形性腺腫が浸潤性の構成要素を伴う像を示す [16、17]。予後は浸潤性の程度による。低侵潤性の患者は予後良好である。逆に、高浸潤性の部分を有する患者は、頸部リンパ節転移または遠隔転移を発症する可能性が高い。

「分類できない腺癌」

　唾液腺管における腫瘍の発生部位と腫瘍の性質が関連する混成腫瘍群である。導管終末から発生する腫瘍は低悪性度を示す傾向があり、逆に導管癌は高悪性度を示す [18]。

口腔の小唾液腺癌

　小唾液腺腫瘍に関しては多くの報告がある [19 〜 22]。腫瘍の病理学的分類による罹患頻度は報告によって異なっており、これは長年にわたって分類が改定されていることや、人種あるいは地理的な特徴によるものであると推察される [22、23]。

　Wang らは中国における 737 人の小唾液腺腫瘍患者を対象として以下のような報告を行っている [21]。対象者の平均年齢は 41 歳で、男女比は 1：1.1 であった。小唾液腺腫瘍のうち、54％が悪性腫瘍であった。腺様嚢胞癌が最も頻度が高い悪性腫瘍であった（悪性腫瘍のうちの 36％を占め、全腫瘍の 19.4％を占めた）。良性腫瘍では多形腺腫が最も多かった（良性腫瘍のうちの 81.8％を占め、全腫瘍の 37.3％を占めた）。最好発部位は口蓋（67.4％）であり、次いで頬粘膜（10.4％）、口唇（7.1％）の順に好発した。

　Lopes らは口腔に発生した 128 例の小唾液腺癌について後向き調査を行った [20]。対象は 1954 年から 1993 年に治療がなされた小唾液腺癌患者である。対象患者の年齢の中央値は 49 歳であり、性差は無かった。原発巣は口蓋が最も多く（48.4％）、次いで舌（12.5％）、頬粘膜（10.2％）に好発した。病理組織学的には、粘表皮癌が最も多く（59％）、腺様嚢胞癌（27％）、そして腺癌（7％）と続いた。T 分類は、T1 − 21.9％、T2 − 32.8％、T3 − 12.5％、T4 − 32.8％であった。リンパ節あるいは遠隔転移はさほど多くなく、5 年および 10 年の全生存率は高く、おのおの 80.4％および 62.5％であった。多変量解析では、N 分類、組織型、骨浸潤、手術の種類、そして性別が生存因子であった。

　唾液腺腫瘍の治療は外科切除が基本となる。診断時に頸部リンパ節転移が明らかである患者に対しては頸部郭清術を行う。頸部リンパ節転移の危険性が高い患者で、明らかな頸部リンパ節転移の所見がない場合は、予防的頸部郭清術の適応を検討する。頸部リンパ節転移の危険性は、原発巣の部位、T 分類、そして組織型による。（部位、病期、そして組織病理をまとめることで、頸部リンパ節転移の危険性を推定することが可能となってきた。[24]）。

　多くは後向き研究であるが、ハイリスク患者において、術後放射線療法は治療成績をより向上させるようである [25 〜 27]。Dutch Head and Neck Oncology Cooperative Group の研究では、局所および頸部リンパ節転移の相対危険度について、手術単独と術後放射線療法併用を比較した際、おのおの 9.7 と 2.3 であったと報告している [26]。同様に、Mendenhall は、術後放射線療法を追加することで、全局所制御率（42％ vs 90％）および全領域制御率（40％ vs 81％）が高くなると報告している [27]。ハイリスク患者とは、腫瘍の大きさ（T3 および T4）、切除マージンと腫瘍の近接あるいは断端陽性、神経浸潤、そして骨浸潤を有する患者である。再発病変を有する患者もハイリスクとみなすべきである。

　放射線療法は手術不可能な患者、外科的切除を拒否する患者、局所あるいは頸部リンパ節転移病変の緩和的治療を要する患者に対して、単独療法として検討されることがある。切除不可能な病変を有する患者に対する放射線単独療法での治癒率は 20％以下である [28]。放射線単独療法の治療成績は、早期の病期であるほど良い [29]。唾液腺腫瘍では中性子線治療が検討されることがある。中性子線治療はこれまでの一般的な放射線療法と比較し局所制御において優れている可能性が示唆されている [30]。

しかし、この中性子線治療は有害事象の増加を伴い、さらに、生存率での有効性はいまだ示されていない。

多くの患者では、術後放射線療法の有無にかかわらず、手術が疾患コントロールにおいて有効であるが、一部の患者は局所再発や転移病変を発症する。再発は初回の手術から最長20年程度で起こることがある [31]。緩和的な化学療法は唾液腺腫瘍にはあまり効果がない。アドリアマイシンは唾液腺腫瘍患者の治療において最も有効な薬剤であると考えられてきた。しかし、この薬剤投与を支持する研究は方法論的に問題があり有効性は明らかではない。ほかの候補となる薬剤は研究中であり、効果についてはいまだ明らかになっていない。

歯原性腫瘍

歯原性腫瘍は口腔内に発生するまれで、多様な性質をもつ腫瘍群である。歯原性腫瘍は発生期歯牙成分から発生し、下顎骨あるいは上顎骨内に好発する。大多数の腫瘍は良性であるが、良性であっても局所的な骨破壊を起こしうる [35]。文献的には、歯原性腫瘍の0～6%が悪性腫瘍に分類される [32]。上皮のみを由来とする腫瘍がある一方で、ほとんどの良性腫瘍のタイプは上皮と外胚葉性間質由来の複合構造を示す [33～35]。

良性腫瘍

エナメル上皮腫（Ameloblastoma）

エナメル上皮腫は歯牙腫に次ぎ2番目に多い歯原性腫瘍である。エナメル上皮腫は上皮細胞由来である。6つの病理組織学的な亜型（濾胞型、棘細胞型、顆粒細胞型、基底細胞型、線維形成型、叢状型）に分類される。分類は病変内部での組織学的に優勢な構造に基づきなされる。しかし、いくつかの決定的な病理組織学的構造がすべての亜型で認められる：線維性結合組織に富む間質、線維性間質細胞の核の平行配列、上皮成分による不連続な島、鎖、縄様構造、簇出性成長様式、核の特徴的な柵状配列、クロマチン成分に富む丈の高い円柱周辺細胞の存在、核の極性の乱れ、核内空胞である [36、37]。

エナメル上皮腫が発生する平均年齢は、33～39歳の間である。エナメル上皮腫は下顎に好発し（80%）、とくに臼歯—下顎角—下顎枝領域に多い。ほかは、上顎骨に好発する（若干高齢者に発生しやすい）。臨床的に、エナメル上皮腫患者はしばしば顎骨の無痛性腫脹を示し、疼痛を訴えることは少ない。また被覆粘膜の潰瘍を起こすことがあり、歯の脱落、不正咬合、萌出不全を訴えることがある。パノラマエックス線写真では、古典的な多胞性エックス線透過像を示し、CT像では、ホタテガイ状の波状縁を有する単胞性の病変を認める。

エナメル上皮腫の多くが良性であるにもかかわらず、より侵襲性の高い悪性腫瘍に類する挙動を示す場合がある [35、36、38]。悪性エナメル上皮腫は、組織学的には良性を示すが、転移能を有する。転移は主に頸部リンパ節や肺に起こるが、ほかの部位にも起こることがある。転移は平均11年の期間を経て起こる。転移発症後の平均生存期間は2年である。しかし、転移病変は緩慢な進行を示し、長期生存症例も文献上報告されている。多くの死亡例は侵襲的な局所病変に関連するものである [35、39]。

悪性腫瘍

エナメル上皮癌（Ameloblastic carcinoma）[35、40、41]

エナメル上皮腫から移行するものと（エナメル上皮腫由来癌）、独立に発症するものがある（新規のエナメル上皮癌）。組織学的には、エナメル上皮腫と扁平上皮癌の両者の領域を認める。局所侵襲を示し、転移能を有する。通常、口腔扁平上皮癌と同様の手術がなされ、術後放射線療法が追加される場合がある。

顎骨中心性癌（Intraosseous carcinoma）[35、38、42]

原発性顎骨中心性癌は顎骨内の歯原性上皮由来の扁平上皮癌であり、前駆病変である歯原性嚢胞を認める場合がある。亜型として、嚢胞原発の顎骨中心性癌（cystic primary intraosseous carcinoma）、含歯性嚢胞由来癌（carcinoma ex dentigerous cyst）、歯原性角化嚢胞由来癌（carcinoma ex odontogenic keratocyst）、そして顎骨中心性粘表皮癌（intraosseous mucoepidermoid carcinoma）がある。発症の平均年齢は52歳であり、男性に多い。これらの腫瘍は下顎後方に有痛性の腫脹を呈する。知覚異常が〜16％に起こり、約3分の1の患者は頸部リンパ節転移を示す。外科的切除と術後放射線療法が推奨される。5年生存率は〜38％である。

幻影細胞性歯原性癌（Ghost cell odontogenic carcinoma）[38、43〜45]

幻影細胞性歯原性癌はエナメル上皮癌の亜型である。この悪性腫瘍は角化した幻影細胞（ghost cell）を伴うエナメル上皮癌の像を呈する。幻影細胞の出現はアメロジェニン（エナメルタンパクの一つ）に対する免疫反応によるものである。発症の平均年齢は38歳であり、男性に多く、アジア人に好発する。上顎に好発し、生物学的な挙動は実にさまざまである。局所での増大により、腫瘍は眼窩や頭蓋底にまで及ぶことがある。遠隔転移は比較的少なく、遠隔転移病変の挙動は緩徐なことがある。原発巣の治療は手術と術後放射線療法が推奨される。

明細胞性歯原性癌（Clear cell odontogenic carcinoma）[35、38、46〜49]

明細胞性歯原性癌はエナメル上皮腫の特徴をもつ低悪性癌である。腫瘍は明るい細胞質を有する細胞の存在に特徴づけられ、好酸性細胞質を有する細胞の島が混在する。上皮あるいはエナメル芽細胞への分化がみられることがある。60代の女性に好発する。下顎前方に有痛性の腫瘤として現れることが多い。この腫瘍は侵襲性であることがあり、歯髄や軟組織に進展する局所破壊がみられることがある。頸部リンパ節や肺への転移も報告されている。治療は外科的な完全切除である。頸部郭清術の有効性は不明であるが、〜20％の腫瘍は頸部リンパ節転移をきたし、これらに対する外科的アプローチの検討が必要である[48]。術後放射線療法についても検討されるべきである。

骨肉腫の組織学的特徴は、腫瘍細胞による不規則な類骨の産生である [69]。ほとんどの骨肉腫は孤発性の疾患であるが、まれながん症候群に関連して発症することがある [70、71]。軟骨肉腫は多彩な組織像を示す。組織学的特徴は、腫瘍細胞の軟骨基質産生である [69]。

これらの腫瘍は、有痛性の腫瘤を呈し、咀嚼機能障害、粘膜の潰瘍病変を示す。医学的特徴が現れるまでに数週間から数ヵ月間かかる場合もある [63、72、73、75]。さらに、ユーイング肉腫を有する13～25％の患者、および骨肉腫を有する10～20％の患者は、肺、ほかの骨組織、あるいは骨髄（ユーイング肉腫のみ）に転移病変を伴う [63、64]。また軟骨肉腫患者の約5％は、転移病変を伴う。

上記3種類の腫瘍に対する治療は、初回の外科的切除が最も重要であり、骨肉腫と軟骨肉腫を完治させる唯一の機会である [63、72、73、75]。放射線療法はユーイング肉腫の局所制御において外科療法の代替となりうる [76]。一方、骨肉腫と軟骨肉腫は比較的、放射線抵抗性を有する [64]。しかしながら、完全な外科的切除により死亡率が高くなるケースでは、60Gy 以上の放射線療法が行われる [72、77、78]。ユーイング肉腫と骨肉腫は、化学療法感受性を有する腫瘍であり、近年の治療戦略では多剤併用化学療法レジメンを用いる [63、64、73]。一方で、軟骨肉腫は化学療法の感受性がない。

現在のところ、ユーイング肉腫と骨肉腫の長期全生存率は50～60％である [63、64、72、73]。長期全生存率は、局所病変を有する患者では70％近くであり、転移性ユーイング肉腫や骨肉腫を有する患者では、おのおの20％および30％にとどまる [65、79]。軟骨肉腫の生存率は75～90％である（軟骨肉腫患者の50％以上は、局所病変のみを有する）。

軟部肉腫

軟部肉腫は年間100,000人に3～4.5人の割合で発生する。多くは四肢にみられ、1～2％が頭頸部に発生する [80～82]。最も頻度が高い組織型は横紋筋肉腫であり、成人と比べ小児に好発する。頭頸部領域における軟部肉腫患者の年齢中央値は、小児を含んだ場合は35～40歳であり、小児を除外すると45～50歳である [61、62、83～88]。

横紋筋肉腫と診断するための重要な病理組織像は、横紋構造を形成する横紋筋芽細胞の存在である。横紋筋肉腫では、ミオシン、Myo-D、ミオグロビンといった未成熟の筋マーカーが陽性である [89、90]。3つの組織学的な亜型：胎児型、胞巣型そして多形型があり、胎児型が最も多いとされる [91、92]。遺伝的に胎児型横紋筋肉腫は通常 11p15 のヘテロ接合性の欠損と関連している [93]。胞巣型は、組織像が肺胞に似ていることからこのように呼ばれ、通常 t（2;13）(q35;q14)、t（1;13）(p36;q13) にひとつまたは2つの転座がある。

軟部肉腫の最も一般的な症状は、無痛性の腫瘤である。発生部位や腫瘍の悪性度によって、発見までに長期間経過することがある [85、88]。腫瘍の悪性度分類は、腫瘍の臨床的な性質の判断ならびに治療計画を立てるために重要である。低悪性度の腫瘍は低転移能で緩徐に増大する傾向があり、高悪性度の腫瘍は侵襲的で局所再発や転移の傾向が強くなる [69、94]。横紋筋肉腫は高悪性度の腫瘍とみなされている。

横紋筋肉腫の治療は、年齢、部位、組織型、そして腫瘍の範囲によって決定される [95]。切除、放射線療法（多くのケースにおいて）、そして化学療法が治療方法となる。頭頸部の横紋筋肉腫を有する成人の生存率は～35％にとどまる [61]。頭頸部の軟部組織肉腫患者の全生存率は40～70％である。予後は一般的に腫瘍の悪性度と、腫瘍切除が可能かどうかの2点に左右される。初回治療の目標は広いマージンで腫瘍を完全に切除することである。しかし、この目標の達成は頭頸部に発症した腫瘍にお

いてはしばしば困難であることがある [59、61、62、83 〜 88、96 〜 98]。

カポジ肉腫

　カポジ肉腫は後天性免疫不全症候群（acquired immune deficiency syndrome: AIDS）指標疾患の一つであり、AIDS の症状として病態が明らかにされるまであまり一般的なものではなかった [99]。カポジ肉腫は最も一般的なヒト免疫不全ウイルス（human immunodeficiency virus: HIV）関連腫瘍である [100]。カポジ肉腫の罹患率は、抗レトロウイルス薬の使用に反比例する。

　HIV 患者におけるカポジ肉腫では、ヒトヘルペスウイルス 8（カポジ肉腫関連ヘルペスウイルス）の感染により、リンパ管内皮細胞ががん化し発症する [101、102]。がん化のメカニズムの詳細については現在解明中であるが、血管内皮細胞増殖因子（vascular endothelial growth factor: VEGF）、血小板由来成長因子（platelet-derived growth factor: PDGF）、c-kit、ホスファジルイノシトール-3 キナーゼ（Pl3K）、そしてヤーヌス・キナーゼ（JAK ／ STAT）を含む、さまざまなシグナル経路が絡み合っていると考えられる。

　カポジ肉腫は、ほとんどの組織に影響を与えうる一方、最も一般的な所見は皮膚病変である。これらの病変は小さな赤や紫色の丘疹から、巨大な潰瘍を伴う斑状病変まで多岐にわたる。約 20 〜 30% は口腔内に病変を伴い、主に口蓋、頬粘膜、舌に発生する（**図 20.6**—カラーページ参照）。その病変は不快で、口腔機能を障害することもある。

　組織生検によって診断が行われる。組織学的な特徴は多発性で、小さく、さまざまな数の有糸分裂像を伴い多形性を示す紡錘形細胞の脈管である [103]。カポジ肉腫関連ヘルペスウイルスの存在を病変内に確認できる [104]。

　カポジ肉腫の治療方針は、病変の範囲によって決定される。すべての患者が十分な抗ウイルス薬療法を受けることが重要である。患者によっては、カポジ肉腫の治療としてそれだけで十分である場合がある。放射線療法は、腫瘍の縮小ならびに症状の緩和につながる [105、106]。加えて、局所化学療法の効果が示されており、ビンブラスチンが最もよく使用される [107]。全身的な殺細胞性化学療法は、侵襲的な、あるいは広範囲の病変を有する患者に有効であり、最も一般的な化学療法薬として、リポソーマルドキソルビシンやパクリタキセルが使用される。リポソーマルドキソルビシンはカポジ肉腫治療において最も効果的な化学療法レジメンである [108 〜 111]。

　AIDS 臨床試験グループは、カポジ肉腫を有する患者を、腫瘍の範囲、CD4 陽性細胞数により評価される免疫機能、そしてほかの AIDS 関連疾患の有無に基づき分類している [112]。腫瘍の広がりが少ない患者、CD4 陽性細胞数の高値、そして全身的な問題が少ない患者では 80 〜 88% が予後良好とされる [113]。発展途上国では、抗ウイルス療法が広く用いられておらず、カポジ肉腫余命はわずか 6 ヵ月になる [114、115]。

　（訳：奥井達雄、伊原木聰一郎、志茂　剛、山中玲子、室　美里、横井　彩、吉冨愛子、曽我賢彦、佐々木朗）

参考文献

1　Jemal A, Siegel R, Ward E, et al. (2008). Cancer statistics, 2008. CA Cancer J Clin, 58(2), 71-96.
2　Rice DH, Batsakis JG, McClatchey KD (1976). Postirradiation malignant salivary gland tumor. Arch Otolaryngol, 102(11), 699-701.

3. Katz AD, Preston-Martin S (1984). Salivary gland tumors and previous radiotherapy to the head and neck. Report of a clinical series. Am J Surg, 147(3), 345-8.
4. Ellis GL, Auclair PL (1996). Tumors of the salivary glands. Atlas of Tumour Pathology, 3rd series. Armed Forces Institute of Pathology, Washington DC.
5. Spiro RH, Huvos AG, Berk R, Strong EW (1978). Mucoepidermoid carcinoma of salivary gland origin. A clinicopathologic study of 367 cases. Am J Surg, 136(4), 461-8.
6. Stewart FW, Foote FW, Becker WF (1945). Muco-epidermoid tumors of salivary glands. Ann Surg, 122(5), 820-44.
7. Batsakis JG, Luna MA (1990).Histopathologic grading of salivary gland neoplasms: I. Mucoepidermoid carcinomas. Ann Otol Rhinol Laryngol, 99(10 Pt 1), 835-8.
8. Boahene DK, Olsen KD, Lewis JE, Pinheiro AD, Pankratz VS, Bagniewski SM (2004). Mucoepidermoid carcinoma of the parotid gland: the Mayo Clinic experience. Arch Otolmyngol Head Neck Su1g, 130(7), 849-56.
9. Pires FR, de Almeida OP, de Araujo V, Kowalski LP (2004). Prognostic factors in head and neck mucoepidermoid carcinoma. Arch Otolaryngol Head Neck Surg, 130(2), 174-80.
10. Spiro RH, Huvos AG, Strong EW (1974). Adenoid cystic carcinoma of salivary origin. A clinicopathologic study of 242 cases. Am J Surg, 128(4), 512-20.
11. Batsakis JG, Luna MA, el-Naggar A (1990). Histopathologic grading of salivary gland neoplasms: III. Adenoid cystic carcinoma s. Ann Otol Rhinol Laryngol, 99(12), 1007-9.
12. Sung MW, Kim KH, Kim JW, et al. (2003). Clinicopathologic predictors and impact of distant metastasis from adenoid cystic carcinoma of the head and neck. Arch Otolaryngol Head Neck Surg, 129(11), 1193-7.
13. Batsakis JG, Luna MA, el-Naggar AK (1990). Histopathologic grading of salivary gland neoplasms: II. Acinic cell carcinomas. Ann Otol Rhinol Laryngol, 99(11), 929-33.
14. Lewis JE, Olsen KO, Weiland LH (1991). Acinic cell carcinoma. Clinicopathologic review. Cancer, 67(1), 172-9.
15. Evans HL, Luna MA (2000). Polymorphous low-grade adenocarcinoma: a study of 40 cases with long-term follow up and an evaluation of the importance of papillary areas. Am J Surg Pathol, 24(10), 1319-28.
16. Cho KJ, el-Naggar AK, Mahanupab P, Luna MA, Batsakis JG (1995). Carcinoma ex-pleomorphic adenoma of the nasal cavity: a report of two cases. J Laryngol Otol, 109(7), 677-9.
17. Stephen J, Batsakis JG, Luna MA, von der Heyden U, Byers RM (1986). True malignant mixed tumors (carcinosarcoma) of salivary glands. Oral Surg Oral Med Oral Pathol, 61(6), 597-602.
18. Batsakis JG, el-Naggar AK, Luna MA (1992). "Adenocarcinoma, not otherwise specified": a diminishing group of salivary carcinomas. Ann Otol Rhinol Laryngol, 101(1), 102-4.
19. Waldron CA, el-Mofty SK, Gnepp DR (1988). Tumors of the intraoral minor salivary glands: A demographic and histologic study of 426 cases. Oral Surg Oral Med Oral Pathol, 66(3), 323-33.
20. Lopes MA, Santos GC, Kowalski LP (1998). Multivariate survival analysis of 128 cases of oral cavity minor salivary gland carcinomas. Head Neck, 20(8), 699-706.
21. Wang D, Li Y, He H, Liu L, Wu L, He Z (2007). Intraoral minor salivary gland tumors in a Chinese population: a retrospective study on 737 cases. Oral Surg Oral Med Oral Pathol Oral Radial Endod, 104(1), 94-100.
22. Pires FR, Pringle GA, de Almeida OP, Chen SY (2007). Intra-oral minor salivary gland tumors: a clinicopathological study of 546 cases. Oral Oncol, 43(5), 463-70.
23. Pires FR, de Almeida OP, Pringle G, Chen SY (2008). Differences on clinicopathological profile from intraoral minor salivary gland tumors around the world. Oral Surg Oral Med Oral Pathol Oral Radial Endod, 105(2), 136-8.
24. Terhaard CH, Lubsen H, Van der Tweel I, et al. (2004). Salivary gland carcinoma: independent prognostic factors for locoregional control, distant metastases, and overall survival: results of the Dutch head and neck oncology cooperative group. Head Neck, 26(8), 681-92.
25. Chen AM, Granchi PJ, Garcia J, Bucci MK, Fu KK, Eisele DW (2007). Local-regional recurrence after surgery without postoperative irradiation for carcinomas of the major salivary glands: implications for adjuvant therapy. Int J Radiat Oncol Biol Phys, 67(4), 982-7.
26. Terhaard CH (2007). Postoperat ive and primary radiotherapy for salivary gland carcinomas: indications, techniques, and results. Int J Radiat Oncol Biol Phys, 69(2 Suppl), S52-55.
27. Garden AS, Weber RS, Ang KK, Morrison WH, Matre J, Peters LJ (1994). Postoperative radiation therapy for malignant tumors of minor salivary glands. Outcome and patterns of failure. Cancer, 73(10), 2563-9.
28. Mendenhall WM, Morris CG, Amdur RJ, Werning JW, Villaret DB (2005). Radiotherapy alone or combined with surgery for salivary gland carcinoma. Cancer, 103(12), 2544-50.

29. Chen AM, Bucci MK, Quivey JM, Garcia J, Eisele DW, Fu KK (2006). Long-term outcome of patients treated by radiation therapy alone for salivary gland carcinomas. Int J Radiat Oncol Biol Phys, 66(4), 1044-50.
30. Laramore GE, Krall JM, Griffin TW, et al. (1993). Neutron versus photon irradiation for unresectable salivary gland tumors: final report of an RTOG-MRC randomized clinical trial. Radiation Therapy Oncology Group. Medical Research Council. Int J Radiat Oncol Biol Phys, 27(2), 235-40.
31. Chen AM, Garcia J, Granchi PJ, Johnson J, Eisele DW (2008). Late recurrence from salivary gland cancer: when does "cure" mean cure? Cancer, 112(2), 340-4.
32. Goldenberg D, Sciubba J, Koch W, Tufano RP (2004). Malignant odontogenic tumors: a 22-year experience. Laryngoscope, 114(10), 1770-4.
33. White DK. Odontogenic tumors (2004). Oral Maxillofac Surg Clin North Am, 16(3), ix-xi.
34. White DK, Lin YL (2004). Miscellaneous odontogenic tumors. Oral Maxillofac Surg Clin North Am, 16(3), 385-9.
35. Slootweg PJ (2002). Malignant odontogenic tumors: an overview. M und Kiefer Gesichtschir, 6(5), 295-302.
36. Cohen DM, Bhattacharyya I (2004). Ameloblastic fibroma, ameloblastic fibro-odontoma, and odontoma. Oral Maxillofac Surg Clin North Am, 16(3), 375-84.
37. Kessler HP (2004). Intraosseous ameloblastoma. Oral Maxillofac Surg Clin North Am, 16(3), 309-22.
38. Slater LJ (2004). Odontogenic malignancies. Oral Maxillofac Surg Clin North Am, 16(3), 409-24.
39. Newman L, Howells GL, Coghlan KM, DiBiase A, Williams DM (1995). Malignant ameloblastoma revisited. Br J Oral Maxillofac Surg, 33(1), 47-50.
40. Elzay RP (1982). Primary intraosseous carcinoma of the jaws. Review and update of odontogenic carcinomas. Oral Surg Oral Med Oral Pathol, 54(3), 299-303.
41. Baden E, Doyle JL, Petriella V (1993). Malignant transformation of peripheral ameloblastoma. Oral Surg Oral Med Oral Pathol, 75(2), 214-19.
42. Suei Y, Tanimoto K, Taguchi A, Wada T (1995). Mucosal condition of the oral cavity and sites of origin of squamous cell carcinoma. J Oral Maxillofac Surg, 53(2), 144-7.
43. Folpe AL, Tsue T, Rogerson L, Weymuller E, Oda D, True LD (1998). Odontogenic ghost cell carcinoma: a case report with immunohistochemical and ultrastructural characterization. J Oral Pathol Med, 27(4), 185-9.
44. Lu Y, Mock D, Takata T, Jordan RC (1999). Odontogenic ghost cell carcinoma: report of four new cases and review of the literature. J Oral Pathol Med, 28(7), 323-9.
45. Jing W, Xuan M, Lin Y, et al. (2007). Odontogenic tumours: a retrospective study of 1642 cases in a Chinese population. Int J Oral Maxillofac Surg, 36(1), 20-5.
46. Brandwein M, Said-Al-Naief N, Gordon R, Urken M (2002). Clear cell odontogenic carcinoma: report of a case and analysis of the literature. Arch Otolaryngol Head Neck Surg, 128(9), 1089-95.
47. Ebert CS Jr, Dubin MG, Hart CF, Chalian AA, Shockley WW (2005). Clear cell odontogenic carcinoma: a comprehensive analysis of treatment strategies. Head Neck, 27(6), 536-42.
48. Braunshtein E, Vered M, Taicher S, Buchner A (2003). Clear cell odontogenic carcinoma and clear cell ameloblastoma: a single clinicopathologic entity? A new case and comparative analysis of the literature. J Oral Maxillofac Surg, 61(9), 1004-10.
49. Avninder S, Rakheja D, Bhatnagar A (2006). Clear cell odontogenic carcinoma: a diagnostic and therapeutic dilemma. World J Surg Oncol, 4, 91.
50. Lebowitz RA, Morris L (2003). Plasma cell dyscrasias and amyloidosis. Otolaryngol Clin North Am, 36(4), 747-64.
51. Pisano JJ, Coupland R, Chen SY, Miller AS (1997). Plasmacytoma of the oral cavity and jaws: a clinicopathologic study of 13 cases. Oral Surg Oral Med Oral Pathol Oral Radial Endod, 83(2), 265-71.
52. Chua SC, O'Connor SR, Wong WL, Ganatra RH (2008). Solitary plasmacytoma of bone with oncogenic osteomalacia: recurrence of tumour confirmed by PET/CT. A case report with a review of the radiological literature. Br J Radial, 81(964), e110-4.
53. Liebross RH, Ha CS, Cox JD, Weber D, Delasalle K, Alexanian R (1998). Solitary bone plasmacytoma: outcome and prognostic factors following radiotherapy. Int J Radiat Oncol Biol Phys, 41(5), 1063-7.
54. Ly JQ, Sandiego JW, Beall DP (2005). Plasmacytoma of the proximal humerus. Clin Imaging, 29(5), 367-9.
55. Liebross RH, Ha CS, Cox JD, Weber D, Delasalle K, Alexanian R (1999). Clinical course of solitary extramedullary plasmacytoma. Radiother Oncol, 52(3), 245-9.
56. Ozdemir R, Kayiran O, Oruc M, Karaaslan O, Kocer U, Ogun D (2005). Plasmacytoma of the hard palate. J Craniofac Surg, 16(1), 164-9.
57. Strojan P, Soba E, Lamovec J, Munda A (2002). Extramedullary plasmacytoma: clinical and histopathologic study. Int J Radiat Oncol Biol Phys, 53(3), 692-701.

58 Harris NL, Jaffe ES, Diebold J, Flandrin G, Muller-Hermelink HK, Vardiman J (2000). Lymphoma classification - from controversy to consensus: the R.E.A.L. and WHO classification of lymphoid neoplasms. Ann Oncol, 11(Suppl 1), 3-10.

59 Pellitteri PK, Ferlito A, Bradley PJ, Shaha AR, Rinaldo A (2003). Management of sarcomas of the head and neck in adults. Oral Oncol, 39(1), 2-12.

60 Brennan MF, Casper ES, Harrison LB, Shiu MH, Gaynor J, Hajdu SI (1991). The role of multimodality therapy in soft-tissue sarcoma. Ann Surg, 214(3), 328-36.

61 Penel N, Van Haverbeke C, Lartigau E, et al. (2004). Head and neck soft tissue sarcomas of adult: prognostic value of surgery in multimodal therapeutic approach. Oral Oncol, 40 (9), 890-7.

62 Brockstein B (2004). Management of sarcomas of the head and neck. Curr Oncol Rep, 6(4), 321-7.

63 Bernstein M, Kovar H, Paulussen M, et al. (2006). Ewing's sarcoma family of tumors: current management. Oncologist, 11(5), 503-19.

64 Damron TA, Ward WG, Stewart A (2007). Osteosarcoma, chondrosarcoma, and Ewing's sarcoma: National Cancer Data Base Report. Clin Orthop, 459, 40-7.

65 Cotterill SJ, Ahrens S, Paulussen M, et al. (2000). Prognostic factors in Ewing's tumor of bone: analysis of 975 patients from the European Intergroup Cooperative Ewing's Sarcoma Study Group. J Clin Oncol, 18(17), 3108-14.

66 Bleyer A, Viny A, Barr R (2006). Cancer in 15- to 29-year-olds by primary site. Oncologist, 11(6), 590-601.

67 Bleyer A, O'Leary M, Barr R, Ries LA (2006). Cancer epidemiology in older adolescents and young adults 15 to 29 years of age, including SEER incidence and survival: 1975-2000. National Cancer Institute, Bethesda.

68 Lizard-Nacol S, Lizard G, Justrabo E, Turc-Carel C (1989). Immunologic characterization of Ewing's sarcoma using mesenchymal and neural markers. Am J Pathol, 135(5), 847-55.

69 Fletcher CD, Unni KK, Mertens F (2002). Pathology and genetics of tumors of soft tissue and bone. ARC Press, Lyon.

70 Fuchs B, Pritchard DJ (2002). Etiology of osteosarcoma. Clin Orthop, 397, 40-52.

71 Wang LL, Gannavarapu A, Kozinetz CA, et al. (2003). Association between osteosarcoma and deleterious mutations in the RECQL4 gene in Rothmund-Thomson syndrome. J Natl Cancer Inst, 95(9), 669-74.

72 Gelderblom H, Hogendoorn PC, Dijkstra SD, et al. (2008). The clinical approach towards chondrosarcoma. Oncologist, 13(3), 320-9.

73 Longhi A, Errani C, De Paolis M, Mercuri M, Bacci G (2006). Primary bone osteosarcoma in the pediatric age: state of the art. Cancer Treat Rev, 32(6), 423-36.

74 Jemal A, Siegel R, Ward E, et al. (2006). Cancer statistics, 2006. CA Cancer J Clin, 56(2), 106-30.

75 Meyers PA, Garlick R (1997). Osteosarcoma. Pediatr Clin North Am, 44(4), 973-89.

76 Jenkin RD (1966). Ewing's sarcoma a study of treatment methods. Clin Radial, 17(2), 97-106.

77 Krochak R, Harwood AR, Cummings BJ, Quirt IC (1983). Results of radical radiation for chondrosarcoma of bone. Radiother Oncol, 1(2), 109-15.

78 McNaney D, Lindberg RD, Ayala AG, Barkley HT Jr, Hussey DH (1982). Fifteen year radiotherapy experience with chondrosarcoma of bone. Int J Radiat Oncol Biol Phys, 8(2), 187-90.

79 Leavey PJ, Collier AB (2008). Ewing sarcoma: prognostic criteria, outcomes and future treatment. Expert Rev Anticancer Ther, 8(4), 617-24.

80 Landis SH, Murray T, Bolden S, Wingo PA (1999). Cancer statistics, 1999. CA Cancer J Clin, 49(1), 8-31.

81 Hartley AL, Blair V, Harris M, et al. (1992). Sarcomas in north west England: III. Survival. Br J Cancer, 66(4), 685-91.

82 Zahm SH, Fraumeni JF Jr (1997). The epidemiology of soft tissue sarcoma. Semin Oncol, 24(5), 504-14.

83 Dudhat SB, Mistry RC, Varughese T, Fakih AR, Chinoy RF (2000). Prognostic factors in head and neck soft tissue sarcomas. Cancer, 89(4), 868-72.

84 Greager JA, Patel MK, Briele HA, Walker MJ, Das Gupta TK (1985). Soft tissue sarcomas of the adult head and neck. Cancer, 56(4), 820-4.

85 Kraus DH, Dubner S, Harrison LB, et al. (1994). Prognostic factors for recurrence and survival in head and neck soft tissue sarcomas. Cancer, 74(2), 697-702.

86 Le Vay J, O'Sullivan B, Catton C, et al. (1994). An assessment of prognostic factors in soft-tissue sarcoma of the head and neck. Arch Otolaryngol Head Neck Surg, 120(9), 981-6.

87 Tran LM, Mark R, Meier R, Calcaterra TC, Parker RG (1992). Sarcomas of the head and neck. Prognostic factors and treatment strategies. Cancer, 70(1), 169-77.

88 Weber RS, Benjamin RS, Peters LJ, Ro JY, Achon O, Goepfert H (1986). Soft tissue sarcomas of the head and neck in adolescents and adults. Am J Surg, 152(4), 386-92.

89 Parham DM, Webber B, Holt H, Williams WK, Maurer H (1991). Immunohistochemical study of childhood rhabdomyosarcomas and related neoplasms. Results of an Intergroup Rhabdomyosarcoma study project. Cancer, 67(12), 3072-80.
90 Dias P, Parham DM, Shapiro DN, Webber BL, Houghton PJ (1990). Myogenic regulatory protein (MyoD1) expression in childhood solid tumors: diagnostic utility in rhabdomyosarcoma. Am J Pathal, 137(6), 1283-91.
91 Crist WM, Anderson JR, Meza JL, et al. (2001). Intergroup rhabdomyosarcoma study-IV: results for patients with nonmetastatic disease. J Clin Oncol, 19(12), 3091-102.
92 Wharam MD, Beltangady MS, Heyn RM, et al. (1987). Pediatric orofacial and laryngopharyngeal rhabdomyosarcoma. An Intergroup Rhabdomyosarcoma Study report. Arch Otolaryngol Head Neck Surg, 113(11), 1225-7.
93 Scrable HJ, Witte DP, Lampkin BC, Cavenee WK (1987). Chromosomal localization of the human rhabdomyosarcoma locus by mitotic recombination mapping. Nature, 329(6140), 645-7.
94 Carew JF, Singh B, Shaha AR (1999). Management of head and neck sarcomas. Curr Opin Otolaryngol Head Neck Surg, 7(2), 68-72.
95 Paulino AC, Okcu MF (2008). Rhabdomyosarcoma. Curr Probl Cancer, 32(1), 7-34.
96 Eeles RA, Fisher C, A'Hern RP, et al. (1993). Head and neck sarcomas: prognostic factors and implications for treatment. Br J Cancer, 68(1), 201-7.
97 Farhood AI, Hajdu SI, Shiu MH, Strong EW (1990). Soft tissue sarcomas of the head and neck in adults. Am J Surg, 160(4), 365-9.
98 Freedman AM, Reiman HM, Woods JE (1989). Soft-tissue sarcomas of the head and neck. Am J Surg, 158(4), 367-72.
99 Jessop S. HIV-associated Kaposi's sarcoma (2006). Dermatol Clin, 24(4), 509-20, vii.
100 Cheung MC, Pantanowitz L, Dezube BJ (2005). AIDS-related malignancies: emerging challenges in the era of highly active antiretroviral therapy. Oncologist, 10(6), 412-26.
101 Chang Y, Cesarman E, Pessin MS, et al. (1994). Identification of herpesvirus-like DNA sequences in AIDS-associated Kaposi's sarcoma. Science, 266(5192), 1865-9.
102 Gessain A, Duprez R (2005). Spindle cells and their role in Kaposi's sarcoma. Int J Biochem Cell Biol, 37(12), 2457-65.
103 Weedon D (2002). Skin pathology, 2nd edn. Churchill Livingstone, London.
104 Mendez JC, Procop GW, Espy MJ, Paya CV, Smith TF (1998). Detection and semiquantitative analysis of human herpesvirus 8 DNA in specimens from patients with Kaposi's sarcoma. J Clin Microbiol, 36(8), 2220-2.
105 Stelzer KJ, Griffin TW (1993). A randomized prospective trial of radiation therapy for AIDS associated Kaposi's sarcoma. Int J Radiat Oncol Biol Phys, 27(5), 1057-61.
106 Swift PS (1996). The role of radiation therapy in the management of HIV-related Kaposi's sarcoma. Hematol Oncol Clin North Am, 10(5), 1069-80.
107 Ramirez-Amador V, Esquivel-Pedraza L, Lozada-Nur F, et al. (2002). Intralesional vinblastine vs. 3% sodium tetradecyl sulfate for the treatment of oral Kaposi's sarcoma. A double blind, randomized clinical trial. Oral Oncol, 38(5), 460-7.
108 Gill PS, Wernz J, Scadden DT, et al. (1996). Randomized phase III trial of liposomal daunorubicin versus doxorubicin, bleomycin, and vincristine in AIDS-related Kaposi's sarcoma. J Clin Oncol, 14(8), 2353-64.
109 Northfelt DW, Dezube BJ, Thommcs JA, et al. (1998). Pegylated-liposomal doxorubicin versus doxorubicin, bleomycin, and vincristine in the treatment of AIDS-related Kaposi's sarcoma: results of a randomized phase III clinical trial. J Clin Oncol, 16(7), 2445-51.
110 Osoba D, Northfelt DW, Budd DW, Himmelberger D (2001). Effect of treatment on health-related quality of life in acquired immunodeficiency syndrome (AIDS)-related Kaposi's sarcoma: a randomized trial of pegylated-liposomal doxorubicin versus doxorubicin, bleomycin, and vincristine. Cancer Invest, 19(6), 573-80.
111 Stewart S, Jablonowski H, Goebel FD, et al. (1998). Randomized comparative trial of pegylated liposomal doxorubicin versus bleomycin and vincristine in the treatment of AIDS-related Kaposi's sarcoma. International Pegylated Liposomal Doxorubicin Study Group. J Clin Oncol, 16(2), 683-91.
112 Krown SE, Testa MA, Huang J (1997). AIDS-related Kaposi's sarcoma: prospective validation of the AIDS Clinical Trials Group staging classification. AIDS Clinical Trials Group Oncology Committee. J Clin Oncol, 15(9), 3085-92.
113 Nasti G, Talamini R, Antinori A, et al. (2003). AIDS-related Kaposi's Sarcoma: evaluation of potential new prognostic factors and assessment of the AIDS Clinical Trial Group Staging System in the Haart Era - the Italian Cooperative Group on AIDS and Tumors and the Italian Cohort of Patients Naive From Antiretrovirals. J Clin Oncol, 21(15), 2876-82.
114 Dai Maso L, Serraino D, Franceschi S (2001). Epidemiology of AIDS-related tumours in developed and developing countries. Eur J Cancer, 37(10), 1188-201.

115 Mwanda OW, Fu P, Collea R, Whalen C, Remick SC (2005). Kaposi's sarcoma in patients with and without human immunodeficiency virus infection, in a tertiary referral centre in Kenya. Ann Trap Med Parasitol, 99(1), 81-91.

第9章
口腔外科手術後の合併症概説
Antonia Kolokythas, Michael Miloro

はじめに
　口腔や中咽頭のがんは、全世界で最も頻度が高い悪性腫瘍の上位10位以内に入る[1]。過去30年における口腔がんの治療は、原発腫瘍の切除に関しては、下顎辺縁切除を除いてほとんど変わっていない。しかし、転移のリスクがある頸部リンパ節への対応は大きく変わり[2]、根治的頸部郭清術は、ほとんどの施設で行われなくなってきた[3]。加えて、再建術の選択の可能性が広がり、機能や審美性において著しい発展を認めた。

　それにもかかわらず、口腔がんの手術後にさまざまな組織の機能や審美性は低下する[3]。口腔がんの術後早期合併症は、その多くにおいて、他部位の術後合併症と類似する。しかし、長期的な合併症は、口腔という特異な組織が術野に含まれるため腫瘍にかかわる医療チームや患者にとって実に難しい課題となる。本章では口腔がんの手術療法に関連する慢性合併症のいくつかに主眼を置くこととする。

がんの切除に関連する合併症
治療の不成功
　最も好ましくない成果は根治の不成功であり、その原因として局所あるいは領域の再発、遠隔転移、あるいは二次がんの出現が挙げられる。多くの再発は治療終了後2～3年以内に起こる[1、3]。局所再発は主に、手術における「切除断端陰性」が得られなかったことに関係する。一般に、頭頸部手術では、切除断端陰性を達成するため、原発巣から1～1.5cmの正常組織のマージンを設定し切除を行う。

　確実な切除断端陰性を達成するため、非常に多くの議論がある。上皮の異形成、上皮内癌、あるいは浸潤癌の病理検体での切除断端から5mm以内で陰性であれば多くは断端陰性とみなされる。しかし、この解釈の妥当性については多くの研究で実に難しい課題とされてきた。切除断端を設定する際、粘膜と深部組織の切除断端に明らかな差異がある上、標準的に受け入れられる定義が欠如していることが主因である[2、4～7]。

　適切な腫瘍切除を確実なものにするため、凍結組織を用いた術中迅速病理検査がなされてきた。もし術中迅速病理検査が陽性であった場合は、切除断端の追加切除が必要になる[8]。術中凍結標本の診断の精度は96～98％と報告されている。検体採取時のエラー、骨を含み凍結切片が作成できない、そして放射線療法を受けた組織で組織学的な変化が診断困難であるケースなどが、本方法の限界に挙げられる。

進行がん（T3／T4症例）において、頸部リンパ節を郭清することの利点が明確に示されている。臨床的にも、画像的にも頸部リンパ節転移を認めない早期がん（N0症例）において、頸部リンパ節を経過観察するべきか、治療するべきかについては、いまださまざまな議論がある。頸部リンパ節転移は重要な負の予後因子（腫瘍の進展に関与）であるためである [1、3、9、10]。

　フォローアップのためのプロトコールは、すべてのがん患者に適応され、この定期的な経過観察には、コンピューター断層撮影（Computed Tomography: CT）または磁気共鳴画像（Magnetic Resonance Imaging: MRI）を用いた検査があり、これらの検査法は病変の状態を評価するのに感度のよい診査であることが証明されている。最近では、ポジトロン断層法（Positron Emission Tomography: PET）単独もしくはCTやMRIの組み合わせが局所または頸部再発の監視に用いられる。PETの利点は術後の瘢痕組織と腫瘍の再発を区別するにあたり有用であることが挙げられる [11、12]。

　放射線非照射の局所再発あるいは頸部再発は追加切除のみ、あるいは放射線療法と化学療法の組み合わせによって治療される [13、14]。さまざまな一連の化学放射線療法後に発生した局所再発あるいは頸部再発は臨床的に難しい課題である。このような患者に対しては追加切除が最もよい治療法となる。もし手術不可能であれば、さらなる追加放射線療法が用いられることがあるが、これは重大な合併症が懸念され、長期的な治療効果を見込めない [1、14、15]。

　もう一つの手術困難な患者の大きな問題として、遠隔転移の存在がある。遠隔転移は疾患制御の可能性を明らかに減じ、患者の生命予後に負の影響を与える。近年の研究は、最近の集学的治療による局所あるいは頸部制御の進歩にもかかわらず、遠隔転移の明らかな増加を示している [9]。新たな化学療法／生物学的療法のレジメンが、このような進行がんの制御に役立つかもしれない [16〜18]。

発声および嚥下障害

　口唇、舌、頰粘膜、上下顎の複合体の調和や協調は、発声（より具体的には、はっきりとした発音）、そして嚥下の初期段階に必要とされる。それゆえ、口腔周囲の悪性腫瘍の外科的切除は、発声や嚥下機能に著しい影響をもたらす。一般的に、舌の最前方部を含む切除は発声に大きくかかわり、一方、舌後方を含む切除は嚥下機能に影響する。術後の時間経過に伴って起こる手術部位の線維化は、発語や嚥下をさらに悪化させる [19〜21]。

　残念ながら、口腔の構造・機能の複雑さは、知覚神経付き遊離組織移植の応用（そしてさまざまな嚥下訓練）によっても、手術前の状態に戻すことはできない。明瞭な発音や、嚥下の困難さは、患者にとって長期的な問題となるので、適切なリハビリテーションやサポートが早期に開始されるべきである。発声や嚥下の専門家への診察依頼は、治療前の状態に機能回復するため、そして誤嚥や長期間の経腸栄養に頼ることを防ぐために、是非とも行われなければならない [1、3、22〜24]。

咀嚼障害／開口障害

　舌、口腔底、上下顎骨またはそれらの周囲組織は、咀嚼運動に重要な構造である。したがって、口腔がんに対する外科的処置は咀嚼機能に悪影響を与える。顎骨の切除は、安定した顎口腔系の連携を消失させ、歯の接触喪失による咬合力の低下によって食物の破砕能を低下させる。さらに外科手術による軟組織の減量や感覚喪失は、咬合平面への食塊移送、食塊の集積、そして、食塊形成を困難にする。皮弁による再建は、組織量や顔貌を回復するだけでなく、咀嚼機能を改善する [25、26]。

　開口障害は、口腔がんの手術後によくみられる障害である（第11章参照）。術後の瘢痕収縮や咀嚼

筋収縮が、開口障害の主な原因である。開口障害を引き起こす口腔がんに対する手術は一般的に内側・外側翼突筋の起始部である翼状突起を含む上顎骨手術、もしくは咀嚼筋群を含む下顎骨切除術（側頭筋と筋突起との離断、咬筋と下顎角・下顎枝との離断、翼突筋と下顎枝内側・関節突起頸部との離断）である。また顎関節頭離断術は、確実に開口障害を引き起こす。このような患者には運動療法や開口補助装置の使用が適応される。しかしながら、もしこの指示が早期に行われなかったり、開口障害が長期間放置されていれば、症状の改善は困難になる [1、27 〜 30]。

栄養

開口障害や咀嚼困難、嚥下困難は食物摂取の制限を助長し、患者の栄養状態を損なう。多くの患者が飲食物の変更を強いられ、特定の栄養素の不足につながる。頻出の問題としてタンパク質摂取量の不足、脱水が挙げられ、患者の中には経腸栄養が必要となる者もいる。食事の成分は適正にバランスがとれているにもかかわらず、失調、下痢、脱水、電解質のバランス逸脱が頻発するため、詳細な栄養摂取のモニタリングと栄養教育が、長期的な栄養不足や頻繁な入院を防止するために必要である [3、31]。口腔がん患者ではアルコールの過剰摂取歴により、基礎的な栄養失調が存在する可能性に注意すべきである。

審美性

近年まで、腫瘍切除の術式が検討される際、審美面に対する考慮は優先される事項ではなかった。しかし、口腔がん患者の構成変化と、長期にわたる顔面の瘢痕の懸念によって、外科医は切開と皮弁のデザインを審美的な面からも考慮する必要がある。口腔がん手術による頭頸部領域の瘢痕・傷跡は容認できない事項である [32 〜 37]。

口腔腫瘍の手術には、術野確保のために口唇分割や、顔面の切開が必要となることがある。下唇分割の手術原法は切開線を下唇からオトガイ部の中央とし、術後の重度瘢痕につながる。当時より、この手技について多くの変法が検討されており、審美的に良い成果につながっている。赤唇縁の精密な位置合わせと整復、口輪筋の位置合わせと嵌合、そして口唇皮膚と口腔粘膜の再配向が良好な審美性と口唇の機能を回復させる [34 〜 36]。

切開は創の裂開や瘢痕形成の危険性を減少させるために、皮膚の自然な皺に沿って行われるべきである。加えて、組織は愛護的に取り扱い、皮膚を牽引や電気焼却による医原性外傷から保護し、そして非審美的な瘢痕形成を最小限とし適切な血流を確保するため、厚い軟組織皮弁の挙上を考慮するべきである [38]。

術後放射線療法は軟組織の瘢痕を増悪させる場合がある。加えて、多くの口腔がん患者は、喫煙歴を有し、それにより皮膚、軟組織そして硬組織の血流が損なわれている事がある。これは創の治癒不全や裂開、そして皮弁生着率の低下につながることがある（結果として非審美的な瘢痕となる）。

神経機能障害

　頭頸部領域の腫瘍切除術の際に、術野と近接するために医原性損傷の危険性がある神経がいくつかあり、とりわけリンパ節郭清を伴う手術で危険性が高い。

副神経（第XI脳神経）

　副神経を切断する根治的頸部郭清術の場合、保存的頸部郭清術であっても過度な操作が神経に加わった場合、（副神経と）頸神経叢との吻合を切断する場合などに、いわゆる shoulder syndrome を招くことがある。shoulder syndrome では、疼痛、肩帯の変形、（僧帽筋の脱神経によって）肩関節外転角度を 90 度以上にできないなどの症状が起こる。副神経を温存しても shoulder syndrome を発症したとする報告もある [43、44] が、副神経および、副神経と頸神経叢との吻合が保存された場合は、やはり疼痛や肩帯の変形は少なく術後機能はより良いことが明らかになっている。

　神経近傍の慎重な操作、解剖学的ランドマークによって早期に副神経を同定すること、（電気メスによる）電気焼灼をなるべく行わないことは、手術に伴う神経損傷を減少させる。医原性に切断された神経をそのまま一期的に吻合した症例も報告されている。shoulder syndrome は術後早期に積極的な理学療法を行えば上肢機能の改善が得られるが、審美面を回復する方法はない [1、2、38]。

横隔神経

　そのほか、頸部郭清術の際に起こりうる神経学的合併症として、横隔神経損傷が挙げられる。横隔神経は横隔膜を支配する唯一の運動神経であるため、横隔神経損傷は同側の横隔膜に麻痺を引き起こす。横隔膜は呼吸運動の 70% を担っており、横隔神経損傷は長期の肺合併症の原因となる。この合併症を予防するためには、横隔神経を同定し、切除を椎前葉（深頸筋膜）の表層にとどめることが良い可能性がある [1、2、38]。

舌下神経と舌神経

　舌下神経（第XII脳神経）は同側の舌運動を支配し、舌神経（第 V 脳神経の第 3 枝）は同側の舌前方 3 分の 2 の知覚と味覚を支配する（顔面神経の鼓索神経を介する）。両神経とも頸部郭清術の際に損傷する可能性があり、舌、口腔底の切除を行う場合に舌神経損傷の可能性は高くなる。

　舌下神経が障害されると、構音障害、舌の誤咬、同側（損傷側）への舌の偏位を呈する。また咀嚼や嚥下がより困難となる可能性がある（上述）。舌筋の萎縮が起こり、このことが（神経障害に加えて）機能障害を増大させる。両側舌下神経損傷の場合、仰臥位では上気道閉塞を起こす可能性がある。

　舌神経損傷による同側（損傷側）舌の知覚喪失は、発語、咀嚼、嚥下に影響を与え、発語や咀嚼時に舌の損傷を引き起こす。鼓索神経損傷による味覚の減弱は、食事摂取量の減少や低栄養につながるかもしれない。

　これらの患者には、発語や嚥下のリハビリテーションが有益である [38]。

迷走神経、反回神経、上喉頭神経

頸動脈鞘周囲を郭清する際に、直接的あるいは間接的に、迷走神経（第X脳神経）やその分枝、とくに反回神経や上喉頭神経を損傷することがある。

片側声帯麻痺は反回神経の損傷によって起こり、障害を受けていない反対側の声帯が機能を代償することができるとされている。しかし軽度から中程度の嗄声や咳嗽力の低下などがよく起こる。両側性に損傷した場合は上気道閉塞を起こす可能性がある。

上喉頭神経の分枝の損傷は、喉頭口の知覚低下による軽度の嚥下障害や、声帯の緊張が減少し長時間の会話で疲れやすくなること、そして高音の発声が困難になることがある。

これらの神経損傷の診断には、直達喉頭鏡検査法のみ、あるいは発声機能検査を併用することが有用である。

交感神経幹

交感神経幹の神経線維の損傷は、同側のホルネル症候群を引き起こす可能性がある。これは通常、頸動脈鞘の裏面で内側へと切り込みすぎたためである。ホルネル症候群では、ミュラー筋の神経支配が損なわれることによる眼瞼下垂、顕著な眼球陥凹、縮瞳（瞳孔収縮）、損傷側前額部皮膚の無汗症（発汗欠如）が生じる。しかし臨床症状は変化しうる。

顔面神経下顎縁枝

顔面神経（第Ⅶ脳神経）下顎縁枝は、頸部郭清術の皮弁挙上時や、合併切除のため口腔へ切除を進める際に損傷の危険性がある。顔面神経下顎縁枝を損傷すると、口輪筋と口角下制筋の神経支配が損なわれることによって、口角の可動性が低下する。下唇の動きをうまく制御できないため、飲み物の摂取が難しくなる。また脳血管障害による神経損傷（中枢性顔面神経麻痺）と同様の顔貌を呈する。

慎重に切開線を設定すること、皮弁を挙上する際に早期に神経を同定することが、顔面神経下顎縁枝の医原性損傷を避ける最善の方法である。神経を切断しておらず、牽引による麻痺の場合、いくらか機能は回復してくるが、数ヵ月間かかることがある [1、2、38]。

再建術の合併症およびドナー部位合併症

（固定）器具の不具合

下顎骨の骨切り術や切除術では、骨片の固定、連続性の回復、あるいは骨弁を固定するために、プレートとスクリューが必要である。（固定）器具の不具合は、再建術の原則に従わないこと、過度な屈曲操作による金属疲労、広範な顎欠損、咬合力分布の不均衡などが原因となる。（固定）器具の不具合には、再建プレートの破折、骨片の動きを伴ったスクリューの緩みなどがある。プレートは露出し、二次的に感染することがある。これは周辺組織へのさらなる損傷や、慢性的に瘻孔が存在する状態につながる。

（固定）器具の露出は破折や動揺がなくとも起こることがある。切除によって被覆する組織に十分な厚みがない場合、放射線療法によって萎縮が起こった場合である。慎重な切開線の設定、適切な軟組織による被覆、再建術の原則の順守が、プレート露出を防ぐために重要である。

破折や感染したプレートとスクリューは必ず除去が必要である。術前の高気圧酸素療法が術後補助放射線療法を受けた患者に適応となることがある [1、45、46]。

ドナー部位合併症（Donor site morbidity）

　口腔欠損部の再建において、腓骨、橈骨、腸骨稜のような遠隔部からの複合組織移植術は標準的術式である。レシピエント部位は良好な審美性や機能性を達成できる。しかし、ドナー部位は、長期にわたる瘢痕や、時には組織のずれや欠損に悩まされる。可動域の制限や歩行障害のような機能的な制限は、ドナー部位に起こる長期にわたる後遺症である。機能を回復するまで理学療法が積極的になされる一方、審美性の観点から瘢痕拘縮形成術が行われることもある。ほかの再建手技でも同様の問題が起こることがある。

Quality of life（QOL）

　頭頸部がんの治療において、（とくに進行がんの症例においては）生存率が改善できていない状態が続いているため、QOLは（治療効果の）重要な評価項目である。

　慢性疼痛、咀嚼障害、嚥下障害、発語障害はQOLに負の影響を与える。一般的に、複数の研究で示されているように、顎骨の連続性を保ち、歯科インプラントや将来の補綴物も支持できる遊離複合組織皮弁を利用することで、腫瘍切除後の機能が改善する。主観的感覚であるQOL改善と、客観的評価の改善が、頭頸部がんに関する多数の研究で示されている [25、26、47、48]。

　最後に、顔貌の審美障害、（唾液の）分泌障害、発語障害、そのほかの機能障害は、口腔がんサバイバーの心理面に重大な影響を与える。事実、口腔がんサバイバーは、うつ病やほかの心理学的／精神医学的な問題を抱えている有病率が高い。

　　　　　　　（訳：志茂　剛、奥井達雄、伊原木聰一郎、山中玲子、横井　彩、曽我賢彦、佐々木朗）

参考文献

1　Shah JP, Johnson NW, Batsakis JG (2002). Oral Cancer. Martin Dunitz, London.
2　Kim DD, Ord RA (2003). Complications in the treatment of head and neck cancer. Oral Maxillofac Surg Clin North Am, 15(2), 213-27.
3　Shah J (2001). Cancer of the head and neck: a volume in the American Cancer Society Atlas of Clinical Oncology Series. BC Decker, London.
4　Batsakis JG (1999). Surgical excision margins: a pathologist's perspective. Adv Anat Pathol, 6(3), 140-8.
5　Woolgar JA, Triantafyllou A (2005). A histopathological appraisal of surgical margins in oral and oropharyngeal cancer resection specimens. Oral Oncol, 41(10), 1034-43.
6　Looser KG, Shah JP, Strong EW (1978). The significance of "positive" margins in surgically resected epidermoid carcinomas. Head Neck Surg, 1(2), 107-11.
7　Batsakis JG (2003). Clinical pathology of oral cancer, in Shah JP, Johnson NW, Batsakis JG (eds) Oral Cancer, pp. 75-128. Martin Dunitz, London.
8　Byers RM, Bland Kl, Borlase B, Lu na M (1978). The prognostic and therapeutic value of frozen section determinations in the surgical treatment of squamous carcinoma of the head and neck. Am J Surg, 136(4), 525-8.
9　Genden EM, Ferlito A, Bradley PJ, Rinaldo A, Scully C (2003). Neck disease and distant metastases. Oral Oncol, 39(3), 207-12.
10　Calhoun KH, Fulmer P, Weiss R, Hokanson JA (1994). Distant metastases from head and neck squamous. Laryngoscope, 104(10), 1199-205.
11　Gregoire V, Bol A, Geets X, Lee J (2006). Is PET-based treatment planning the new standard in modern radiotherapy? The head and neck paradigm. Semin Radiat Oncol, 16(4), 232-8.
12　Schwartz DL, Rajendran J, Yueh B, et al. (2003). Staging of head and neck squamous cell cancer with extended-field FDG-PET. Arch Otolaryngol Head Neck Surg, 129(11), 1173-8.

13　Ord RA, Kolokythas A, Reynolds MA (2006). Surgical salvage for local and regional recurrence in oral cancer. J Oral Maxillofac Surg, 64(9), 1409-14.
14　Pearlman NW. Treatment outcome in recurrent head and neck cancer. Arch Surg, 114(1), 39-42.
15　Krol BJ, Righi PD, Paydarfar JA, et al. (2000). Factors related to outcome of salvage therapy for isolated cervical recurrence of squamous cell carcinoma in the previously treated neck: A multi-institutional study. Otolaryngol Head Neck Surg, 123(4), 368-76.
16　Robert F, Ezekiel M P, Spencer SA, et al. (2001). Phase I study of anti-epidermal growth factor receptor antibody cetuximab in combination with radiation therapy in patients with advanced head and neck cancer. J Clin Oncol, 19(13), 3234-43.
17　Bonner JA, Harari PM, Giralt J, et al. (2006). Radiotherapy plus cetuximab for squamous-cell carcinoma of the head and neck. N Engl J Med, 354(6), 567-78.
18　Forastiere A, Koch W, Trotti A, Sidransky D (2001). Head and neck cancer. N Engl J Med, 345(26), 1890-900.
19　LaBlance GR, Kraus K, Steckol KF (1991). Rehabilitation of swallowing and communication following glossectomy. Rehabil Nurs, 16(5), 266-70.
20　Pauloski BR, Logemann JA, Colangelo LA, et al. (1998). Surgical variables affecting speech in treated patients with oral and oropharyngeal cancer. Laryngoscope, 108(6), 908-16.
21　Massengill R Jr, Maxwell S, Pickrell K (1970). An analysis of articulation following partial and total glossectomy. J Speech Hear Disord, 35(2), 170-3.
22　Rentschler GJ, Mann MB (1980). The effects of glossectomy on intelligibility of speech and oral perceptual discrimination. J Oral Surg, 38(5), 348-54.
23　Logemann, JA (1988). The role of the speech language pathologist in the management of dysphagia. Otolaryngol Clin North Am, 21(4), 783-8.
24　Pauloski BR, Logemann, JA, Rademaker AW, et al. (1993). Speech and swallowing function after anterior tongue and floor of mouth resection with distal flap reconstruction. J Speech Hear Res, 36(2), 267-76.
25　Vaughan ED (1982). An analysis of morbidity following major head and neck surgery with particular reference to mouth function. J Maxillofac Surg, 10(3), 129-34.
26　Vaughan ED, Bainton R, Martin IC (1992). Improvements in morbidity of mouth cancer using microvascular free flap reconstructions. J Craniomaxillofac Surg, 20(3), 132-4.
27　Ichimura K, Tanaka T (1993). Trismus in patients with malignant tumours in the head and neck. J Laryngol Otol, 107(11), 1017-20.
28　Dijkstra PU, Kalk WW, Roodenburg JL (2004). Trismus in head and neck oncology: a systematic review. Oral Oncol, 40(9), 879-89.
29　Dijkstra PU, Huisman PM, Roodenburg JL (2006). Criteria for trismus in head and neck oncology. Int J Oral Maxillofac Surg, 35(4), 337-42.
30　Buchbinder D, Currivan RB, Kaplan AJ, Urken ML (1993). Mobilization regimens for the prevention of jaw hypomobility in the radiated patient: a comparison of three techniques. J Oral Maxillofac Surg, 51(8), 863-7.
31　Hooley R, Levine H, Flores TC, Wheeler T, Steiger E (1983). Predicting postoperative head and neck complications using nutritional assessment: the prognostic nutritional index. Arch Otolalyngol, 109(2), 83-5.
32　Devine JC, Rogers SN, McNally D, Brown JS, Vaughan ED (2001). A comparison of aesthetic, functional and patient subjective outcomes following lip-split mandibulotomy and mandibular lingual releasing access procedures. lnt J Oral Maxillofac Surg, 30(3), 199-204 .
33　Cilento BW, Izzard M, Weymuller EA, Futran N (2007). Comparison of approaches for oral cavity cancer resection: lip-split versus visor flap. Otolaryngol Head Neck Surg, 137(3), 428-32.
34　Ramon Y, Hendler S, Oberman M (1984). A stepped technique for splitting the lower lip. J Oral Maxillofac Surg, 42(10), 689-91.
35　Hayter JP, Vaughan ED, Brown JS (1996). Aesthetic lip splits. Br J Oral Maxillofac Surg, 34(5), 432-5.
36　Thankappan KM, Sharan R, Iyer S Kuriakose MA (2009). Esthetic and anatomic basis of Modified lateral rhinotomy approach. J Oral Maxillofac Surg, 67(1), 231-4.
37　Kolokythas A, Fernandes RP, Ord R (2007). A non-lip-splitting double mandibular osteotomy technique applied for resection of tumors in the parapharyngeal and pterygomandibular spaces. J Oral Maxillofac Surg, 65(3), 566-9.
38　Cummings CW, Haughey BH, Thomas JR, et al. (2005). Cummings otolaryngology: head and neck surgery, 4th edn. Mosby, St Louis.

39 Friess CC, Fontaine DJ, Kornblut AD (1979). Complications of therapy of oral malignant disease. Otolaryngol Clin North Am, 12(1), 175-81.
40 Epstein SK (2005). Late Complications of tracheostomy. Respir Care, 50(4), 542-9.
41 Goldenberg D, Ari EG, Golz A, Danino J. Netzer A. Joachims HZ (2000). Tracheotomy complications: a retrospective study of 1130 cases. Otolaryngol Head Neck Surg, 123(4), 495-500.
42 Wood DE, Mathisen DJ, Late complications of tracheotomy (1991). Clin Chest Med, 12(3), 597-609.
43 Saunders JR Jr, Hirata RM, Jacques DA (1985). Considering the spinal accessory nerve in head and neck surgery. Am J Surg, 150(4), 491-4.
44 Cappiello J, Piazza C, Nicolai P (2007). The spinal accessory nerve in head and neck surgery. Curr Opin Otolaryngol Head Neck Surg, 15(2), 107-11.
45 Shibahara T, Noma H, Furuya Y, Takaki R (2002). Fracture of mandibular reconstruction plates used after tumor resection.] Oral Maxillofac Surg, 60(2), 182-5.
46 Neovius EB, Lind MG, Lind FG (1997). Hyperbaric oxygen therapy for wound complications after surgery in the irradiated head and neck: a review of the literature and a report of 15 consecutive patients. Head Neck, 19(4), 315-22.
47 Wilson KM, Rizk NM, Armstrong SL, Gluckman JL (1998). Effects of hemimandibulectorny on quality of life. Laryngoscope, 108(10), 1574-7.
48 Rogers SN, Lowe D, Fisher SE, Brown JS, Vaughan ED (2002). Health-related quality of life and clinical function after primary surgery for oral cancer. Br J Oral Maxillofac Surg, 40(1), 11-18.

第 10 章
放射線療法の合併症概説
Kate Newbold, Kevin Harrington

定義

　放射線療法（放射線治療、照射ともいう）とは、エックス線、ガンマ線、中性子線、陽子線）などの高エネルギー放射線を用いてがん細胞を死滅させ、腫瘍を縮小させる治療法と定義される [1]。

　放射線療法（しばしば化学療法が併用される）は、頭頸部がんの根治治療として重要な役割を担う。化学放射線療法は臓器の機能を温存できることから、上咽頭、中咽頭、下咽頭、喉頭に発生する腫瘍に対し選択肢となる治療法である。口腔がんでは、術前や術後放射線療法を併用した外科手術で最も良い治癒率を得る。

　放射線療法は、進行し治癒の見込めない頭頸部がん患者の症状緩和（腫瘍の縮小、潰瘍予防、出血予防、疼痛管理など）としても重要な役割を担っている。

　分化型甲状腺がんは、特定の細胞を標的とした放射性同位元素（ラジオアイソトープ）を用いて治療される（例：放射性ヨウ素；ヨウ素131）。甲状腺髄様がんは通常、手術と術後放射線療法が行われる。放射線療法は頭頸部領域に発生したリンパ腫、肉腫および皮膚腫瘍に対しても用いられる。

放射線生物学

　放射線は細胞内のあらゆる分子に損傷を起こすが、DNA 損傷は致命的で、細胞死を生じさせる。この損傷は直接的にも、細胞内の水分に対する放射線の相互作用で生じるフリーラジカルを介して間接的にも起こる。修復不可能な場合、1 本鎖および 2 本鎖 DNA 切断は細胞死を引き起こす可能性がある。放射線生物学の「4R」は、局所に対する放射線療法の成否を説明するものとして定義されている [2]。治療分割間での腫瘍と正常細胞の回復（Repair）の差、細胞周期の高放射線感受性あるいは低放射線感受性期への細胞の再分布（Redistribution）、治療分割間での腫瘍細胞の再増殖（Repopulation）、そして治療期間中の腫瘍細胞の再酸素化（Re-oxygenation）からなり、放射線療法の最終的な転帰についてさまざまな説明を導き出すことができる。

　最近は、腫瘍の種類による放射線感受性（Radiosensitivity）を加え、放射線生物学の「5R」とすることが提唱されている [3]。いくつかの例外を除いて、腫瘍の種類によって放射線応答が異なることが 4R では説明できなかったが、放射線感受性を加えることによって説明できるようになった（例：リンパ腫―高感受性、神経膠芽細胞腫―抵抗性）[4]。腫瘍細胞と正常細胞の性質の違いの観点から新たな治療戦略を検討する際、放射線生物学の「5R」は非常に重要な骨格となる。

それぞれのRは諸刃の剣であり、最終的な治療効果を向上させることも低下させることもある。たとえば、腫瘍細胞にDNA修復経路の欠陥があれば、同じ放射線量でも、隣接する正常細胞より多くの腫瘍細胞が死滅させられる可能性が高い[5〜7]。しかし、腫瘍細胞は未修復のDNA損傷に耐えるため、異常なDNA修復経路でほかの遺伝子に突然変異を蓄積する可能性もある。

同様に、放射線療法中の腫瘍の細胞分裂の亢進は、通常、腫瘍の再増殖を助長するという点で良くないと考えられている（下記参照）。しかし、それはまた、腫瘍細胞の放射線感受性をより高くし、細胞死を生じやすくしていることを示しているかもしれない。なぜなら、修復不可能なDNA損傷を伴って有糸分裂を開始することで、細胞死が生じやすくなるからである（分裂死）[4]。細胞の放射線応答に対する放射線生物学の「5R」の重要なポイントを簡単に概説する。

修復（Repair）

放射線は、化学療法との併用の有無にかかわらず、正常細胞とがん細胞の両方にDNA損傷を生じさせる。放射線が1 Gy照射されるごとに、1,000の1本鎖切断と40の2本鎖切断が起きる。それらのうち、2本鎖切断が細胞生存に最も影響する。DNA損傷に対し、細胞はさまざまな修復機構を行う。2本鎖切断に対する主な修復機構は、(1) 相同組換え、と (2) 非相同末端結合である。

相同組換えは、非常に忠実なDNA修復機構であり、細胞周期がS期およびG2期の細胞のみで起こる（修復のための鋳型として相同の塩基配列をもつ姉妹染色分体が必要）。一方、非相同末端結合は「迅速で雑な」DNA修復機構であり、すべての細胞周期の細胞で起こる。したがって、放射線によるDNA損傷の修復機構は主に非相同末端結合である[8]。この修復機構は修復のための鋳型を必要とせず、その結果、誤った修復を生じやすい。

損傷修復は正常組織の方が腫瘍細胞より効率的である。この差が分割照射に利用されている。したがって、分割照射による損傷は、正常組織が腫瘍細胞より多く修復される。そして、数週間にわたる過程で、正常細胞と腫瘍細胞の間の異なる細胞死の結果、許容可能な正常組織毒性の中で腫瘍の完全な根絶をもたらす。

再分布（Redistribution）

放射線感度性は細胞周期の時期によって異なる。この現象は細胞株に依存するが、G2期とM期で最も放射線感度が高く、S期後期で最も放射線抵抗性を示す[9]。したがって、照射後、細胞周期が同調傾向になる—S期で多くの細胞が生存し細胞周期を一緒に進む。この現象は細胞周期チェックポイントに対する放射線の影響も合わさる（G1/S移行期とG2期での阻害）。分割照射で考慮すべきもう一つ重要なことは、治療期間のある時点において放射線抵抗性の細胞周期の細胞は、別の時点では放射線高感受性の細胞周期にある可能性が高いということである。

再増殖（Repopulation）

放射線療法中に腫瘍内の細胞は失われながら残った細胞は分裂を続ける。事実、放射線療法が4週間を超えて進むと腫瘍細胞の分裂頻度が増加することを示唆した報告がある[10]。これは細胞の加速再増殖と呼ばれ、事実上の「線量減弱効果」をもたらす。理由は放射線の一部は照射前に分裂し増殖した細胞を死滅させるのに利用されるからである。

この現象の重要性の認識は放射線腫瘍学の臨床に多大な影響を与えている。加速分割照射法は、照射中の腫瘍の再増殖能を最小限にすることを目的とし、一方、成長因子受容体阻害薬は、治療期間中の再増殖速度を遅くすることを目的としている [4]。再増殖の理解によるもう一つの重要な治療原則は放射線療法中の予定外の休止を極力避けることである（下記参照）。

再酸素化（Reoxygenation）

放射線に対する細胞の反応は周囲酸素濃度によって大きく影響され、低酸素細胞は放射線抵抗性を示すことが、50 年以上前から知られている [11]。腫瘍は一定の大きさを超えると、細胞の生存を維持できる低酸素領域を含め、さまざまな酸素濃度の領域を含むようになる。低酸素分画内の細胞は相対的に放射線抵抗性である。

分割照射を用いることで、低酸素腫瘍組織を再酸素化させることが可能である。これは、放射線による腫瘍細胞密度の低下によって起こり、低酸素腫瘍細胞への酸素の到達を増やすと同時に酸素の利用を増加させる。

放射線感受性（Radiosensitivity）

以前は「4R（修復、再分布、再増殖、再酸素化）」であったが、最近定義された「5R（修復、再分布、再増殖、再酸素化、放射線感受性）」は、放射線応答の分子生物学的な放射線感受性決定因子についての知見が増えたことを意味する。たとえば、Ras シグナル伝達経路が腫瘍の放射線感受性の決定に役割を担うとする新たな根拠がある [12]。また、上皮成長因子受容体（epidermal growth factor receptor: EGFR）の過剰発現、Ras の活性化変異、Akt とホスホイノシド -3- キナーゼのリン酸化は、すべて in vitro において放射線抵抗性の増強に関連している（とくに、EGFR の過剰発現や Akt のリン酸化が認められる患者は放射線療法に対し予後不良である）[12 ～ 15]。

一方、ファルネシルトランスフェラーゼ阻害薬のような Ras 経路阻害剤は、細胞の放射線感受性を高くする [16]。同様の結果は、Ras に対し非活性化一本鎖抗体を符号化するアデノウイルスベクターを用いた研究でも得られている [17]。

放射線療法の方法

外部照射

外部照射では、電磁放射線スペクトルの高エネルギー部分のエックス線を使用する。すべての電磁放射線は、光子線と呼ばれる電磁波とみなすことができる。これらの光子線は物質と相互作用をするとき、組織の中の原子核周囲の軌道電子を遊離させるだけの十分なエネルギーを有している。結果として原子は正電荷を帯び、陽イオンとなり、遊離した電子は陰イオンになる。この現象を電離という（このような機序があるため、電離放射線と呼ばれる）。

遊離した電子は他の原子をイオン化し、より多くの電子を遊離させる。電子は相互作用により減速し、急速にエネルギーを失う。最大のエネルギー損失は電子が停止する直前起こり、この現象を「ブラッグピーク」という。組織でのブラッグピークが起こる深さは線源の光子線のエネルギーに依存し、この特性は処方するエックス線エネルギーを決定する際に臨床腫瘍医（放射線治療医）が利用する。

外部照射はエックス線エネルギーによって以下のように分類される。

- 表在エックス線：表在エックス線は 50 ～ 150 kV のエネルギーを有し、頭頸部領域では表在病変（皮

膚癌など）に主に行われる。
- オルソボルテージエックス線：オルソボルテージエックス線装置は 200 〜 300 kV のエネルギーを有し、3cm 程度の組織透過性がある（頭頸部領域ではあまり行われない）。
- 高エネルギーエックス線：4 〜 20 MV の高エネルギーエックス線は直線加速器で発生させる。また、1.2 MV 程度のエネルギーを有する γ 線はコバルト 60 のような放射性同位元素の崩壊によって発生する。

電子線治療

　直線加速器は電子線も発生させ、粒子線である電子線は組織内の局所的な照射が可能であり、エネルギーを与える範囲がシャープである。この特性は重要な組織の上部にある表在病変の照射時に非常に有用である。

陽子線／中性子線療法

　エックス線と異なり、陽子線の吸収線量は深度に伴って非常にゆっくり増大し、陽子線飛程の終端点で急激にピークが出現する。陽子線は、従来の光子線を利用した放射線療法より放射線生物学的に有利である。陽子線によって生じる電離は光子線によって生じる電離よりも強く、標的組織に対しより大きな損傷を与える（これは、より修復されにくいことを意味する）。さらに、細胞周期の影響をあまり受けず、低酸素細胞の多くを死滅させることができる。

　しかし、多くの陽子線施設は建設中であり、臨床データは限られている。いくつかの臨床研究は、陽子線の放射線抵抗性腫瘍に対する有効性や頭蓋底腫瘍（脊索腫、軟骨肉腫など）、副鼻腔がん、上咽頭腫瘍などの危険領域での有効性を示唆している [18、19] が、陽子線治療はいまだ研究段階である [20]。

　中性子線もがん治療に用いられてきたが、中性子線を用いた治療に関するデータは非常に少ない。中性子線の効果はエックス線と同等であるという報告もある [21]。

密封小線源治療

　密封小線源治療は腫瘍内または表面に放射線源を配置する放射線療法である。この治療の利点は、「逆二条の法則」の結果として放射線源から少しでも離れると線量が急激に低下する点である。密封小線源治療には以下の方法がある。放射線源を表在性腫瘍の上に直接配置するモールド照射、放射線源を体内腔に配置する腔内照射（婦人科領域の悪性腫瘍で最も用いられる）、頭頸部領域における主な治療法である腫瘍内に直接、放射線源の針やワイヤーを配置する組織内照射 [22] がある。

　ヘアピン状のイリジウムワイヤーを用いた治療の適応は、舌縁、頬粘膜、口腔底の腫瘍のような刺入可能で小さな表在性腫瘍である。閉創前に病巣に縫合したプラスチックのループ管の中に 192- イリジウムワイヤーを配置し照射を行うこともできる（この手法を後充填と呼ぶ）。後充填は放射線療法の既往のある部位の再発腫瘍を治療するのに有効であり、密封小線源治療による再照射は、耐用線量に近い線量をすでに受けている隣接重要臓器の線量を最小限にできる [23]。

アイソトープ治療

　アイソトープ治療は放射性同位元素の全身投与であり、体の特定臓器に放射性同位元素を集積させ治療する（甲状腺癌に対する放射性ヨウ素内服療法など）。

全身照射

全身放射線照射（total body irradiation: TBI）は、聖域といわれる抗がん剤の到達しづらい部位の悪性細胞の根絶と免疫抑制効果による同種移植の生着促進を目的に、全身に放射線を照射する方法である。大量化学療法と併用し、特定の血液腫瘍患者に対して主に行われる。

放射線療法のレジメン

頭頸部領域では最も多い扁平上皮癌の外部放射線療法の標準治療は、総線量 70 Gy 前後、1 回 2Gy 前後、1 日 1 回、6～7 週である。患者は仰臥位で治療され、頭部、頸部、時には肩を覆う熱可塑性のマスク（通称シェル）で固定される。原体照射（絞り込み照射）はこの固定装置で患者を固定してCTを撮影することで可能となり、軸位断画像でリスク臓器と病巣を明示することで三次元的な標的が構築される。その後、病巣に治療線量を投与し、重要正常臓器を耐用線量の範囲に保つように最適なビームの角度や強度が決定される。

非通常分割照射法のレジメン

放射線療法は、標的の線量を増加させ、正常組織の線量を最小限にするように計画される。過分割照射は、1 回線量を少なくし、1 日に複数回の照射を行う。これは放射線生物学の回復（前述）を考慮したレジメンである。加速分割照射レジメンは、たとえば、通常休止する週末も治療を行うなどし、治療期間を短縮する。これは放射線生物学の再増殖を考慮したレジメンである。過分割照射と加速分割照射が頭頸部がんの原発と所属リンパ節の制御を改善したとする最初のエビデンスは米国腫瘍放射線治療グループの臨床試験（RTOG 90-03）によって報告された [24]。

頭頸部癌共同研究グループ（Meta-Analysis of Radiotherapy in Carcinomas of Head and neck: MARCH）は、過分割照射または加速照射レジメンと通常レジメンを比較した15の臨床試験（6,515患者）のメタ解析についての報告した[25]。多分割照射は生存率を有意に改善（5年生存率で3.4%の改善）し、過分割照射レジメン（5年生存率で8%の改善）が加速分割照射レジメン（5年生存率は総線量を減らさないレジメンで2%の改善、総線量を減らしたレジメンで1.7%の改善）より効果が高かった。当然であるが、総治療期間の延長、総線量の減少、休止期間を設ける照射レジメンは腫瘍の制御率を改善しない[25]。

組織温存のための技術

照射野の形状精度向上による口腔有害事象の増悪予防に大きな関心が寄せられている。これは、CTによる三次元的な標的病変の決定や、強度変調放射線療法（intensity-modulated radiotherapy: IMRT）で行うことが可能である。IMRT は治療体積を陥凹させることが可能であり、口腔粘膜、唾液腺、特定の筋群などを避けることができる（図 10.1―カラーページ参照）[26]。

唾液腺の温存を許容する可能性のある線量分布を作成できる IMRT に対し、複数の臨床試験が行われている。Eisbruchらは、IMRT が健側耳下腺の線量を 32% まで減らせることを示した（通常の計画では 93% であった）[27]。結果として、治療後 1 年の時点で、健側耳下腺の刺激唾液分泌量は治療前の63% まで回復した（通常の計画では 3% の回復であった）[27]。

表 11.1a　頭頸部がん患者のさまざまな集団を対象とした研究における開口障害の有病率

研究	研究デザイン、被験者、追跡期間	治療	腫瘍の部位	開口障害の有病率 %（95%信頼区間）
Olmi et al., 1990 [4]	デザインが記載されていない n = 53 追跡期間 ≥1 年	放射線療法（加速照射）	すべての頭頸部腫瘍	6%（2-15）
Ichimura and Tanaka, 1993 [5]	後向き研究 n = 212 追跡期間は記載されていない	記載なし	すべての頭頸部腫瘍 舌 口腔底 頬粘膜 臼後三角 下咽頭／頸部食道 耳下腺 鼻腔 鼻咽頭 上顎洞 側頭下窩	10%（7-15） 23%（11-42） 33%（6-79） 50%（9-91） 100%（34-10） 6%（1-28） 33%（5-45） 6%（1-26） 17%（5-45） 57%（25-84） 100%（34-100）
Kent et al., 2007 [6]	後向き研究 n = 40 追跡期間 ≥1 ヵ月	手術、放射線療法、化学療法	すべての頭頸部腫瘍 舌 口腔底 中咽頭 扁桃 下咽頭 唾液腺 鼻咽頭 不明	45%（31-60） 35%（17-59） 50%（15-85） 60%（23-88） 50%（24-76） 67%（21-94） 33%（6-79） 50%（9-91） 0%（0-79）
Aref et al., 1997 [7]	デザインが記載されていない n = 21 追跡期間 ≥9 ヵ月	中性子線治療	唾液腺腫瘍	10%（3-29）

病因

　開口障害は関節内あるいは関節外の問題によって生じることがある [3、58]。頭頸部腫瘍において、開口障害は腫瘍そのものによって、あるいは、外科治療や放射線治療などの腫瘍に対する治療によって生じうる。

　開口障害は腫瘍が顎関節（temporomandibular joint: TMJ）まで浸潤した場合や、咬筋、内側翼突筋、側頭筋などの閉口筋に浸潤した場合に生じうる。さらに、これらの筋の隣接領域への腫瘍の浸潤によって筋の伸展が妨げられ、開口障害を生じることもある。212 名の頭頸部がん患者における調査では、全体の 2% が診断時に開口障害を有しており、腫瘍の再発時には全体の 1% が開口障害を有していた [6]。ほかの報告では、副咽頭腔領域の悪性腫瘍患者の 56% [59]、鼻咽頭腫瘍患者の 4 ～ 9%[69、61]、進行した耳下腺腫瘍患者の 72% [33] に開口障害の症状が認められた。

　TMJ や咀嚼筋領域の手術は開口障害を引き起こすことがある。Ichimura と Tanaka の報告 [5] によれば、頭頸部がん患者に対する外科治療の結果、5% の患者で開口障害が生じた。さらに開口障害は、下顎骨の再建材料の不具合による下顎骨骨折の結果、生じることもある [58]。

表 11.1b　頭頸部がん患者の特定の集団に関する開口障害の有病率

研究	研究デザイン、被験者、追跡期間	腫瘍の部位	治療	開口障害の有病率 %（95%信頼区間）
Sakai et al., 1988 [8]	調査 n = 171 追跡期間 ≥ 10 年	上顎洞	手術、放射線療法、化学療法	32%（26-39）
Jiang et al., 1991 [9]	後向き研究 n = 73 追跡期間 ≥ 9 ヵ月	上顎洞	手術、放射線療法	12%（7-22）
Paulino et al., 1998 [10]	後向き研究 n = 48 追跡期間 ≥ 24 ヵ月	上顎洞	手術、放射線療法	6%（2-17）
Nishio et al., 2000 [11]	後向き研究 n = 75 追跡期間 ≥ 4 ヵ月	上顎洞	手術、放射線療法、化学療法	5%（2-13）
Ogawa et al., 2001 [12]	後向き研究 n = 41 追跡期間 ≥ 25 ヵ月	上顎洞	手術、放射線療法	5%（1-16）
Özsaran et al., 2003 [13]	後向き研究 n = 79 追跡期間 ≥ 3 ヵ月	上顎洞	手術、放射線療法	5%（2-12）

　同様に、TMJ や咀嚼筋領域に対する放射線療法は、その領域組織の線維化を引き起こすことによって、開口障害を生じさせることがある。Ichimura と Tanaka の研究 [5] によれば、頭頸部がんで放射線療法を受けた 2％の患者が開口障害を発症したとしている。放射線療法に伴って開口量は治療前より平均で 18％ 減少する [62]。放射線療法後の最初の 9 ヵ月は、開口量が平均で 1 ヵ月あたり 2.4％ ずつ減少する [63]。2 年目には、開口量は 1 ヵ月あたり 0.2％ ずつ減少し、24 ～ 48 ヵ月の間は、1 ヵ月あたり 0.1％ ずつ減少する [63]。全体としてみると、放射線療法による開口減少量の 3 分の 2 は最初の 9 ヵ月で発生している [63]。関連する組織に照射される線量が高いほど、開口量の減少は大きくなる [62]。さらに、開口障害は放射線照射後の骨壊死に伴う下顎骨骨折によって生じることもある [58]。

　がん患者における開口障害は上記のような腫瘍や腫瘍に対する治療だけが原因ではないことを考慮して診察しなければならない。開口障害を引き起こす TMJ 部の関節内部の障害、変形性関節症、歯科感染、歯槽骨感染などの疾患によって開口障害が生じている可能性も注意深く診なければならない。

臨床像

　開口障害は開口が重度に制限された状態と定義されている。関節内の問題は、下顎の水平方向の運動制限であり、問題のある関節の反対側・健側方向への運動が制限されることである。

表 11.1c　口腔／咽頭腫瘍を有する患者の開口障害の有病率

研究	研究デザイン、被験者、追跡期間	腫瘍の部位	治療	開口障害の有病率 %（95%信頼区間）
Thomas et al., 1988 [14]	後向き研究 n = 150 追跡期間 ≥ 3 ヵ月	中咽頭	放射線療法—4 分割照射／週 放射線療法—5 分割照射／週	21% (14-30) 5% (2-13)
Foote et al., 1990 [15]	後向き研究 n = 84 追跡期間 ≥ 2 年	舌根	放射線療法	6% (3-13)
koka et al., 1990 [16]	後向き研究 n = 104 （治療前）	口腔／中咽頭	下顎骨半側切除（放射線骨壊死による）	17% (11-26)
Pinheiro and Frame, 1994 [17]	後向き研究 n = 78 追跡期間 ≥ 1 ヵ月	口腔	レーザー治療	1% (0-7)
Ryu et al., 1995 [18]	後向き研究 n = 47 追跡期間 ≥ 3 ヵ月	口腔／中咽頭	手術、下顎骨再建、放射線療法	2% (0-11)
Bertrand et al., 2000 [20]	後向き研究 n = 64 追跡期間 ≥ 6 ヵ月	口腔	下顎骨骨切術、放射線療法、化学療法	69% (57-79)
Eisen et al., 2000 [20]	後向き研究 n = 30 追跡期間 ≥ 5 ヵ月	口腔／中咽頭	下顎骨離断術、放射線療法	0% (0-11)
Kakakoyun-Celik et al., 2005 [21]	前向き研究 n = 40 追跡期間 ≥ 18 ヵ月	舌根	放射線療法、小線源治療、化学療法	5% (1-17)

　対照的に、関節外の障害は、一般に水平的な下顎骨の運動制限に関連しない。腫瘍に関連した開口障害の大半は関節外で生じることが多く、開口器などによる受動的な開口量と自発的な開口量の差は少なく、1 ～ 2mm 程度である。
　開口障害を診断するにあたり多くの異なった診断基準が臨床現場で用いられてきた [64]。
1．二分法の基準
   - <20mm[28、47、49、53]
   - <25mm[65]
   - <30mm[26、61]
   - <35mm[66]
   - <40mm[32]
2．分類別の基準
   - 中程度の制限：20 ～ 30mm、高度の制限：<20mm[8]
   - 軽度の制限：>30mm、中程度の制限：15 ～ 30mm、高度の制限：<15mm[14]

表 11.1d　鼻咽頭腫瘍を有する患者の開口障害の有病率

研究	研究デザイン、被験者、追跡期間	腫瘍の部位	治療	開口障害の有病率 % (95%信頼区間)
Qin et al., 1987 [22]	後向き研究 n = 1379 追跡期間の記載なし	上咽頭	放射線療法	10% (8-11)
Cmelaket et al., 1997 [23]	後向き研究 n = 47 追跡期間 ≥ 1 ヵ月	上咽頭／頭蓋底	放射線療法手術	2% (0-11)
Choi et al., 1997 [24]	後向き研究 n = 21 追跡期間 ≥ 36 ヵ月	上咽頭／副鼻腔	化学療法、放射線療法	0% (0-15)
Zubizarreta et al., 2000 [25]	デザイン記載なし n = 11 追跡期間 ≥ 23 ヵ月	上咽頭	化学療法、放射線療法	36% (15-65)
Teo et al., 2000 [26]	後向き研究 n = 159 追跡期間 ≥ 6 ヵ月	上咽頭	放射線療法—通常分割照射 放射線療法—多分割照射	9% (4-17) 13% (7-22)
Wolden et al., 2001 [27]	後向き研究 n = 68 追跡期間 ≥ 12 ヵ月	上咽頭	化学療法、放射線療法	4% (2-12)
Jen et al., 2002 [28]	前向き研究 n = 222 追跡期間 ≥ 8 ヵ月	上咽頭	放射線療法—1 回照射／日 放射線療法—2 回分割照射／日	14% (9-21) 17% (11-26)
Fuchs et al., 2003 [29]	後向き研究 n = 101 追跡期間の記載なし	上咽頭	放射線療法 放射線化学療法	9% (4-20) 23% (13-37)
Yeh et al., 2005 [30]	後向き研究 n = 849 追跡期間 ≥ 3 年	上咽頭	放射線療法	12% (10-14)

3．多元的な分類基準

　Grade 1：垂直的開口量 >40mm かつ水平的移動量の差 <25%
　Grade 2：垂直的開口量 >30mm かつ水平的移動量の差 >25%
　Grade 3：垂直的開口量 >25mm かつ水平的移動がない [19]。

　科学的な厳正さに欠ける分類基準もある。たとえば、Thomas らの基準では、32、40、50mm の開口量はすべて軽度の制限として分類されている [14]。また、Bertrand らの基準では、対称性の 1mm の水平運動を伴う 31mm を超える開口が分類不可能である [19]。

　カットオフ値の設定理由はあまり提示されておらず、カットオフ値はおそらく研究者の臨床的な判断に基づくものである。近年、開口量 35mm 以下が開口障害のカットオフ値として提唱されており、これは以下の 2 つの外的基準の感度／特異度分析に基づくものである：(1) 患者の開口制限の経験、および (2) 下顎機能障害質問紙（Mandibular Function Impairment Questionnaire: MFIQ) [67]。MFIQ では 11 の下顎機能（すなわち会話、大開口、硬い食べ物の咀嚼、軟らかい食べ物の咀嚼、労働および日常生活、飲み物を飲むこと、笑うこと、かみきりにくい食べ物の咀嚼、あくび、そしてキス）を対象としており、また、さまざまな食物（すなわち硬いクッキー、肉、生の人参、フランスパン、ピーナッ

表 11.1e　進行／非切除腫瘍を有する患者の開口障害の有病率

研究	研究デザイン、被験者、追跡期間	腫瘍の部位	治療	開口障害の有病率 %（95%信頼区間）
Nguyen et al., 1985 [31]	デザインの記載なし n = 178 追跡期間 ≥ 2 年	頭頸部	放射線療法—66 Gy 放射線療法—72 Gy	5% (2-11) 9% (5-16)
Nguyen et al., 1988 [32]	デザインの記載なし n = 39 追跡期間 ≥ 2 年	頭頸部	放射線療法 （多分割照射）	26% (15-41)
Katsantonis et al., 1989 [33]	デザインの記載なし n = 18 追跡期間 ≥ 1 年	耳下腺	Stylo-hamular dissection、放射線療法	17% (6-39)
Chandrasekhar et al., 1990 [34]	デザインの記載なし n = 29 追跡期間 ≥ 6 ヵ月	頭頸部	手術（parascapular flap 再建）、放射線療法	7% (2-22)
Zidan et al., 1997 [35]	デザインの記載なし n = 53 追跡期間 ≥ 3 年	頭頸部	放射線療法、化学療法	19% (11-31)
MacKenzie et al., 1999 [36]	前向き研究 n = 35 追跡期間 ≥ 12 ヵ月	頭頸部	放射線療法	3% (1-15)

表 11.1f　再発／新規原発腫瘍を有する患者の開口障害の有病率

研究	研究デザイン、被験者、追跡期間	腫瘍の部位	治療	開口障害の有病率 %（95%信頼区間）
MacNeese and Fletcher, 1981 [37]	後向き研究 n = 30 追跡期間の記載なし	鼻咽頭	再放射線療法	13% (5-30)
Yan et al., 1983 [38]	後向き研究 n = 85 追跡期間 ≥ 5 年	鼻咽頭	再放射線療法	29% (21-40)
Langlois et al., 1985 [39]	後向き研究 n = 35 追跡期間 ≥ 2 年	頭頸部	手術、再放射線療法	6% (2-19)
Emani et al., 1987 [40]	後向き研究 n = 99 追跡期間 ≥ 18 ヵ月	頭頸部	手術、再放射線療法	3% (1-9)
Wang, 1987 [41]	後向き研究 n = 51 追跡期間の記載なし	鼻咽頭	再放射線療法	2% (0-10)
Nagorsky and Sessions, 1987 [42]	デザインの記載なし n = 28 追跡期間 ≥ 2 年	口腔	レーザー切除、放射線療法	11% (4-28)

表 11.1f　（続き）

研究	研究デザイン、被験者、追跡期間	腫瘍の部位	治療	開口障害の有病率 %（95%信頼区間）
Pryzant et al., 1992 [43]	後向き研究 n = 53 追跡期間 ≥ 7 ヵ月	鼻咽頭	再放射線療法	15%（8-27）
Tercilla et al., 1993 [44]	デザインの記載なし n = 10 追跡期間 ≥ 6 ヵ月	頭頸部	再放射線療法	10%（2-40）
Benchalal et al., 1995 [45]	前向き研究 n = 17 追跡期間 ≥ 1 ヵ月	頭頸部	手術、 化学療法、 再放射線療法	12%（3-34）
De Crevoisier et al., 1998 [46]	後向き研究 n = 169 追跡期間 ≥ 6 ヵ月	頭頸部	再放射線療法 再放射線療法—1 回照射／日と化学療法 再放射線療法—2 回分割照射／日と化学療法	41%（25-59） 23%（16-31） 39%（25-55）
Teo et al., 1988 [47]	後向き研究 n = 103 追跡期間 ≥ 2.5 ヵ月	鼻咽頭	手術 再放射線療法	61%（52-70）
King et al., 2000 [48]	後向き研究 n = 31 追跡期間 ≥ 3 ヵ月	鼻咽頭	手術 再放射線療法	48%（32-65）
Chang et al., 2000 [49]	後向き研究 n = 186 追跡期間 ≥ 12 ヵ月	鼻咽頭	再放射線療法	5%（3-9）
Nishioka et al., 2000 [50]	デザインの記載なし n = 16 追跡期間の記載なし	鼻咽頭	再放射線療法	6%（1-28）
Schaefer et al., 2000 [51]	前向き研究 n = 26 追跡期間 ≥ 3 ヵ月	頭頸部	再放射線療法、 化学療法	4%（1-19）
Dawson et al., 2001 [52]	後向き研究 n = 40 追跡期間 ≥ 5 ヵ月	頭頸部	再放射線療法	20%（10-35）
Low et al., 2006 [53]	デザインの記載なし n = 36 追跡期間 ≥ 8 ヵ月	鼻咽頭	定位手術的照射、 放射線療法	19%（10-35）
Chen et al., 2007 [54]	後向き研究 n = 137 追跡期間 ≥ 1 ヵ月	頭頸部	手術、 放射線療法、 化学療法	1%（0-4）

第 12 章

顎骨の放射線照射後の骨壊死（放射線骨壊死）

Fred Spijkervet, Arjan Vissink

はじめに

　放射線療法は頭頸部がん患者の治療において重要な役割を担っている。少なくとも 50％の頭頸部がん患者が放射線療法を受け、そのうち約 50％は長期生存が期待できる。放射線療法は単独もしくは化学療法と併用し一次治療として行なわれたり、手術の補助療法として行われたりする。最適な分割スケジュールと強度変調放射線療法（intensity-modulated radiation therapy: IMRT）などの最適な照射技術を用いても、周囲組織に不要な放射線性変化が起こる [1]。急性放射線障害は大部分の患者で観察され、放射線療法中と終了後の短い期間に認められる（例：口腔粘膜障害）。一方、晩期放射線障害は一部の患者に観察され、放射線療法後、月から年単位で発生する（例：軟組織壊死）。このような晩期放射線障害の一つに、放射線骨壊死として知られている放射線照射後の骨壊死（post-radiation osteonecrosis: PRON）がある。放射線療法の合併症は第 10 章で詳細に述べる。

疫学

　下顎の PRON 発生率は、2.6％から 22％までさまざまであるが減少傾向にあり、IMRT などの最適な照射技術の使用が増えることで、さらに減少すると予想される [2〜6]。上顎の骨壊死の発症率は非常に低い [4、7、8]。

病態

　放射線照射後の骨基質の肉眼的変化は比較的ゆっくり発生する。初期変化は、骨細胞、骨芽細胞、破骨細胞などの骨改造機構の損傷により起こる。骨芽細胞は破骨細胞より放射線感受性が高い傾向にあり、そのため骨融解の相対的な亢進が起きる可能性がある。次の変化は血管系の損傷により起こる [9、10]。骨改造の変化は、改造機構にかかわる細胞に対する直接的な放射線障害の結果なのか、放射線性血管障害による二次的な結果なのか、あるいはこれらの事象が合わさることによる結果なのか、いまだ議論の余地がある。

　放射線による骨や周囲組織の微細血管の障害は、初めに充血を引き起こす。続いて動脈内膜炎、血栓、小血管の進行性の狭窄や閉塞を起こし、結果として骨内の細胞数のさらなる減少と進行性の線維化を起こす。そして、骨髄は著しい低細胞化、低血管または無血管化、顕著な脂肪変性と線維化を経時的に示すようになる。骨内膜は、活性型の骨芽細胞と破骨細胞の著明な減少に伴い萎縮する。骨膜は、改造機構にかかわる細胞を同様に減少させ顕著な線維化を示す [2、9〜14]。

　初期の文献で、PRON の病態は、放射線、外傷、感染の 3 要素が原因であると考えられていた [15

〜 17]。このモデルにおいて、外傷の役割は口腔内細菌が骨内に侵入するための入り口として働くことであった。したがって、PRON は主として感染の経過であると考えられていた。外傷の原因として、抜歯、義歯の刺激、骨の鋭縁、硬く尖がった食片などが含まれ、あらゆるものに可能性がある。

その後、Marx は、PRON でみられる細菌は単に混入しているだけであり、PRON は感染よりも創傷治癒の問題であると述べた。[18、19]。したがって、低酸素－低血管－低細胞の組織は、正常細胞やコラーゲンの喪失を置換する能力が低下し、細胞死やコラーゲン分解が細胞増殖やコラーゲン合成を上回ることで最終的に組織の破綻を起こす。さらに、低酸素－低血管－低細胞の組織は、代謝要求が血管供給を上回り、創傷治癒能力が低下している [18、19]。PRON は軟組織を裏打ちしている骨の病的経過であると同様に、骨を覆う軟組織の病的過程でもあることに注意しなければならない。

実際に、PRON の一部（35％）は自発性のようである。自発性 PRON は通常、放射線療法後 2 年以内に発生する [4、14、18、19]。しかし、照射後いつの時期でも起こりうる [3、4]。自発性 PRON は、加齢、高線量（>65 Gy）、照射野（照射野内の骨体積；最大線量領域と骨との距離）、過分割照射[※1]、骨近傍への線源の挿入、組織内照射と外照射の併用に関連する [2、4、7、8、14、18〜23]。自発性 PRON は放射線療法による完全な細胞死を意味する。

外傷性 PRON は通常、自発性 PRON より遅く発生する [4]。これも高線量に関連する。有歯顎患者において、PRON は、抜歯やそのほかの外科処置（例：歯周外科治療）、現存する歯周病や根尖病巣、口腔衛生不良に関連する [3、8、14、24、25]。無歯顎患者において、義歯による外傷が誘発因子となり、とくに、歯ぎしりや食いしばりなどの特定の咀嚼や口腔異常機能活動癖が関与する [26]。照射前抜歯の不十分な治癒期間も PRON の誘因として知られている [2、8、14]。そのほかの PRON に関連する因子として、高い肥満度指数（body mass index: BMI）や副腎皮質ステロイドの使用が挙げられる [23]。

臨床的特徴

PRON の患者は、放射線療法終了後しばらくして照射野内に治癒しない骨露出を発症する（**図 12.1**—カラーページを参照）。下顎骨は上顎骨より発生頻度が高い。前述の通り、自発性に起こることもあるが、抜歯などの侵襲的な事象の後に起こることが多い。病変は強い疼痛を引き起こしたり、二次感染の兆候を示したりする可能性がある。その過程で、腐骨形成、病的骨折（**図 12.2**）、皮膚瘻形成（**図 12.3**—カラーページ参照）を起こす可能性がある [2、3、6、8、18、19、27、28]。

診断・画像検査

PRON の診断は、臨床所見とエックス線画像所見の組み合わせに基づいて行われる。単純エックス線写真では骨密度の低下を示し骨折が認められることがある。CT 画像は、限局性骨融解、皮質骨破壊、海綿骨梁の消失などの骨の異常を示す（**図 12.2**）。骨シンチグラフィーや MRI などの画像検査においても骨の異常が認められる。

管理・マネジメント

予防

PRON の発生率は新しい照射技術により減らされるべきである（例：IMRT）。

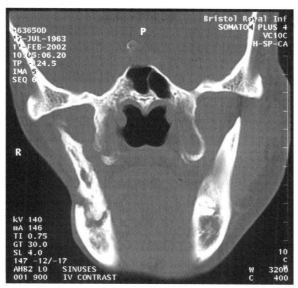

図 12.2　下顎右側の放射線骨壊死を示す CT 画像　[Davies A and Finlay I（2005）, Oral Care in Advanced Disease. Oxford University Press, Oxford から許諾のもと再掲]

　PRON の予防で重要なのは、治療前の歯科的対応である（第 5 章を参照）。治療前の評価の目的は、PRON のリスクを増加させる因子を同定し、治療開始前にその因子を改善または取り除くことである [2、4、6、23、25、29 〜 32]。第一の目的は、照射後に抜歯のようなリスクの高い処置が必要となる可能性を減らすことである [4、7、8、12、13、23、25、29、30、32、33]。しかし、スクリーニングの効果を最大にするためには、治療と治癒のための時間を十分に確保する必要がある [25、32]。
　予後に疑問のある歯を放射線療法前にすべて抜歯する必要があることは、現在一般的に受け入れられる [4、25、29 〜 31]。歯の手入れや口腔衛生に対する意欲が低い患者は、放射線療法前に積極的に抜歯しなければならない [12、13、30、34 〜 36]。抜歯は、可能なかぎり非侵襲的に行われ、一次閉鎖が行われるべきである [25、30]。提言されている治癒期間は、10 日から 14 日の範囲が多い [8、12、13、24、25、30、36]。しかし、14 日の間隔では、PRON の発生の小さなリスクが残る [14]。放射線療法開始と抜歯の間隔が ≥21 日であれば、発性リスクを 0 まで減らせると思われる。
　放射線療法中の抜歯は PRON のリスクを極端に高めるので、行わないことを強く勧める [37]。照射後抜歯は PRON の重大な誘因であることが示されている [4、7、8、24、25]。実際に、Epstein らは照射前抜歯と比較して放射線療法後の抜歯が、骨壊死の危険を 2 倍に増加させることを明らかにしている [27、28]。一般的に、照射後抜歯は、歯肉切開せず、歯槽突起は平坦にし、緊張をかけずに一次閉鎖創にし、可能なかぎり非侵襲的に行われるべきである [25、30]。抗菌薬の投与も強く推奨されている [8、30、32、38]。抗菌薬投与のプロトコルは、β ラクタム系の抗菌薬を抜歯 1 日前から始め 2 週間投与する（例：アモキシシリン 500mg、1 日 3 回）。β ラクタム系にアレルギーのある患者はクリンダマイシンを選択する（クリンダマイシン 300mg、1 日 3 回）。コクラン共同計画による最近のレビューは、照射野内の抜歯後の PRON 予防に、高気圧酸素療法が有効である可能性を示唆している（下記参照）[39]。高気圧酸素療法は、1 気圧以上の気圧、通常 2 気圧の環境下で 100％酸素を治療的に投与する。高気圧酸素療法は、細胞レベルの酸素分圧の最適化と局所血管新生の促進をすることで、照射された組

表 13.1 化学療法の口腔合併症 [3]

口腔合併症	直接的なリスク因子	間接的なリスク因子
口腔粘膜障害	粘膜毒性 身体的／化学的な外傷	局所／全身の免疫低下 口腔の感染
口腔ウイルス感染		全身の免疫低下
口腔真菌感染	不十分な口腔／義歯の衛生状態 粘膜の損傷	全身の免疫低下
口腔細菌感染	不十分な口腔衛生状態 粘膜の損傷 病原菌の獲得	全身の免疫低下 唾液腺機能障害
味覚障害	味蕾への毒性 神経障害（下記参照）	唾液腺機能障害
口腔乾燥症	唾液腺への毒性	抗コリン薬
神経障害	ビンカアルカロイド プラチナ製剤 タキサン ほかの特定の薬剤	貧血 歯の知覚過敏 顎関節症／顎顔面痛
歯／頭蓋顔面の成長発達問題（小児患者）	組織毒性	歯／骨格の成長ステージ
消化管粘膜障害－口腔の状態により二次的に引き起こされるもの（例：口腔衛生状態の不良、味覚障害）	粘膜毒性	嘔気と嘔吐
出血	口腔粘膜障害 口腔の感染(例：歯周病、単純ヘルペスウイルス) 身体的な外傷	血小板減少 凝固因子の減少 （例：播種性の静脈内血栓）

臨床像

　化学療法に伴うほとんどの口腔合併症は治療の急性期に発症する（表 13.1）[3]。小児の口腔および頭蓋顔面の発育障害などの特異的な障害を除いて、通常長期的な影響は起こらない。

　口腔合併症は患者のみならず、家族や介護者にも多大な影響を与えうる [5]。口腔合併症は脱水症状や栄養不良を引き起こす可能性がある。また、重度の骨髄抑制の状態にある患者は、口腔感染に続発して全身感染を発症する危険があり、時に致死的な問題に至ることもある。

　重度の口腔粘膜障害など、口腔合併症によって抗がん剤の用量を減らさざるを得なくなったり、将来の化学療法のサイクル数を減らしたりしなければならなくなることがある [6]。さらにはがん治療の一時的な中断を余儀なくされる、あるいは予定されていたがん治療が継続されない、という事態にすらなることがある [6]。このように化学療法遂行が妨げられることにより、腫瘍制御能が低下し、長期間の生存の可能性が減少する結果となることがある。

口腔粘膜障害

　臨床的に明らかな口腔粘膜障害は、固形腫瘍に対する従来型の化学療法を受けた患者の 14％、造血幹細胞移植前に大量化学療法を受けた患者の 27 〜 52％ で発生する [7, 8]。口腔粘膜障害を引き起こす可能性が高い特定の薬品・レジメンは明らかにされている [7]。これら口腔粘膜障害の患者の約 50％ では、疼痛や関連する続発症が非常に深刻であり、オピオイド鎮痛薬、入院、そして化学療法レジメンの変更などといった医学的介入を必要とする [9 〜 11]。

　口腔粘膜障害については第 15 章で詳細に論じられている。

唾液腺機能不全（口腔乾燥）

多くの研究では、化学療法は直接唾液腺機能に影響を与えないと報告している [3]。しかし、化学療法患者の支持療法に使用される薬剤（たとえば制吐薬、鎮痛薬）の中には、大小唾液腺へ直接的な抗コリン作用を引き起こすものがある。その結果として、化学療法の患者は、唾液腺機能不全（口腔乾燥）をきたすこととなる。

唾液腺機能不全は、第21章で詳細に論じられている。

口腔感染症

急性の口腔感染は、化学療法患者の以下の3つの主要な理由により発生する。

1. 化学療法は、急性口腔粘膜障害を引き起こす。障害を受けた口腔粘膜組織は、より感染しやすくなる。
2. 化学療法は口腔粘膜の免疫防御機構を減弱させる。これにより、口腔組織が易感染状態となり、日和見的に、または新たに獲得した微生物によって感染が起こりやすくなる（唾液腺機能不全がある場合にリスクが増加する）。
3. 治療開始前から存在していた潜在性の感染症や、臨床的に軽微な慢性感染症が、骨髄抑制期に急性化することがある（例：慢性歯周病、単純ヘルペスウイルス感染の既往）[3]。

口腔感染については第17～20章で詳細に論じられている。

出血

臨床的に問題となる血小板減少症が、特定の化学療法レジメンにより発生することがある。血小板数が 25,000/mm^3 以下である場合、そして歯周疾患（歯肉炎、歯周炎など）が存在する場合、口腔内に自然出血を起こすことがある。潰瘍を伴う口腔粘膜障害でも口腔粘膜出血を起こす。口腔内の出血は、患者や家族は当惑するが、治療全体の枠でとらえた場合それほど大きな問題とはならない。

口腔出血については第25章で詳細に論じられている。

神経毒性

ビンカアルカロイドを含むいくつかの化学療法薬（たとえば、ビンクリスチン、ビンブラスチンなど）は、直接的な神経毒性をもつ。これらの薬物は、場合によっては、齲蝕から波及した不可逆的な歯髄炎のような拍動痛を引き起こすことがある。化学療法誘発性の神経障害による痛みであった場合は、通常化学療法の中止後7～10日で治まる [3]。

比較的まれなケースでは、化学療法の中止後、数週間または数ヵ月も温熱刺激に対する歯の知覚過敏症状が持続することがある。このような問題が生じた際に、本当に歯の疾患である可能性を除外するためにも、化学療法開始前に歯科治療を行っておくべきである。フッ化物の局所適用や、知覚過敏を抑制する歯磨剤を使用することで症状の緩和を期待できる。

栄養障害

　化学療法を受けている患者は、さまざまな理由により栄養障害を起こすことがある。化学療法に伴う嘔気や嘔吐、それに加えて口腔粘膜障害、唾液腺機能障害、味覚異常などの合併症も栄養摂取に影響を与える。

　この合併症の重要性と複雑さを考えると、栄養士による栄養管理が非常に重要である。栄養士との協働は包括的であるべきで、治療計画の立案から始まり、栄養的な介入に従えるか患者の能力を見守りながら、継続されなければならない。

味覚異常

　さまざまな悪性腫瘍で化学療法を受ける患者に、味覚障害が起こることが証明されている [12]。味覚異常は、直接的、二次的な味蕾の損傷や、味細胞を支配している神経へのダメージ、唾液分泌低下により起こる。加えて、化学療法中の食事に関する不快な経験から、条件味覚嫌悪を発症することもある。幸いなことに、多くの場合化学療法後の休止後数ヵ月で味覚は回復する。味覚障害については第22章で詳細に論じられている。

子供の骨格・歯牙奇形

　大量化学療法は小児の頭蓋顔面の発育と成長に悪影響を与え、これは組織への直接の影響と、成長ホルモンを介した成長発育の阻害による。12歳未満の小児では、歯の萌出・交換時期や、発育に影響を与える。形態学的影響としては歯根が短くなったり、矮小歯のような円錐形になったりするとともに、歯冠が小さくなることがある [3]。

創傷治癒遅延

　大量化学療法は軟・硬組織の創傷治癒の遅延をもたらす。糖尿病などの併存疾患があるとさらに治癒は遅延する。

　化学療法開始前の抜歯に関するガイドラインは、1980年代に行われた限られた数の後向き研究に基づいている [13、14]。ガイドラインは以下のとおりである：（1）好中球数が $500/mm^3$ 以下になる少なくとも10日前までに抜歯を施行する、（2）組織損傷を最小限にし、一糸ずつの断続縫合で（可能なかぎり）一次閉鎖を行う、（3）血小板数が $40,000/mm^3$ 以下で抜歯施行する場合は血小板輸注を行う、（4）白血球数が $2,000/mm^3$ 以下で（好中球数は $1,000/mm^3$ 以下で）抜歯を施行するときは抗菌薬の予防投与を行う。

口臭

　化学療法患者の口臭の原因は、多因性である。主な原因は、（1）もともと存在する口腔腫瘍、（2）もともと存在する口腔の感染、（3）口腔衛生状態の悪化、そして（4）食事の変化である。

　多くの患者で、舌上に食物残渣や代謝物が蓄積した結果できる舌苔が口臭の原因となっている。舌ブラシなどで優しく擦過し舌苔を除去するか、マウスウォッシュなどで含嗽すると効果的である。

　口臭については第23章で詳細に論じられている。

（訳：室　美里、曽我賢彦、上野尚雄）

参考文献

1. Chabner BA, Longo DL (2006). Cancer chemotherapy and biotherapy: principles and practice, 4th edn. Lippincott Williams & Wilkins, Philadelphia.
2. Duffy MJ, Crown J (2008). A personalized approach to cancer treatment: how biomarkers can help. Clin Chem, ,54(11), 1770-9.
3. National Cancer Institute website: http://www.cancer.gov/cancertopics/pdq/supportivecare/ oralcomplica tions/HealthProfessional
4. Haddad RI, Shin DM (2008). Recent advances in head and neck cancer. N Engl] Med, 359(11), 1143-54.
5. Honea N, Brant J, Beck SL (2007). Treatment-related symptom clusters. Semin Oncol Nurs, 23(2), 142-51.
6. Trotti A, Bellm LA, Epstein JB, et al. (2003). Mucositis incidence, severity and associated outcomes in patients with head and neck cancer receiving radiotherapy with or without chemotherapy: a systematicliterature review. Radiother Oncol, 66(3), 253-62.
7. Jones JA, Avritscher EB, Cooksley CD, Michelet M, Bekele BN, Elting LS (2006). Epidemiology of treatment-associated mucosal injury after treatment with newer regimens for lymphoma, breast, lung, or colorectal cancer. Support Care Cancer, 14(6), 505-15.
8. Sonis ST, Elting LS, Keefe D, et al. (2004). Perspectives on cancer therapy-induced mucosal injury: pathogenesis, measurement, epidemiology, and consequences for patients. Cancer, 100(9 Suppl), 1995-2025.
9. Keefe DM, Schubert MM, Elting LS, et al. (2007). Updated clinical practice guidelines for the prevention and treatment of mucositis. Cancer, 109(5), 820-31.
10. Lalla RV, Sonis ST, Peterson DE (2008). Management of oral mucositis in patients who have cancer. Dent Clin North Am, 52(1), 61-77.
11. Sonis ST, Oster G, Fuchs H, et al. (2001). Oral mucositis and the clinical and economic outcomes of hematopoietic stem-cell transplantation. J Clin Oncol, 19(8), 2201-5.
12. Steinbach S, Hummel T, Bohner C, et al. (2009). Qualitative and quantitative assessment of taste and smell changes in patients undergoing chemotherapy for breast cancer or gynecologic malignancies. J Clin Oncol, 27(11), 1899-905.
13. Williford SK, Salisbury PL, Peacock JE, et al. (1 989). The safety of dental extractions in patients with hematologic malignancies. J Clin Oncol, 7(6), 798-802.
14. Overholser CD, Peterson DE, Bergman SA, Williams LT (1982). Dental extractions in patients with acute nonlymphocytic leukemia. J Oral Maxillofac Surg, 40(5), 296-8.

第14章
造血幹細胞移植における口腔合併症

Sharon Elad, Judith Raber-Durlacher,
Michael Y. Shapira

はじめに

　造血幹細胞移植は、いくつかの悪性疾患（例：白血病、リンパ腫、多発性骨髄腫など）や、骨髄や免疫系が障害される良性疾患（例：再生不良性貧血、重度免疫不全症など）などに対して、根治的な治療法として適用される [1]。造血幹細胞移植では、造血幹細胞が自己複製能とすべての血液細胞に分化する能力を有するため、大量化学放射線療法によって障害した造血系の働きを再構築することが可能である。

　造血幹細胞は全身麻酔下にて後腸骨稜の骨髄から採取される。現在はそのほかに、成人の造血幹細胞採取で末梢血幹細胞を選択される機会が多く、また小児への移植を中心に臍帯血も幹細胞源として広く受け入れられている。造血幹細胞を患者自身から採取する自家造血幹細胞移植は、主に化学療法への感受性がある悪性疾患に対して実施され、その抗腫瘍効果は強力な前処置に依存することになる。しかし、自家造血幹細胞移植では採取した幹細胞に腫瘍細胞が混入している危険がある。健常なドナーから造血幹細胞の提供を受ける同種造血幹細胞移植は主に急性白血病に適応となり、その抗腫瘍効果は、前処置に加えて、ドナーの免疫細胞が宿主の腫瘍細胞に対して発揮する移植片対腫瘍／白血病（graft-versus-tumor/leukemia: GVT/GVL）効果の両者によるものとなる。

　1990年代の後半、GVL効果の理解が深まり、強度を減弱させた前処置の開発が進められた。この新しい前処置では骨髄（造血細胞）を破壊するというよりも、患者の免疫担当細胞を抑制し、造血幹細胞移植にあたってドナーの造血幹細胞が拒絶されずに生着するのを促進することに主眼を置いている。このアプローチではGVL効果の増強のためにドナーのリンパ球輸注を行うこともある。この強度減弱前処置（reduced-intensity conditioning: RIC）による移植は、一般的な移植前処置による移植と比較し、移植後早期の合併症や死亡の減少につながる。そのためRICによる移植は、従来であれば年齢や全身状態から移植が不可能であった患者に対しても施行可能となった [2]。しかし、RICによる移植は、急性型に類似した慢性移植片対宿主病（graft-versus-host disease: GVHD）や再発率の上昇といった問題点と関連している可能性がある。

口腔合併症

　口腔合併症は、明らかに移植関連の全身状態の悪化、症例によっては移植関連死と密接に関連する。高頻度にみられる口腔合併症を**表14.1**に示す。

表 14.1　造血幹細胞移植の口腔合併症

項目	組織	口腔合併症
組織特異的な合併症	口腔粘膜	口腔粘膜障害
		粘膜のGVHD
		貧血による萎縮
		好中球減少による潰瘍
		化膿性肉芽腫
	唾液腺	口腔乾燥症／唾液腺障害
		GVHD
		唾液腺炎
	筋骨格組織	開口障害
		舌の可動域の制限
		ビスホスホネート関連顎骨壊死
	神経組織	味覚障害
		神経障害
		歯の知覚
	歯／歯周組織	齲蝕
		歯周疾患
		歯肉肥厚
組織非特異的な合併症	感染症	細菌性
		真菌性
		ウイルス性
	出血	
	二次性がん	移植後リンパ増殖性腫瘍
		扁平上皮癌
	発育異常	歯の異常
		骨格の異常

口腔粘膜

口腔粘膜障害

　口腔粘膜障害は造血幹細胞移植に伴う主要な合併症の一つであり、とくに骨髄破壊的前処置の後に顕著となる [3]。それは患者にとって苦痛であり、そして重要な局所および全身性の合併症と関連している [4, 5]。ある大規模な前向き研究では骨髄破壊的前処置を受けた移植患者の99％が口腔粘膜障害を経験し、その多くがWHO粘膜障害スケールで最大グレード3または4であった [6]。骨髄破壊的前処置に比べると軽減されると報告されているが、強度減弱前処置による移植後の口腔粘膜障害の頻度および重症度に関するデータは少ない [7]。

　口腔粘膜障害は骨髄破壊的前処置の約5〜10日後に出現し始め、多くの患者で2〜3週で回復する。口腔粘膜障害の軽快が白血球数の回復と時期が一致していることを示す報告もあるが [8]、その一方でそれを否定する報告もある [6]。造血幹細胞移植に伴う口腔粘膜障害の臨床像は、他の大量化学療法によって引き起こされたものと非常に類似している（第15章参照）。重症口腔粘膜障害は、静注オピオイド治療期間、経静脈的栄養期間、重症感染症の発生頻度、発熱期間、入院日数および総医療費と有意に関連することが示されている [9]。

口腔粘膜障害の管理は、移植治療前に実施されるすでに存在する口腔内の感染巣や損傷部位を軽減させるための口腔内の評価から始まる（第5章参照）[10]。この時点より良好な口腔衛生状態を保つことの重要性についての教育がなされるべきであり、造血幹細胞移植後も引き続きなされるべきである[11、12]。クロルヘキシジンはプラークの減少を目的としては有用かもしれないが、口腔粘膜障害の予防にはその有用性は証明されていない[13、14]。移植施設によっては真菌予防を取り入れていることもある[15]。

　ヒト遺伝子組換え keratinocyte-growth factor（palifermin）は造血幹細胞患者の口腔粘膜障害予防目的で承認されている[※1][16〜18]。低レベルレーザーは、高額な機材や実施者の専門的なトレーニングが必要ではあるが、口腔粘膜障害を軽減できることが報告されている[19]。また移植前処置にメルファランを含む場合には口腔内冷却療法（cryotherapy）が推奨される[18、19]。アミフォスチン（amifostine）、リン酸カルシウムやイセガナン（iseganan）など新しい薬剤の口腔粘膜障害を軽減・治療する効果を示唆することが報告されてきている[20〜22]。しかしながら、これらの薬剤の効果を指示するエビデンスは限定的であり、造血細胞移植における標準的治療としては位置づけられていない。

　口腔粘膜障害の苦痛は標準的な口腔衛生、局所麻酔薬や鎮痛薬や保護剤などで軽減することができる。しかしながら、全身性に投与する鎮痛薬が必要になることも多く[5]、その方法は patient-controlled analgesia（PCA）が推奨される[22]。骨髄破壊的前処置による造血幹細胞移植後では中等から重度の疼痛に対してオピオイドが 47〜66％の患者で6日間（中央値）投与されることが報告されている[4、6]。口腔粘膜障害は第15章で詳細に示されている。

口腔の移植片対宿主病（graft-versus-host disease: GVHD）

　移植片対宿主病（GVHD）はドナー細胞による宿主組織に対する同種免疫による炎症反応である。同種移植患者では 50〜70％に急性 GVHD［acute GVHD（aGVHD）］が、30〜50％に慢性 GVHD［chronic GVHD（cGVHD）］が起こる（cGVHD は長期生存者の 40〜80％にみられる）とされている[23]。

　従来は、GVHD は臨床症状の出現時期により分類されていた。造血幹細胞移植後 100 日以内に発症した GVHD は aGVHD、造血幹細胞移植後 100 日以降に発症した GVHD は cGVHD と定義されていた。しかしながら、現在 GVHD は通常、臨床所見・症状の種類に従って分類されるようになっている[24]。それにより cGVHD は移植後最短では 50 日以内にみられる可能性があり[25]、そしてとくに強度減弱前処置で移植が行われた場合には aGVHD が移植後 100 日以降にみられることがある。

　aGVHD の病態は以下の3つのステージに分けることができる：（1）移植前処置により粘膜障害を引き起こされ、それにより同種抗原の発現が促される、（2）宿主の抗原提示細胞はドナー T 細胞に対して抗原提示を行い、ドナー T 細胞の活性化、増殖、炎症性サイトカインの産生を引き起こす、（3）種々のエフェクター細胞やサイトカインが組織障害を引き起こす。リポ多糖（lipopolysacccharide: LPS）といった細菌由来の細胞壁構成物が障害を受けた消化管粘膜からトランスロケーションすることで、さらなるサイトカインやケモカインの産生が促進され、組織障害を助長する可能性もある[26]。cGVHD の病態については aGVHD に比べ不明な点が多い[27]。現在、cGVHD は aGVHD の単なる延長ではなく、臨床的に全く別の病態であると認識されている。cGVHD はドナーの免疫細胞と宿主の細胞との間に起こる異常な同種抗原反応の結果と考えられており、それは自己免疫と免疫不全の特徴を併せ持ち、そして標的臓器の慢性的な炎症と線維化を引き起こすことが知られている。

aGVHD 発症患者の 35 ～ 60％に口腔病変がみられ、そして、cGVHD 発症患者の 80％以上は口腔病変を呈する。口腔病変だけが GVHD 病変としてみられることもあるが、多くの場合、口腔 GVHD は全身症状の存在を示唆している [28]。近年、強度減弱前処置による移植では、従来の骨髄破壊的前処置による移植と比較して、少なくとも移植後 3 ヵ月目以内の口腔 aGVHD の頻度が少ない可能性が報告されている [29]。

口腔の GVHD の好発部位は舌、頬粘膜、そして口唇粘膜である。aGVHD では口腔内病変としてしばしば過角化、発赤、潰瘍、落屑などを呈する（**図 14.1**―カラーページ参照）。これらの口腔内病変が広範囲で重症化した場合には、機能障害を引き起こす可能性がある。cGVHD の所見も類似するが、苔癬様病変は cGVHD でより顕著にみられ、粘液瘤がみられることもある（**図 14.2**―カラーページ参照）[28、30]。口腔軟部組織の強皮症様硬化が開口制限の原因となることもある [31]。痛みを伴う粘膜病変は、栄養摂取や口腔衛生管理を行う際の大きな障害となる。加えて、cGVHD は進行性の唾液腺機能障害を引き起こす（下記参照）。GVHD は二次性の固形がん発症の危険因子でもある（下記参照）[32]。

病理組織学的な評価が臨床的評価に必要となることもある [33]。口腔の aGVHD の病理組織学的所見に関する大規模な検討はこれまで行われていないが、aGVHD と cGVHD の病理組織学的な特徴は類似している [34]。病理組織学的には口腔 GVHD は扁平苔癬様あるいは類苔癬様の所見により特徴づけられる。病変はさまざまな程度に上皮の萎縮や血管周囲の炎症を呈する。しばしば炎症細胞による表皮基底膜領域の破壊がみられる [30]。さらに、顕微鏡的にコロニー形成したあるいは浸潤を示す細菌などの二次感染によって引き起こされる炎症性細胞浸潤を呈することもある。GVHD は発症してからの治療よりも予防が重要である。予防に用いられる薬剤としてはさまざまな種類の免疫抑制剤あるいは免疫調整薬があり、それらにはステロイド、シクロスポリン、タクロリムス、メトトレキサート、ミコフェノール酸モフェチルなど含まれる（**表 14.2**）。

口腔 GVHD の管理には適切な全身性の治療を基本として、適切な口腔衛生および局所的な薬剤の使用を組み合わせることになる（**表 14.2**）。全身性の治療は最初にステロイドを用いて、奏功しなかった場合には、アザチオプリン、ミコフェノール酸モフェチル、サリドマイドなどの他の免疫抑制剤や免疫調整薬としばしば併用して投与される [35]。口腔 GVHD の治療では、疼痛管理、開口制限の予防、歯や歯周組織の疾患の予防、栄養摂取に取り組む必要もある。

局所治療は、口腔粘膜病変だけが全身性の高用量ステロイドに反応しない場合、あるいは GVHD が口腔粘膜のみに発症している際に好んで使用される [36]。一般的に、局所治療は局所ステロイド投与が主流である（例：ブデソニド）[37、38]。ほかの局所管理法としてはアザチオプリン [39、40]、シクロスポリン [41]、タクロリムス [42] などの抗炎症薬・免疫抑制剤、口腔ソラレン長波長紫外線療法（psoralen plus ultraviolet A: PUVA）[43、44] などがある。短波長紫外線（ultraviolet B: UVB）や CO_2 レーザーといったほかの局所治療が奏功した報告もある [45、46]。

他の口腔粘膜の問題

貧血に関連する口腔粘膜の変化が、がん治療中の患者に起こることがある。貧血関連の口腔粘膜の変化は、口腔上皮の萎縮（正常な角化の喪失を伴う）によって特徴づけられる [47]。舌は糸状乳頭や茸状乳頭の萎縮によって平滑になることがある。口腔粘膜の過敏性はこの状況で起こりうる。

表 14.2 口腔の移植片対宿主病（GVHD）のマネジメント

予防	全身性	シクロスポリン
		メトトレキサート
		タクロリムス
		ミコフェノール酸モフェチル
		移植細胞処理（T細胞除去）
		抗胸腺細胞グロブリン（antithymocyte globulin: ATG）
治療	局所	ステロイド
		アザチオプリン
		シクロスポリン
		タクロリムス
		光線療法（PUVA/UVB）
	全身性	ステロイド
		タクロリムス
		シロリムス
		ミコフェノール酸モフェチル
		光線療法（PUVA/extra-corporeal plasmaphotopheres）
		ヒドロキシクロロキン
		クロファジミン
		サリドマイド
		ペントスタチン
		メトトレキサート
		リツキシマブ
		ダクリズマブ
		アレファセプト
		エタネルセプト
症状緩和	局所	麻酔薬
		鎮痛薬
		消毒薬
		CO_2 レーザー

　造血幹細胞移植中の患者は、通常、好中球減少状態になり、続いて「好中球減少性」潰瘍を発症する可能性がある（第4章参照）。これらの潰瘍は通常、境界明瞭で、しばしば強い痛みを伴い、血球数の回復に伴って治癒する。痛みを軽減し、二次感染の予防のため一般的なケアを行うことが求められる。

　化膿性肉芽腫が造血細胞移植患者に発症することも報告されている [31]。その発症はGVHDに関連する持続的な粘膜の炎症に関連すると考えられる。治療には切除的な生検や局所損傷部位の除去が必要となる。

唾液腺

　唾液腺機能障害は造血幹細胞移植期によくみられる合併症である。口腔乾燥症（主観的な口腔の乾燥）と唾液分泌減少（客観的な唾液流出量の減少）の両方が造血幹細胞移植患者でみられる。唾液分泌機能障害は、造血幹細胞移植における多因子によるものであると考えられている。最も多い原因としては移植前処置、cGVHD、そしてさまざまな薬剤の長期投与が挙げられる。また、加えて経口摂取障害により、脱水が生じることもある。

　唾液分泌について、造血幹細胞移植の前処置中は減少することが知られている[48]。造血幹細胞移植後数日経って唾液分泌量は増加しはじめる。化学療法による前処置あるいは化学療法と全リンパ節照射による前処置を受ける場合には、唾液分泌の早期かつ完全な回復がみられる（例：生着後 2 〜 5 ヵ月以内）。しかし、前処置に全身放射線照射（total body irradiation: TBI）を行う場合は回復が遅く、不完全となる。

　抗がん剤の影響により腺管拡張、嚢胞形成、腺房の変性および炎症性細胞の浸潤などの唾液腺の組織学的変化が起こる[49]。これらの変化は移植前処置に TBI が含まれることで増強される。電離放射線は唾液腺に永久的な障害を与える可能性があり、続発する唾液腺の萎縮および線維化を伴った腺房細胞の破壊、そして血管および結合組織への変化が明らかになることがある[48、50]。

　唾液分泌機能障害は aGVHD 患者の 90％、cGVHD 患者の 60％ にみられる[51]。唾液分泌低下の程度と GVHD の重症度との間に直接的な相関関係がある[51]。また GVHD はさまざまな唾液の生化学的および免疫学的な組成の変化をもたらす[52 〜 54]。たとえば、GVHD を発症している患者では、唾液中の電解質、アルブミン、総タンパクおよび上皮成長因子の濃度が有意に高く、免疫グロブリン A（immunoglobulin A: IgA）が低いことが示されている[52、55]。これらの変化は、唾液の機能を損なう可能性がある。

　GVHD が引き起こす唾液腺機能障害は、腺管および腺房組織がドナーリンパ球により障害されることに起因する[56]。GVHD が引き起こす唾液腺障害は組織学的にはシェーグレン症候群と類似する。腺管へのリンパ球浸潤が上皮の壊死を起こし、結果として閉塞を来たし、腺房は障害され、線維化が生じる[57]。サイトカイン（例：インターロイキン 2、インターロイキン 6、インターフェロン γ、組織壊死因子）、接着分子、熱ショックタンパクがこの過程において役割を果たすことが示唆されている[57、58]。

　唾液分泌減少が進行すると、口腔内では口腔粘膜乾燥、口唇の乾燥、口腔底の唾液プールの消失、（とくに舌において）口腔粘膜のガサガサした状態や亀裂、口唇炎がみられるようになる[59]。小唾液腺が関与する最も典型的な所見は多発性の粘液瘤であり、口唇および軟口蓋粘膜が最たる好発部位である（**図 14.2**）。粘液瘤はしばしば口腔内の違和感の原因となる[31]。まれに粘液瘤は大きな粘液嚢胞に進展することがある。唾液腺機能障害の臨床的特徴については、第 21 章で詳細に述べられている。

　唾液腺障害は唾液分泌刺激や唾液代替剤で緩和することができる。全身投与の唾液誘発剤が一部の GVHD 患者に効果があることが分かっている（例：ピロカルピン、セビメリン）[30、60]。局所的なフッ化物応用は、広汎性の齲蝕・ランパントカリエスの予防に有効である。リン酸カルシウム溶液も歯の鉱化作用を維持するために必要かもしれない[61]。唾液腺障害の管理・マネジメントは第 21 章でも詳細に述べられている。

筋骨格組織

　cGVHD は多くの場合、皮膚とその下にある筋膜に発症し、強皮症に似た臨床像を呈する。口周囲の線維化は開口障害、舌の可動制限をきたし、結果として口腔機能の障害に至る [31]。

　移植前処置による TBI は線維化を引き起こし、それにより開口障害がもたらされることもある。しかし、骨髄破壊的移植で用いられる放射線（よく使われる線量 1,200 Gy）の影響は頭頸部がん治療に用いられる線量（よく使われる線量 4,500 ～ 7,000 Gy）ほど強くない。TBI の影響は若年者になされた際に強くみられることが分かっている [62]。開口障害については第 11 章で詳細に述べられている。

　基礎疾患の治療およびステロイドによる骨粗鬆症の治療のため、ビスホスホネート製剤が造血幹細胞移植患者で用いられる。そのため、ビスホスホネート関連顎骨壊死が造血幹細胞移植後に発症することがある。ビスホスホネート関連顎骨壊死は第 16 章で詳細に述べられている。

神経組織

　化学療法および放射線療法で味覚障害がしばしば起こる。造血幹細胞移植後の味覚を検討したコントロール比較のパイロット研究が報告されている [63]。本研究では移植前と比較して（そして健常者とも比較して）、移植直後から明らかな味覚鈍麻（味覚を感じる能力の減少）が 4 つの味覚成分すべてに起こることが示された。味覚の正常化は 3 ～ 6 ヵ月後にある程度みられるが、大部分の患者は依然としていくらかの味覚障害を有していた。最も高頻度にみられた変化は塩味に対する閾値の上昇であった。味覚の鈍麻は移植後 1 年で～ 80％の患者において回復した。味覚異常の他の原因としては貧血、栄養障害、そして薬剤が挙げられる。味覚障害は第 22 章で詳細に述べられている。

　口腔および口周囲組織の神経障害の多くは化学療法によるものである [5、64]。非対称性の神経障害は悪性疾患の再発を強く示唆する所見である。

歯および歯周組織

　齲蝕が唾液腺機能障害を有する造血幹細胞移植患者で問題となることがある（上述参照）。それゆえに積極的な予防法（例：注意深い口腔衛生管理、局所的フッ化物の応用）がこの患者群に対し適応となる。近年の研究にて、移植後の齲蝕（あるいは歯周組織の付着喪失）の発症リスクとヒト白血球抗原（HLA）型の関連性が報告されている [65]。

　造血幹細胞移植後の歯周病のリスクに関するデータは乏しい。Pattni らは、同種幹細胞移植後フォローアップをしたが、歯周組織の健康は損なわれないとしている [66]。しかし、この研究では、造血幹細胞前に歯周組織の健康状態が比較的良い患者群が対象であり、追跡期間も比較的短い（6 ヵ月）ため、解釈には注意が必要である。

　歯周感染が GVHD の引き金となり、歯周治療により口腔の GVHD が改善するとする報告もある [28]。

感染

　造血幹細胞移植に関連する骨髄機能破壊は、口腔および口腔を由来とする全身性感染症のリスク増加に関連する [67]。実際、口腔の細菌、真菌およびウイルスによる感染症は造血幹細胞移植患者によくみられる。感染症を併発した歯周ポケットは、血流感染の原因となる多種多様な種類の微生物の隠れ蓑であり、結果的に全身性感染症の原因となることに注意すべきである [68]。

12. McGuire DB, Correa ME, Johnson J, Wienandts P (2006). The role of basic oral care and good clinical practice principles in the management of oral mucositis. Support Care Cancer, 14(6), 541-7.
13. Barasch A, Elad S, Altman A, Damato K, Epstein J (2006). Antimicrobials, mucosal coating agents, anesthetics, analgesics, and nutritional supplements for alimentary tract mucositis. Support Care Cancer, 14(6), 528-32.
14. Addy M, Moran JM (1997). Clinical indications for the use of chemical adjuncts to plaque control: chlorhexidine formulations. Periodontol 2000, 15, 52-4.
15. Elad S, Wexler A, Garfunkel AA, Shapira MY, Bitan M, Or R (2006). Oral candidiasis prevention in transplantation patients: a comparative study. Clin Transplant, 20(3), 318-24.
16. Spielberger R, Stiff P, Bensinger W, et al. (2004). Palifermin for oral mucositis after intensive therapy for hematologic cancers. N Engl JMed, 351(25), 2590-8.
17. von Bultzingslowen I, Brennan MT, Spijkervet FK, et al. (2006). Growth factors and cytokines in the prevention and treatment of oral and gastrointestinal mucositis. Support Care Cancer, 14(6), 519-27.
18. Keefe DM, Schubert MM, Elting LS, et al. (2007). Updated clinical practice guidelines for the prevention and treatment of mucositis. Cancer, 109(5), 820-31.
19. Migliorati CA, Oberle-Edwards L, Schubert M (2006). The role of alternative and natural agents, cryotherapy, and/or laser for management of alimentary mucositis. Support Care Cancer, 14(6), 533-40.
20. Worthington HV, Clarkson JE, Eden OB (2007). Interventions for preventing oral mucositis for patients with cancer receiving treatment. Cochrane Database Syst Rev 2007(4): CD000978.
21. Clarkson JE, Worthington HV, Eden OB (2007). Interventions for treating oral mucositis for patients with cancer receiving treatment. Cochrane Database Syst Rev 2007(2): CD001973.
22. Rubenstein EB, Peterson DE, Schubert M, et al. (2004). Clinical practice guidelines for the prevention and treatment of cancer therapy-induced oral and gastrointestinal mucositis. Cancer, 100(9 Suppl), 2026-46.
23. Sullivan KA (2004). Graft-vs-host disease, in Thomas ED, Blume KG, Forma SJ (eds) Hematopoietic Stem Cell Transplantation, pp. 635-64. Blackwell Science, Maiden.
24. Filipovich AH, Weisdorf D, Pavletic S, et al. (2005). National Institutes of Health consensus development project on criteria for clinical trials in chronic graft-versus-host disease: 1. Diagnosis and staging working group report. Biol Blood Marrow Transplant, 11(12), 945-56.
25. Deeg HJ, Antin JH (2006). The clinical spectrum of acute graft-versus-host disease. Semin Hematol, 43(1), 24-31.
26. Ferrara JL, Reddy P (2006). Pathophysiology of graft-versus-host disease. Semin Hematol, 43(1), 3-10.
27. Vogelsang GB, Lee L, Bensen-Kennedy DM (2003). Pathogenesis and treatment of graft-versus- host disease after bone marrow transplant. Annu Rev Med, 54, 29-52.
28. Schubert MM, Correa ME (2008). Oral graft-versus-host disease. Dent Clin North Am, 52(1), 79-109.
29. Elad S, Shapira MY, McNeal S, et al. (2008). Oral effects of nonmyeloablative stem cell transplantation: a prospective observational study. Quintessence Int, 39(8), 673-8.
30. Woo SB, Lee SJ, Schubert MM (1997). Graft-vs.-host disease. Crit Rev Oral Biol Med, 8(2), 201-16.
31. Schubert MM, Peterson DE, Lloid ME (2004). Oral complications, in Thomas ED, Blume KG, Forma SJ (eds) Hematopoietic Stem Cell Transplantation, pp. 911-28. Blackwell Science, Malden.
32. Curtis RE, Rawlings PA, Deeg HJ, et al. (1997). Solid cancers after bone marrow transplantation. N Engl J Med, 336(13), 897-904.
33. Vendrell Rankin K, Jones D, Redding SW (2003). Oral health in cancer therapy: a guide for Health Care Professionals, 2nd edn. Dental Oncology Education Program, San Antonio.
34. Shulman HM, Kleiner D, Lee SJ, et al. (2006). Histopathologic diagnosis of chronic graft-versus-host disease: National Institutes of Health Consensus Development Project on Criteria for Clinical Trials in Chronic Graft-versus-Host Disease: II. Pathology Working Group Report. Biol Blood Marrow Transplant, 12(1), 31-47.
35. Imanguli MM, Pavletic SZ, Guadagnini JP, Brahim JS, Atkinson JC (2006). Chronic graft versus host disease of oral mucosa: review of available therapies. Oral Surg Oral Med Oral Pathol Oral Radiol Endod, 101(2), 175-83.
36. Couriel D, Carpenter PA, Cutler C, et al. (2006). Ancillary therapy and supportive care of chronic graft-versus-host disease: national institutes of health consensus development project on criteria for clinical trials in chronic Graft-versus-host disease: V. Ancillary Therapy and Supportive Care Working Group Report. Biol Blood Marrow Transplant, 12(4), 375-96.
37. Elad S, Or R, Garfunkel AA, Shapira MY (2003). Budesonide: a novel treatment for oral chronic graft versus host disease. Oral Surg Oral Med Oral Pathol Oral Radiol Endod, 95(3), 308-11.
38. Sari I, Altuntas F, Kocyigit I, et al. (2007). The effect of budesonide mouthwash on oral chronic graft versus host disease. Am J Hematol, 82(5), 349-56.

39 Epstein JB, Nantel S, Sheoltch SM (2000). Topical azathioprine in the combined treatment of chronic oral graft-versus-host disease. Bone Marrow Transplant, 25(6), 683-7.
40 Epstein JB, Gorsky M, Epstein MS, Nantel S (2001). Topical azathioprine in the treatment of immune mediated chronic oral inflammatory conditions: a series of cases. Oral Surg Oral Med Oral Pathol Oral Radial Endod, 91(1), 56-61.
41 Epstein JB, Truelove EL (1996). Topical cyclosporine in a bioadhesive for treatment of oral lichenoid mucosal reactions: an open label clinical trial. Oral Surg Oral Med Oral Pathol Oral Radial Endod, 82(5), 532-6.
42 Eckardt A, Starke O, Stadler M, Reuter C, Hertenstein B (2004). Severe oral chronic graft-versus-host disease following allogeneic bone marrow transplantation: highly effective treatment with topical tacrolimus. Oral Oncol, 40(8), 811-14.
43 Redding SW, Callander NS, Haveman CW, Leonard DL (1998). Treatment of oral chronic graft versus-host disease with PUVA therapy: case report and literature review. Oral Surg Oral Med Oral Pathol Oral Radial Endod, 86(2), 183-7.
44 Wolff D, Anders V, Corio R, et al. (2004). Oral PUVA and topical steroids for treatment of oral manifestations of chronic graft-vs.-host disease. Photodermatol Phatoimmunol Photomed, 20(4), 184-90.
45 Elad S, Garfunkel AA, Enk CD, Galili D, Or R (1999). Ultraviolet B irradiation: a new therapeutic concept for the management of oral manifestations of graft-versus-host disease. Oral Surg Oral Med Oral Pathol Oral Radial Endod, 88(4), 444-50.
46 Elad S, Or R, Shapira MY, et al. (2003). CO2 laser in oral graft-versus-host disease: a pilot study. Bone Marrow Transplant, 32(10), 1031-4.
47 DeRossi SS, Garfunkel AA, Greenberg MS (2003). Hematologic diseases, 10th edn. BC Decker Inc, Hamilton.
48 Chaushu G, Itzkovitz-Chaushu S, Yefenof E, Slavin S, Or R, Garfunkel AA (1995). A longitudinal follow-up of salivary secretion in bone marrow transplant patients. Oral Surg Oral Med Oral Pathol Oral Radial Endod, 79(2), 164-9.
49 Lockhart PB, Sonis ST (1981).Alterations in the oral mucosa caused by chemotherapeutic agents. A histologic study. J Dermatol Surg Oncol, 7(12), 1019-25.
50 Schubert MM, Izutsu KT (1987). Iatrogenic causes of salivary gland dysfunction.J Dent Res, 66 (Spee Iss), 680-8.
51 Nagler R, Marmary Y, Krausz Y, Chisin R, Markitziu A, Nagler A (1996). Major salivary gland dysfunction in human acute and chronic graft-versus-host disease (GVHD). Bone Marrow Transplant, 17(2), 219-24.
52 Izutsu KT, Menard TW, Schubert MM, et al. (1985). Graft versus host disease-related secretory immunoglobulin A deficiency in bone marrow transplant recipients. Findings in labial saliva. Lab Invest, 52(3), 292-7.
53 Hiroki A, Nakamura S, Shinohara M, Oka M (1994). Significance of oral examination in chronic graft-versus-host disease. J Oral Pathol Med, 23(5), 209-15.
54 Nagler RM, Laufer D, Nagler A (1996). Parotid gland dysfunction in an animal model of chronic graft-vs-host disease. Arch Otolaiyngol Head Neck Surg, 122(10), 1057-60.
55 Nagler RM, Nagler A (2001). The effect of pilocarpine on salivary constituents in patients with chronic graft-versus-host disease. Arch Oral Biol, 46(8), 689-95.
56 Alborghetti MR, Correa ME, Adam RL, et al. (2005). Late effects of chronic graft-vs.-host disease in minor salivary glands. J Oral Pathol Med, 34(8), 486-93.
57 Nagler RM, Nagler A (2004). The molecular basis of salivary gland involvement in graft-vs.-host disease. J Dent Res, 83(2), 98-103.
58 Izutsu KT, Sullivan KM, Schubert MM, et al. (1983). Disordered salivary immunoglobulin secretion and sodium transport in human chronic graft-versus-host disease. Transplantation, 35(5), 441-6.
59 Guggenheimer J, Moore PA (2003). Xerostomia: etiology, recognition and treatment. J Am Dent Assoc, 134(1), 61-9.
60 Singhal S, Mehta J, Rattenbury H, Treleaven J, Powles R (1995). Oral pilocarpine hydrochloride for the treatment of refractory xerostomia associated with chronic graft-versus-host disease. Blood, 85(4), 1147-8.
61 Atkinson JC, Grisius M, Massey W (2005). Salivary hypofunction and xerostomia: diagnosis and treatment. Dent Clin North Am, 49(2), 309-26.
62 Dahllof G, Krekmanova L, Kopp S, Borgstrom B, Forsberg CM, Ringden O (1994). Craniomandibular dysfunction in children treated with total-body irradiation and bone marrow transplantation. Acta Odontol Scand, 52(2), 99-105.
63 Mattsson T, Arvidson K, Heimdahl A, Ljungman P, Dahllof G, Ringden O (1992). Alterations in taste acuity associated with allogeneic bone marrow transplantation. J Oral Pathol Med, 21(1), 33-7.
64 Benoliel R, Epstein J, Eliav E, Jurevic R, Elad S (2007). Orofacial pain in cancer: part I -mechanisms. J Dent Res, 86(6), 491-505.
65 Dobr T, Passweg J, Weber C, et al. (2007). Oral health risks associated with HLA-types of patients undergoing hematopoietic stem cell transplantation. Eur J Haematol, 78(6), 495-9.
66 Pattni R, Walsh LJ, Marshall IU, Cullinan MP, Seymour GJ, Bartold PM (2000). Changes in the periodontal status of patients undergoing bone marrow transplantation. J Periodontal, 71(3), 394-402.

67 Donnelly JP, Muus P, Horrevorts AM, Sauerwein RW, De Pauw BE (1993). Failure of clindamycin to influence the course of severe oromucositis associated with streptococcal bacteraemia in allogeneic bone marrow transplant recipients. Scand J Infect Dis, 25(1), 43-50.
68 Raber-Durlacher JE, Epstein JB, Raber J, et al. (2002). Periodontal infection in cancer patients treated with high-dose chemotherapy. Support Care Cancer, 10(6), 466-73.
69 Witherspoon RP, Fisher LD, Schoch G, et al. (1989). Secondary cancers after bone marrow transplantation for leukemia or aplastic anemia. N Engl J Med, 321(12), 784-9.
70 Bhatia S, Ramsay NK, Steinbuch M, et al. (1996). Malignant neoplasms following bone marrow transplantation. Blood, 87(9), 3633-9.
71 Demarosi F, Lodi G, Carrassi A, Soligo D, Sardella A (2005). Oral malignancies following HSCT: graft versus host disease and other risk factors. Oral Oncol, 41(9), 865-77.
72 Deeg HJ, Socie G, Schoch G, et al. (1996). Malignancies after marrow transplantation for aplastic anemia and fanconi anemia: a joint Seattle and Paris analysis of results in 700 patients. Blood, 87(1), 386-92.
73 Harris NL, Swerdlow SH, Frizzera G, Knowles DM (2001). World Health Organization Classification of Tumours: Pathology & Genetics. Tumours of Haematopoietic and Lymphoid Tissues. IARC press, Lyon.
74 Micallef IN, Chhanabhai M, Gascoyne RD, et al. (1998). Lymphoproliferative disorders following allogeneic bone marrow transplantation: the Vancouver experience. Bone Marrow Transplant, 22(10), 981-7.
75 Loren AW, Porter DL, Stadtmauer EA, Tsai DE (2003). Post-transplant lymphoproliferative disorder: a review. Bone Marrow Transplant, 31(3), 145-55.
76 Elad S, Meyerowitz C, Shapira MY, Glick M, Bitan M, Amir G (2008). Oral posttransplantation lymphoproliferative disorder: an uncommon site for an uncommon disorder. Oral Surg Oral Med Oral Pathol Oral Radial Endod, 105(1), 59-64.
77 Raut A, Huryn J, Pollack A, Zlotolow I (2000). Unusual gingival presentation of post-transplantation lymphoproliferative disorder: a case report and review of the literature. Oral Surg Oral Med Oral Pathol Oral Radial Endod, 90(4), 436-41.
78 Nasman M, Bjork O, Soderhall S, Ringden O, Dahllof G (1994). Disturbances in the oral cavity in pediatric long-term survivors after different forms of antineoplastic therapy. Pediatr Dent, 16(3), 2 17-23.
79 Vaughan MD, Rowland CC, Tong X, et al. (2005). Dental abnormalities after pediatric bone marrow transplantation. Bone Marrow Transplant, 36(8), 725-9.
80 National Cancer Institute (2008). Oral complications of chemotherapy and head/neck radiation. Health Professional Version. Available from NCI website: http://www.can cer.gov/cancertopics/pdq/ supportivecare/oralcomplications/ healthprofessional

第15章

口腔粘膜障害
Stephen Sonis, Nathaniel Treister

はじめに
　粘膜障害は、がん治療における化学療法および放射線療法で最もよくみられる毒性の一つであり、消耗性のある、破壊的な毒性である。粘膜障害は実際には消化管のどの部分でも起こりうるが、口腔粘膜障害が最もよく研究され、報告されている。

疫学
　口腔粘膜障害は、2010年の米国において、約450,000人の患者に影響を及ぼしたとみられる[1]。世界的な口腔粘膜障害の発生率は、推測するしかない。

　粘膜障害の発生率は過少報告されている可能性が高い。これは多くの理由から起こるが、最も重要な理由の一つは、発生率のデータのほとんどが、がん治療の有効性を評価する研究において、有害事象（毒性）の一つとしての粘膜障害に基づくという事実である。ほかの毒性と同様に、粘膜障害が調査の主要評価項目ではない場合、発生率の厳密さはいくぶん弱まる。粘膜障害が主要評価項目とされている研究と、単に有害事象として報告される研究の類似患者集団を比較すると、粘膜障害を主要評価項目とした研究のほうが明らかに高い発生率となり、違いは明瞭である。

　大規模なデータベースに基づく疾患の発生率のデータは、多くの場合、国際疾病分類（International Classification of Diseases: ICD）に由来する。これは、正確にコーディングされていることだけでなく、個々の診断が正しいことを前提としている。最近、粘膜障害にICD-9のコードが割り当てられたが、以前は多くがカンジダ症、ウイルス感染、非特異的口内炎などのカテゴリに分類されていた。この結果、大腸がん（結腸直腸がん）患者における最近の研究では、口腔粘膜障害の発生率は以前に考えられていたよりも顕著に高いことが明らかになった[2]。口腔粘膜障害の発生率を正確に数値化するためには、診断基準を明確に規定したさらなる前向き研究が必要である。

病態
　粘膜障害の発生率およびリスクは、すべてのがん患者で同一ではない[1]。多くの因子が粘膜障害の発生頻度に影響を与えるとされ、がんの部位や種類、治療選択、年齢、性別、遺伝的要因などの患者に関連する因子がある（表15.1）。

　口腔または中咽頭を含む照射野で放射線療法を受けている患者には、一様に粘膜障害が起こる。他方で、報告例は少ないが、粘膜障害は唾液腺、上咽頭、下咽頭および喉頭のがんで治療を受けている患者でもみられる。実際に、口の痛みを訴える患者の頻度は、口腔・中咽頭がんで放射線療法を受けている患者と下咽頭・喉頭がんで放射線療法を受けている患者で、ほとんどかわらない[3]。

表15.1　新たにがんと診断された患者の口腔粘膜障害のリスク

口腔粘膜障害のリスク	がん治療	がん患者
重大なリスク（＞50％の患者が口腔粘膜障害を発症する）	頭頸部領域に放射線療法を受ける患者；造血幹細胞移植の一部の前処置；急性白血病の寛解導入療法	新たにがんと診断された患者の8％（米国で〜112,000人）
いくらかのリスク（＜50％の患者が口腔粘膜障害を発症する）	多くの化学療法のレジメン	新たにがんと診断された患者の49％（米国で〜651,000人）
リスクがほとんどないか全くない。	手術患者；頭頸部領域ではない放射線療法を受ける患者；化学療法の一部の化学療法のレジメン（非粘膜障害性；低用量）	新たにがんと診断された患者の43％（米国で〜571,000人）

　粘膜障害は造血幹細胞移植の前処置レジメンに続発するという報告が多い。しかし、前処置時に起こる粘膜障害の発生頻度にはかなり幅があり、用いられる前処置レジメンの粘膜毒性に大部分を依存する。一般的に、口腔粘膜障害の発生率および重症度は、全身放射線照射（Total body irradiation: TBI）を受けた患者で増加する。たとえば、パリフェルミンの粘膜障害治療薬としての有効性を調べた介入研究では、プラセボ群では事実上すべての患者で、シクロホスファミドとTBIからなる前処置レジメンによりWHO分類グレード3または4の重症口腔粘膜障害が起こった[4]。対照的に、TBIを含まない前処置レジメンの場合は、重症口腔粘膜障害の発生率は27％まで低下した[1]。また、化学療法の選択も粘膜障害のリスクを左右し、大量メルファラン（200mg/m^2）投与を受ける多発性骨髄腫患者では粘膜障害のリスクが50％を上回る[5]。

　がん患者の最大の群（固形がんである乳がん、結腸がん、直腸がんに対して繰り返し化学療法を受ける患者）における潰瘍を伴った粘膜障害の発生頻度は、使用される薬物、治療スケジュール、および治療サイクルに応じている。通常、これらの疾患でよく使用される化学療法（乳がんへのAC＋T、大腸がんへのFOLFOX）は1サイクルにおける潰瘍性粘膜障害のリスクが約20％以下である。一方で、初回治療中に潰瘍性粘膜障害が起こった患者では、次サイクルでの粘膜障害リスクは有意に上昇する[6]。1サイクル目の化学療法で粘膜障害を起こした患者は、粘膜障害を起こさなかった患者に比べて、2サイクル目で粘膜障害を起こすリスクが約4倍高くなる。一般的に、化学療法の用量および投与期間によっても粘膜障害のリスクは増大する。大腸がんで5-fluorouracil（5-FU）の投与を数日間にわたって持続静脈内投与される患者は、急速静脈内投与を受ける患者よりも粘膜障害を起こすリスクがはるかに高い。実際のところこの事実は5-FUの投与レジメンの改変につながった。

　患者の年齢が粘膜障害に及ぼす影響はデータに一貫性がなく不明である。また小児がんとその治療は成人のがん治療と内容が異なるため評価が難しい。TBIを含む造血幹細胞移植の前処置レジメンを受けた小児は、同様にTBIを受けた成人に比べて粘膜障害を起こすリスクがわずかに低い（成人：64％、小児：42％）[7]。5-FUの投与の場合、女性は男性よりも口腔粘膜障害を起こすリスクが高い[8]。この理由は不明であるが、ほかの5-FU関連毒性が女性で増加することと一致している[9]。5-FUの粘膜障害リスクで最も重要な危険因子は遺伝的背景と関連がある（**表15.2**）。他の潜在的な危険因子としては、栄養状態、唾液腺機能、併存する全身疾患である。

表 15.2　遺伝学的な背景が口腔粘膜障害に果たす役割の仮説

有害事象・毒性に対する遺伝的な背景を示唆する事実	有害事象・毒性を決定づける潜在的な遺伝的背景
◆ 多くの化学療法で反応性が患者ごとに非常に異なる。 ◆ 初回化学療法における有害事象・毒性がしばしば次のサイクルにおける化学療法で減量にもかかわらず発生する。 ◆ 代謝および有害事象・毒性の反応機構は遺伝的背景でコントロールされている。	◆ 薬剤の代謝 ◆ 薬剤への直接的な細胞反応 ◆ 薬剤の生物学的標的のバイスタンダー細胞

病態生理学

　粘膜障害は、最終的に上皮基底幹細胞の障害や細胞死が誘導される生物学的なイベントの複雑な過程の結果である [10]。この粘膜障害発生の新たな概念は、粘膜障害が放射線療法および化学療法による直接的な細胞障害で発生するという歴史的概念とは明らかに異なる。

　粘膜障害は、重複／統合するイベントの一連の流れの中で発生し、便宜上5つの時期あるいは段階に分類される（**図 15.1**―カラーページ参照）[11]。

　第Ⅰ期（開始期）は、放射線や抗がん剤の組織曝露直後に起こり、以下の2つのイベントを特徴とする。(1) 上皮細胞内の DNA 鎖の切断、(2) 活性酸素の発生、である。DNA 鎖の切断は、即時に細胞障害とそれによる細胞死をもたらし、一方で、活性酸素は下流の生物学的なイベントの重要なイニシエーター（DNA の複製を開始する因子）やメディエーター（媒介・仲介物質）として働く。粘膜下層の結合組織内の細胞障害を引き起こすことが、結果として化学療法レジメン関連の粘膜障害で最も大きな要因となる。

　第Ⅱ期（初期障害応答期）では、開始期のイベントを受け、宿主の生物学的メディエーター（伝達物質）やコントローラー（制御機構）が活性化する。DNA 鎖の切断は、p53 や nuclear factor kappa-B（NF-κB）などのいくつかの転写因子のシグナル伝達経路を活性化させる。NF-κB は、広範囲の遺伝子発現を制御し、炎症性サイトカインの放出やアポトーシス促進、アポトーシス抑制の両方の細胞変化を含む一連のメディエーターの放出につながる。セラミド経路（スフィンゴミエリナーゼとセラミド生成酵素の活性化）などのほかのシグナル伝達経路も同時期に活性化され、結果として組織を障害する。粘膜下層の結合組織内のフィブロネクチンの分解は、一連の障害の原因となるマトリクスメタロプロテアーゼ酵素の産生につながる。これらの変化は粘膜下層の細胞や結合組織中でみられ、上皮下の障害を引き起こし、上皮にも障害を生じる。これらの変化は放射線療法および化学療法の実施直後から起こり始め、上皮下で生理学的な混乱が起こっているにもかかわらず、この時期の粘膜は臨床的には異常がみられないことに注目すべきである。

　第Ⅲ期（シグナル増幅期）の期間、炎症性サイトカインは、障害過程を増大し加速させる正のフィードバックを与える。粘膜あるいは粘膜下組織と細胞を標的とした生物学的な攻撃が続くことで、粘膜上皮は破壊され潰瘍が生じる。粘膜障害の第Ⅳ期（潰瘍形成期）は最も特徴的な段階である。いったん潰瘍が生じると、表面に二次的に細菌が定着することが珍しくない。細菌の細胞壁構成物質（lipopolysaccharide；LPS；リポポリサッカライド）が粘膜下に侵入した刺激で、マクロファージはさらに炎症性サイトカインを分泌する。

　多くのケースにおいて、粘膜障害は自然に治癒する。第Ⅴ期（回復期）の期間、上皮と隣接する結合組織からのシグナルは、細胞の遊走、増殖、分化を促進し、結果として粘膜は瘢痕なく治癒に至る。

臨床像

　原因が化学療法か放射線療法かにかかわらず、口腔粘膜障害は一般に紅斑、萎縮、潰瘍形成、回復という予測可能な順序で進行する [12]。頭頸部がん放射線療法を受ける患者にとって、粘膜障害の最初の臨床兆候は 10 Gy と少ない累積放射線量で生じ、粘膜紅斑、粘膜最表層の崩れ、不快感からなる。この段階では粘膜はまだ無傷であるにもかかわらず、刺激物や化学火傷による痛みに似た粘膜の灼熱感を患者が訴えることはまれではない。累積放射線量 20 〜 30Gy（通常、典型的な照射スケジュールでは第 2 週目から 3 週目までの期間）では、正常粘膜が破綻し始め、潰瘍が生じる（**図 15.2**—カラーページ参照）[13]。放射線障害に影響されない部位は口腔内には存在せず、口腔粘膜障害の好発部位は頰粘膜、舌側縁、口腔底、軟口蓋である。この段階では、粘膜障害は境界不明瞭の浸潤潰瘍型病変として現れる。多数の細菌を伴う壊死組織からなる偽膜が潰瘍を覆うことが多い。この期間は激しい疼痛が特徴的であり、多くの患者でオピオイド鎮痛薬を必要とし、常食の経口摂取が困難になる。粘膜障害の重症期間は、通常、放射線療法終了後 3 週間目まで持続する。

　化学療法を原因とする潰瘍性粘膜障害は、放射線療法より急性の経過をたどる傾向にあり、薬剤投与後数日以内に始まる [14]。口腔粘膜の初期変化は、薬剤投与後 5 日以内にみられる。痛みを伴う潰瘍は通常 7 日目頃に現れる。潰瘍は可動性のある非角化の口腔粘膜のどこにでも生じうるが、硬口蓋、舌背、歯肉のような、角化している部位には起こりにくい。この部位の分布は重要であり、カンジダやウイルス感染のような感染性病変と口腔粘膜障害の鑑別に役立つ。放射線で生じた口腔粘膜障害と同様に、化学療法で生じる口腔粘膜障害は非常に強い疼痛を伴い、適切な管理のためにオピオイド鎮痛薬を必要とする。潰瘍期は約 1 週間から 10 日間持続し、多くの場合発生から 3 週間で自然治癒する。

　口腔粘膜障害は、しばしば耐えられない疼痛を引き起こす。実際、骨髄破壊的化学療法を受ける患者や頭頸部がん放射線療法を受ける患者の間では、粘膜障害は治療による最もひどい副作用であることが多い [15]。口腔粘膜障害に関連する痛みにより、患者は固形物だけでなく、液体も経口摂取ができなくなる。そのため代替的に栄養補助剤を使用することになる。頭頸部がん患者については、重篤な口腔粘膜障害が十分に予想されるため、口腔粘膜障害が重症化した際に経管栄養に移行できるよう、多くの施設で予防的胃瘻が造設されている [16]。経口摂取困難以外でも、口腔粘膜障害は、患者が外来時間内、あるいは時間外救急外来のいずれかの形で予定外の診療や処置を求める原因となることが多く、結果的に入院になることもある。予定外のケアを必要として入院した患者、とくに、造血幹細胞移植を受けている患者にとって、口腔粘膜障害は入院期間を長引かせる要因となる。その結果、口腔粘膜障害を生じた患者の医療費は口腔粘膜障害を生じなかった患者の医療費よりも高額になる。

　高額な医療費は別にしても、粘膜障害は患者のさらなる病気への罹患率や死亡率に大きく影響する。口腔には、細菌、真菌、ウイルスを含むさまざまな微生物が定着している。健常者の場合、これらの微生物は正常な粘膜上皮のバリアによって口腔内で保持され、唾液、ホルモン、細胞免疫システムの相互作用によって制御される。骨髄破壊的化学療法を受ける患者では、白血球を補充する骨髄能は減弱、あるいは消失しており、潜在する感染源に対応する能力がほとんどない [17]。患者の白血球数が最も低下する期間（ナディア期）は、通常、口腔粘膜が破綻する時期と一致する。損傷した粘膜は、そこから血流に入りうる細菌にとって全身への侵入門戸となる。実際、顆粒球減少がん患者では、口腔が菌血症の原因部位として最も同定されている [18]。

　口腔粘膜障害のグレーディング／スコアリングシステムが数多く開発されており [19]、**Box 15.1** に臨床診療で一般的に用いられているものを示す [20]。

管理・マネジメント

　最適な治療を目指して、Multinational Association of Supportive Care in Cancer（MASCC）の粘膜障害研究グループでは、粘膜障害の予防と治療のための臨床診療ガイドラインを公開した（**Box 15.2**）[5]。このガイドラインはエビデンスに基づき、ほかのがん治療ガイドラインと同様の記述形式のフォーマットに沿っている。推奨事項をみると、臨床的に利用可能な粘膜障害の治療介入が相対的に少ないことがわかる。重要なことは、本ガイドラインは厳密な臨床試験よりもよく効く民間療法として取り上げられてきたさまざまな治療法について言及していることである。National Comprehensive Cancer Network（NCCN）もまた特別委員会を立ち上げ、粘膜障害の予防と治療についての報告を公表した [21]。当然のことながら、両専門委員会の結論は似通っている。

　粘膜障害の管理には、積極的な口腔衛生管理（ブラッシング、フロッシング、生理食塩水、重曹水の使用）を含む予防的口腔ケアをすべきであるということでは明確なコンセンサスがある。口腔ケアは、それ自体では口腔粘膜障害を予防しないが、潰瘍形成が生じた際に2次感染を予防するために口腔内を清潔で健康な状態に維持することに寄与する。口腔衛生管理については第5章で詳述する。

Box 15.1　粘膜障害のグレーディング・スコアリング

World Health Organization（WHO）:

Grade 0	兆候あるいは症状なし
Grade 1	軽度のヒリヒリ感、あるいは浮腫性または紅斑を伴う無痛性潰瘍
Grade 2	痛み、紅斑、潰瘍、固形物の摂取可能
Grade 3	痛み、紅斑、潰瘍、柔らかいあるいは液状の食事を必要とする。
Grade 4	経口栄養摂取不可能

National Cancer Institute Common Terminology Criteria for Adverse Events（CTCAE）version 3.0: 粘膜炎（診察所見）:

Grade 1	粘膜の紅斑
Grade 2	斑状潰瘍または偽膜
Grade 3	融合した潰瘍または偽膜；わずかな外傷で出血
Grade 4	組織の壊死；顕著な自然出血；生命を脅かす状況
Grade 5	死亡

National Cancer Institute Common Terminology Criteria for Adverse Events（CTCAE）version 3.0: 粘膜炎（機能 / 症状）:

Grade 1	わずかな症状、摂食に影響なし
Grade 2	症状はあるが食べやすく加工した食事を摂取し、嚥下することはできる。
Grade 3	症状があり、十分な栄養や水分の経口摂取ができない。
Grade 4	生命を脅かす症状がある状況
Grade 5	死亡

Box 15.2　MASCC 粘膜障害に対する臨床診療ガイドラインの概要 [5]※1

基本的な口腔ケアおよび適切な臨床診療：

- 化学療法や放射線療法による口腔粘膜障害の重症度を軽減させるために、多職種連携の推進および口腔ケアプロトコルの評価、またそのプロトコルを用いた患者およびスタッフへの教育を行うことを提言する。プロトコルの一部として、軟らかい歯ブラシを使い、定期的に交換することを提言する。良い臨床診療を行うためには、口内痛と口腔の健康状態を定期的に評価するための妥当性のあるツールを取り入れるべきである。治療中からフォローアップ期を通して、歯科専門家（歯科医師・歯科衛生士）がかかわることはきわめて重要である。
- 造血幹細胞移植患者の口腔粘膜障害の疼痛管理の選択肢として、モルヒネによる自己調節鎮痛法（patient-controlled analgesia: PCA）を推奨する。妥当性がある自己回答ツールを使用して、口内痛を定期的に評価することが必須である。

放射線療法：予防

- 粘膜障害の軽減のため、正中線放射線ブロックおよび 3D 放射線療法を推奨する。
- 中線量放射線療法を受ける頭頸部がん患者に対し、放射線による粘膜障害の予防のため、ベンジダミンを推奨する。
- 頭頸部の固形がんで放射線療法を受けている患者に対し、口腔粘膜障害の予防のため、クロルヘキシジンを使用しないことを推奨する。
- 放射線療法による口腔粘膜障害の予防のため、抗菌薬トローチを使用しないことを推奨する。

放射線療法：治療

- 放射線療法による口腔粘膜障害の治療のため、スクラルファートを使用しないことを推奨する。

標準量の化学療法：予防

- 5-フルオロウラシルの急速静注化学療法を受ける患者に対し、口腔粘膜障害の予防のため、30 分間の口腔クライオセラピーを推奨する。
- エダトレキサートの急速静注化学療法を受ける患者に対し、粘膜障害の軽減のため、20～30 分間の口腔クライオセラピーを提言する。
- 粘膜障害の予防のため、習慣的にアシクロビルあるいはその類似薬を使用しないことを推奨する。

標準量の化学療法：治療

- 発症後の口腔粘膜障害の治療のため、クロルヘキシジンを使用しないことを推奨する。

造血幹細胞移植のための大量化学療法（全身放射線療法の有無を問わない）：予防

- 血液悪性疾患のための自家造血幹細胞移植前に大量化学療法および全身放射線照射を受ける患者に対し、口腔粘膜障害の予防のため、組換えヒトケラチノサイト増殖因子―1 [recombinant human Keratinocyte Growth Factor-1: KGF-1/パリフェルミン（palifermin）]の使用（60 μg/kg/day を前処置開始前 3 日間と移植後 3 日間）を推奨する。
- 大量メルファラン投与を受ける患者に対し、口腔粘膜障害の予防のため、口腔クライオセラピーを提言する。
- 造血幹細胞移植を受ける患者に対し、口腔粘膜障害の予防のため、ペントキシフィリンを使用しないことを提言する。
- 口腔粘膜障害の予防のため、顆粒球マクロファージコロニー刺激因子（granulocyte macrophage colony-stimulating factor: GM-CSF）の洗口剤を使用しないことを提言する。
- もし治療施設が十分な技術と研修をサポートできるならば、造血幹細胞移植前に大量化学療法あるいは化学放射線療法を受ける患者に対し、口腔粘膜障害およびそれに関連する痛みの発生を減少させるため、低出力レーザー治療を提言する。

パリフェルミンはケラチノサイト増殖因子（keratinocyte growth factor-1: KGF-1）であり、造血幹細胞移植前にあたり粘膜毒性のある前処置を受ける血液がん患者に対し、口腔粘膜障害予防のために米国で承認されている。パリフェルミンは6回投与レジメンとして投与され、3回は前処置の開始前に、もう3回は造血幹細胞輸注当日から投与される。パリフェルミンは静脈内投与され、重症口腔粘膜障害の発生と期間を有意に減少させる [4]。これは粘膜障害に関するいくつかのメディエーターが調節されることと、上皮基底部のケラチノサイトが直接刺激され組織再生がもたらされることによる [22]。

口腔クライオセラピーは、氷片を口に含むものであるが、大量メルファラン投与に関連する重症口腔粘膜障害の発生を抑制することが示されている（また、安全で非常に費用対効果が高い介入法である）。メルファラン投与の約30分前から、投与中、投与後数時間にかけて、氷片を口の中に保持する [23]。局所の血管収縮により、物理的に化学療法薬が口腔組織へ到達することを妨げる。それゆえ、口腔クライオセラピーは血中半減期の短い薬剤を、急速静脈投与するレジメンにのみ有効である（ほかに5-FUの急速静注投与、エダトレキセートの急速静注投与）[5]。

口腔粘膜障害は疼痛を伴う。口腔粘膜障害のマネジメントでは症状のコントロールが主となる。軽症の口腔粘膜障害では、生食水や重曹水などの洗口液や、追加で局所麻酔薬（キシロカインビスカスなど）を入れた洗口液、あるいはジフェンヒドラミン洗口液が有効とされる。しかし、さらに積極的な疼痛管理が必要となることも多く、適切な投与量の全身鎮痛薬を処方しなければならない。WHO方式がん疼痛治療法の「三段階除痛ラダー」は優れたガイドとなる（第24章参照）。一般的に、介入が必要となるレベルの痛みになるまで待つよりも、定期的に一定量の鎮痛薬を投与するほうが効果的である。オピオイド鎮痛薬の投与を受けている患者に対しては、便秘の予防に注意を払わなければならない。

口腔粘膜障害は感染性疾患ではない。したがって、抗菌薬、抗真菌薬、抗ウイルス薬は口腔粘膜障害への介入法として推奨されない。しかし、とくに骨髄抑制期の患者では、口腔粘膜障害と同時に感染が起こることがあり、臨床医は感染症に対する注意を怠ってはならない。

現状では口腔粘膜障害に対して容易に利用可能で、費用対効果がよく、効果的な治療が不足しており、医療従事者や患者のフラストレーションのもとになっている。医療機器として承認された多くの診療材料が、口腔粘膜障害治療製品として市販されている。医薬品や生物学的製剤とは異なり、医療機器の承認の敷居は一般に厳格なものではない。それゆえ、これら製品には多くの場合、多施設無作為化プラセボ対照二重盲検試験によって得られた有効性のあるデータが存在しない。これらの製品の使用は患者に利益があるかもしれないが、症例報告の有効性データだけに基づいて、高額であるこれらの製品の使用を推奨することはできない。

訳者註

※1 紹介されている MASCC 粘膜障害に対する臨床診療ガイドラインの概要は 2007 年版であり、以降改訂されている。最新版を参照することをお勧めする。

(曽我賢彦)

(訳:室 美里、曽我賢彦、百合草健圭志)

参考文献

1. Sonis ST, Elting LS, Keefe D, et al. (2004). Perspectives on cancer therapy-induced mucosal injury: pathogenesis, measurement, epidemiology, and consequences for patients. Cancer, 100(9 Suppl), 1995-2025.
2. Grunberg S, Hesketh P, Randolph-Jackson P, et al. (2007). Risk and quality of life impact of mucosal injury among colorectal cancer patients receiving FOLFOX chemotherapy [abstract P-50]. Supportive Care Cancer 15(6), 704.
3. Elting LS, Keefe DM, Sonis ST, et al. (2008). Patient-reported measurements of oral mucositis in head and neck cancer patients treated with radiotherapy with or without chemotherapy: demonstration of increased frequency, severity, resistance to palliation and on quality of life. Cancer, 113, 2704-2713.
4. Spielberger R, Stiff P, Bensinger W, et al. (2004). Palifermin for oral mucositis after intensive therapy for hematologic cancers. N Engl J Med, 351(25), 2590-8.
5. Keefe DM, Schubert MM, Elting LS, et al. (2007). Updated clinical practice guidelines for the prevention and treatment of mucositis. Cancer, 109(5), 820-31.
6. Sonis ST. Personal communication.
7. Tomlinson D, Judd P, Hendershot E, et al. (2007). Measurement of oral mucositis in children: a review of the literature. Support Care Cancer, 15, 1251-1258.
8. Chansky K, Benedetti J, Macdonald JS (2005). Differences in toxicity between men and women treated with 5-fluorouracil therapy for colorectal carcinoma. Cancer, 103(6), 1165-71.
9. Sloan JA, Goldberg RM, Sargent DJ, et al. (2002). Women experience greater toxicity with fluorouracil based chemotherapy for colorectal cancer. J Clin Oncol, 20(6), 1491-8.
10. Sonis ST (2007). Pathobiology of oral mucositis: novel insights and opportunities. J Support Oncol, 5(9 Suppl 4), 3-11.
11. Sonis ST (2004). The pathobiology of mucositis. Nat Rev Cancer, 4(4), 277-84.
12. Scully C, Epstein J, Sonis S (2003). Oral mucositis: a challenging complication of radiotherapy, chemotherapy, and radiochemotherapy: part l, pathogenesis and prophylaxis of mucositis. Head Neck, 25(12), 1057-70.
13. Bentzen SM, Saunders Ml, Dische S, Bond SJ (2001). Radiotherapy-related early morbidity in head and neck cancer: quantitative clinical radiobiology as deduced from the CHART trial. Radiother Oncol, 60(2), 123-35.
14. Woo SB, Sonis ST, Monopoli MM, Sonis AL (1993). A longitudinal study of oral ulcerative mucositis in bone marrow transplant recipients. Cancer, 72(5) 1612-7.
15. Bellm LA, Epstein JB, Rose-Ped A, Martin P, Fuchs HJ (2008). Patient reports of complications of bone marrow transplantation. Support Care Cancer, 8(1), 33-9.
16. Vera-Llonch M, Oster G, Hagiwara M, Sonis S (2006). Oral mucositis in patients undergoing radiation treatment for head and neck carcinoma. Cancer, 106(2), 329-36.
17. Ruescher TJ, Sodeifi A, Scrivani SJ, Kaban LB, Sonis ST (1998). The impact of mucositis on alpha hemolytic streptococcal infection in patients undergoing autologous bone marrow transplantation for hematologic malignancies. Cancer, 82(11), 2275-81.
18. Awada A, van der Auwera P, Meunier F, et al. (1992). Streptococcal and enterococcal bacteremia in patients with cancer. Clin Infect Dis, 15, 33-48.
19. Quinn B, Potting CM, Stone R, et al. (2008). Guidelines for the assessment of oral mucositis in adult chemotherapy, radiotherapy and haematopoietic stem cell transplant patients. Eur J Cancer 44(1), 61-72.
20. National Cancer Institute Common Terminology Criteria for Adverse Events (CTCAE). Available from National Cancer Institute (US National Institutes of Health) website: http://www.cancer.gov/

21 Bensinger W, Schubert M, Ang KK, et al. (2008). NCCN Task Force Report. prevention and management of mucositis in cancer care. J Natl Compr Canc Netw, 6(Suppl 1), Sl-21.
22 Blijlevens N, Sonis S (2006). Palifermin (recombinant keratinocyte growth factor-1): a pleiotropic growth factor with multiple biological activities in preventing chemotherapy- and radiotherapy induced mucositis. Ann Oncol, 18(5), 817-26.
23 Lilleby K, Garcia P, Gooley T, et al. (2006). A prospective, randomized study of cryotherapy during administration of high-dose melphalan to decrease the severity and duration of oral mucositis in patients with multiple myeloma undergoing autologous peripheral blood stem cell transplantation. Bone Marrow Transplant, 37(11), 1031-5.

大規模な疫学調査で、BRON の代替尺度について、静脈注射のビスホスホネート製剤で治療を受けた 16,073 人のがん患者と 28,697 人の「対照群」（すなわちビスホスホネート製剤の治療を受けていないがん患者）について比較がなされた [7]。この研究における BRON の代替尺度は、炎症を有する状態、骨髄炎、そして顎顔面骨の手術とされ、そして 6 年間でこれら問題が起こる絶対リスクについて、ビスホスホネート製剤治療群では 100 人の患者中 5.48 の事象、対照群では 100 人の患者中 0.30 の事象と報告された。

ウェブ調査によると、パミドロネートやゾレンドロン酸の治療を受けた骨髄腫の患者の 6.8% が BRON の診断を受け、それに加えてさらに 5.9% は BRON が疑わしい臨床的な兆候がみられた [8]。Wang らは、447 人のパミドロネートおよびゾレンドロン酸の治療を受けた患者を対象として後向き調査を行い、顎骨壊死の発生が 3.8% と報告した。Wang らは骨髄腫の患者で 3.8%、固形がんの患者で 3% に顎骨壊死がみられたと報告している [9]。ほかの研究において 8 年間を超える期間で骨髄腫の患者の 9.9% に、乳がん患者の 2.9% に顎骨壊死が発生したとも報告されている [10]。

病因

BRON のリスクファクターを表 16.1 に示す [11]。BRON 発現のリスクはどの種類のビスホスホネート製剤にもあると言ってよいが、リスクの程度はとりわけビスホスホネート製剤の効力や投与経路、治療期間によって左右される。

ビスホスホネート製剤の効能

BRON はパミドロネートやゾレンドロン酸に代表されるビスホスホネート製剤の効能にとくに関係している。パミドロネートはクロドロネートの 10 回分以上に相当し、ゾレンドロン酸はクロドロネートの 10,000 回分以上に相当する（破骨細胞の阻害という点において [12]。ほかのどの剤型・種類のビスホスホネート製剤よりもゾレンドロン酸の静脈注射の BRON 発生頻度が高い。

表 16.1a　ビスホスホネート関連顎骨壊死のリスクファクター [11]

分類	要因	備考
薬剤性因子	ビスホスホネート製剤の効力	ビスホスホネート製剤の効力が高いことはリスク上昇と関連する。
	投与経路	静脈注射での投与がリスク高
	投与期間	投与期間が長いほどリスク高
口腔内環境因子	歯槽部外科手術（例：抜歯、インプラント埋入、歯根端切除、骨侵襲を含む歯周外科）	歯槽部外科手術を受けた患者は受けてない患者と比較して 7 倍の BRON リスクがある。
	下顎骨の解剖学的形態（下顎隆起、顎舌骨筋線）上顎骨の解剖学的形態（口蓋隆起）	BRON は薄い口腔粘膜に覆われた骨隆起がある患者に好発する。
	炎症性歯性疾患（歯周病、歯性膿瘍）	炎症性歯性疾患に罹患している患者は罹患していない患者と比較して 7 倍の BRON リスクがある。
	口腔衛生状態不良	口腔衛生状態不良はリスクファクターとなると考えられるが、まだ明らかにされていない。

表 16.1b　ビスホスホネート関連顎骨壊死のリスクファクター [11]

分類	要因	備考
人口統計的因子	年齢	高齢者はリスク高（静脈注射のビスホスホネート製剤で骨髄腫の治療を受けている患者）
	人種	白色人種の患者がリスク高
全身的因子	がんの診断	乳がんより骨髄腫の患者がBRONのリスク高（乳がんはほかのがん種よりもリスク高）
	化学療法	化学療法はリスクファクターとなると考えられるが、まだ明らかにされていない。
	骨量減少、骨粗鬆症	
	副腎皮質ステロイド	副腎皮質ステロイドはリスクファクターとなると考えられるが、まだ明らかにされていない。
	糖尿病	同上
	喫煙	同上
	飲酒	同上

　BRON の発現までの平均期間はビスホスホネート製剤の効能によって変わり、ゾレンドロン酸では投与開始から平均 18 ヵ月で発現する一方、パミドロネートは 6 年間である（通常投与の場合）[8]。ほかの研究では、303 人の骨髄腫の患者にゾレンドロン酸を投与した場合、臨床的な問題が生じるまでに 2 年間であったと報告されている [13]。

投与経路

　BRON のリスクは経口ビスホスホネート製剤のほうが低い。Grbic らは、閉経後の骨粗鬆症に対してビスホスホネート製剤の投与を受けた 7,714 人の女性を対象とし、3 年間の前向き調査を行い、研究期間中、顎骨壊死がみられたのは 2 症例のみであった [14]。

　興味深いことに、顎骨壊死の疑い（痛みや骨露出）で保険請求された 714,217 件について調べたところ、内服のビスホスホネート製剤ではリスクの増加がみられないのに対し、静脈注射のビスホスホネート製剤は著しくリスクが増加した（すなわち 4.0 〜 6.8 倍のリスク増加であった）[15]。

　骨塩量減少、骨粗鬆症、骨パジェット病に対して一般的なビスホスホネート製剤の内服治療をしている患者の BRON 発現のリスクはとても低いということに注目すべきである。実際、体系的にスクリーニングと予防をすることで、BRON 発現のリスクは最小限になり、そして日常の歯科処置を行わず保留しておくことは正論とならない（下記参照）[16]。たとえば、アレンドロネート内服との関連において、試算される BRON 発現のリスクはたった 0.007% である [17]。

投与期間

　ビスホスホネート製剤の投与期間もまた BRON 発症リスクを考える上で相当に重要である。発症リスクは投与 3 〜 4 年間で 4%、4 〜 5 年間で 6%、5 〜 6 年間で 9%、6 年を超えると 11% に増加する [18]。

その他の因子

　前述のように、ビスホスホネート製剤の主な効果は破骨細胞の機能抑制である。しかし、ビスホスホネート製剤の血管新生抑制作用は骨代謝に影響し、骨壊死の発症の一因となる。上顎骨や下顎骨にBRONが生じやすいことには、このようなさまざまな要因があるが、歯槽骨のターンオーバーの早さ、もしくは代謝が他部位の骨に比較してとりわけ早いことに関連していることに疑いはない。実際、このような活動性は10倍以上と見積もられている。ほかの局所的なリスク因子としては歯槽部外科手術、炎症性歯科疾患の存在（例：歯周病、歯性膿瘍）が挙げられる[11]。

臨床像

　BRONの診断は以下の3つを満たすかによる[11]。
1. 現在もしくは過去にビスホスホネート製剤の治療歴があること
2. 8週間以上続く顎顔面領域の壊死骨の露出があること
3. 顎骨に対する放射線療法の既往がないこと

　BRONの臨床像は症例ごとにさまざまであり、病期分類されている（表16.2）[19]。BRONは典型的には骨の露出が疼痛を伴わない潰瘍面として発症する。多くは下顎骨に発症するが（65%）、上顎にも26%発症し、9%は上下顎ともに発症している。症例の60%が侵襲的歯科治療後の発現であり、残りの症例は外傷性もしくは感染、また外傷性のものに感染が被ったものと考えられる[20]。時に、慢性で骨露出（またはエックス線画像の変化）のない非局所的な痛みを訴えることがある。しかし、疼痛の出現はBRONの合併症（すなわち軟組織の外傷、感染、骨折、瘻孔）の兆候であることが多い。病変部の臨床像として歯の動揺、炎症所見および感覚の変化がみられるとする報告もある[19]。

　BRONの進展の速さは症例によって非常に異なり、適切な処置で病状を安定させることが可能である。腐骨（壊死骨の分離）を最初に発見してからの進行はとても速いものであり得るが、抗菌薬の投与で数ヵ月という期間で症状の特徴は変わりうる。BRONの伸展の速さは、おそらくBRONを発現させる原因薬剤に関連する因子によるものであろう（前述参照）。

検査

　画像検査はBRONの診断において重要な要素である。しかし、症状が画像上の変化として明らかになるには数週間から数ヵ月かかると予測される。それゆえ、医療関係者は、BRONの疑いのある患者について経過観察をしっかり行うべきである。画像検査はまた、治療方針の決定にも役立ちうる。

表16.2　ビスホスホネート関連顎骨壊死の臨床的病期分類[11]※2

ステージ	臨床像
Stage 1	骨露出／骨壊死があるが症状はなく、感染所見も認めない。
Stage 2	骨露出／骨壊死の部位の痛みや発赤といった感染に関連する所見がある。排膿の有無は問わない。
Stage 3	痛みと感染を伴う骨露出／骨壊死がある。また以下の項目を一つ以上含む。病的骨折、皮膚瘻孔、下顎下縁に至る骨溶解

日常行う口内法やパノラマ、CT を含めたエックス線画像は、当初かすかに、のちにより明らかに骨硬化像あるいは「すりガラス」像を示すようになる（図 16.1）。この所見は顎骨の線維性骨病変と類似している。歯槽突起は歯槽硬線の肥厚や硬化へ変化するのが最も一般的である。時折、歯槽の全層が硬化性病変となることがある。頻度として高くないが、リモデリングや骨梁の回復（図 16.2）が見られない抜歯窩治癒不全、根尖部の透過像、歯根膜腔の拡大、骨溶解、そして腐骨形成がみられることもある [21]。

最近、コーンビーム CT のような、より精巧な画像技術の有用性が示されている [22]。それでもやはり、日常使用可能な画像診断は BRON の典型的な所見を描出するのに適している。

管理・マネジメント
予防

予防は BRON のリスクのある患者における第一の目標である。BRON の始まりは抜歯やインプラント埋入、歯根端切除のような歯槽外科手術に関係することがしばしばである。したがって、予防策のカギとなるのは、ビスホスホネート製剤の治療の前に最適な口腔内環境を獲得し、将来のビスホスホネート製剤の治療中に歯槽部外科手術を回避することである。最適な口腔内環境を維持することは治療期間中も等しく重要である。

ビスホスホネート製剤の開始は、可能なかぎり、最適な口腔内環境を達成するまで延期されるべきである。侵襲的歯科治療は前もって終了させておくべきである。歯槽部外科手術（ビスホスホネート製剤開始前の）の治療に必要な期間ははっきりした指標がない。複数の研究がビスホスホネート製剤開始から数ヵ月の間、治癒不全のリスクは増加しないとしているが、4 〜 8 週間待つことの必要性を示唆する報告も一つある [23]。

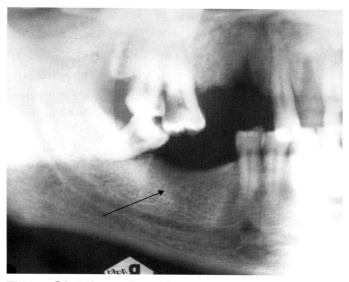

図 16.1 「すりガラス」像を呈するエックス線画像

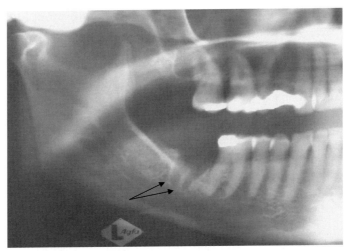

図16.2 抜歯窩の治癒不全のエックス線画像

　ビスホスホネート製剤の治療の間、患者は歯や口腔の問題が発生した際の歯科医療への適切なアクセスが必要であり、迅速な評価、タイムリーな治療を受ける必要がある。侵襲的歯科治療が必要な際は全身状態が許すのであれば、術前後3ヵ月の休薬を行う（エビデンスはないが）。しかし、別の専門家はビスホスホネート製剤を休薬することを推奨しておらず、これは骨内に薬剤が長期にわたり（すなわち10年以上）残り続けるためである。

管理・マネジメント

　BRONの治療は、現在のところ効果的な治療法がなく困難なままの状態である。**表16.3**に米国口腔顎顔面外科学会の推奨するステージごとの治療法を示す[11]。

　クロルヘキシジンの毎日2〜3回の含嗽は、どのステージのBRONにも推奨される。感染が活動的な間について抗菌薬の経口投与が推奨されている（**表16.3**）。しかし、抗菌薬の長期経口投与（いったん急性炎症がコントロールされた後も）を推奨している専門家もいる。骨の破壊や感染のコントロールが不可能な進行したBRONの場合もしくは病的骨折を生じた場合は歯槽骨切除あるいは顎骨切除が必要なこともある。消炎に導き、チタンのプレートで再建することにより輪郭と機能が回復できる。

　ビスホスホネート製剤の継続の可否決定はがん治療を行う医師に相談すべきである。つまり、骨病変をより悪くする重大なリスクはBRONの安定／改善により起こりうる利益と天秤にかけられなければならない（**表16.3**）。休薬（「drug holiday」）という方法は、ビスホスホネートが骨内に取り込まれているので、甚だ疑問である。

　最近、壊死骨の切除後に生じた欠損へ血小板由来増殖因子（Platelet-Derived Growth Factor: PDGF）を填入する新しい治療方法が紹介された[24]。この技術は少数の患者に使われ、欠損した部位の粘膜が上皮化するとともに同時に欠損した骨が完全に治癒するという結果を得られている。

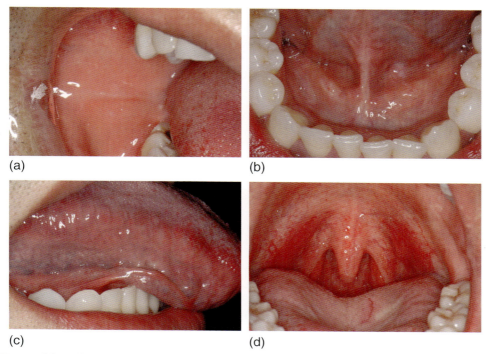

図3.1 （a）頬粘膜、（b）口腔底、（c）舌縁、（d）舌背側面、軟口蓋、および咽頭の正常像

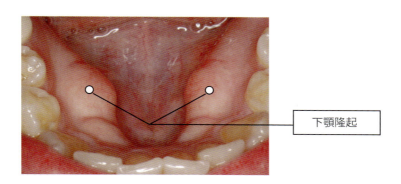

図3.2 下顎隆起（正常な解剖形態の範疇）

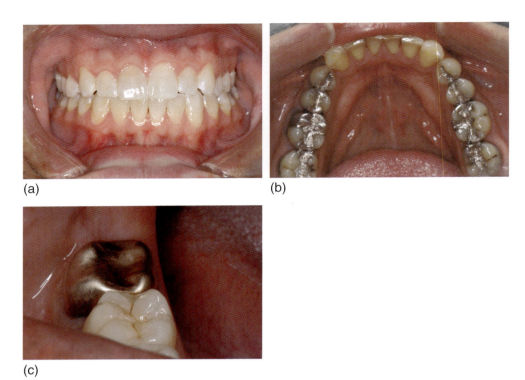

図 3.3　a) 歯および歯周組織の正常像、b) アマルガム充填の例、c) 金合金の冠の例

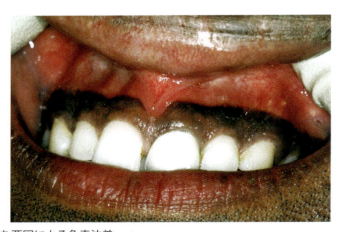

図 4.1　人種的な要因による色素沈着
出典：Davies A and Finlay I (2005), Oral Care in Advanced Disease. Oxford University Press, Oxford から許諾のもと再掲

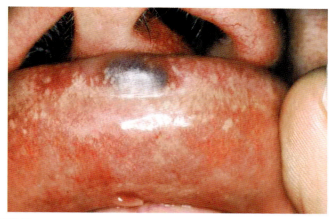

図 4.2　口腔の静脈瘤
出典：MP Sweeney and J Bagg (1997), Making Sense of the Mouth. Partnership in Oral Care, Glasgow から許諾のもと再掲

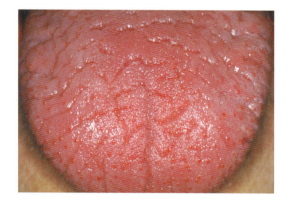

図 4.3　溝状舌
出典：Davies A and Finlay I (2005), Oral Care in Advanced Disease. Oxford University Press, Oxford から許諾のもと再掲

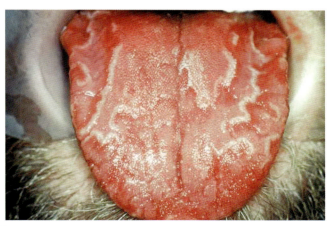

図 4.4　地図状舌
出典：MP Sweeney and J Bagg (1997), Making Sense of the Mouth. Partnership in Oral Care, Glasgow から許諾のもと再掲

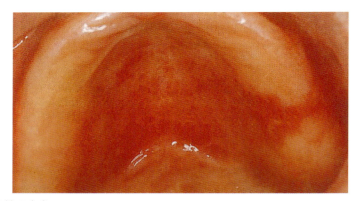

図 18.2　義歯性口内炎
出典：Davies A and Finlay I (2005), Oral Care in Advanced Disease. Oxford University Press, Oxford から許諾のもと再掲

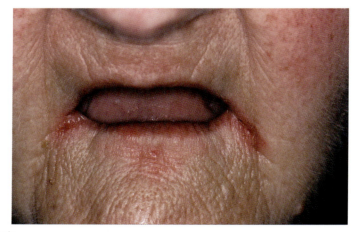

図 18.3　口角炎
出典：Davies A and Finlay I (2005), Oral Care in Advanced Disease. Oxford University Press, Oxford から許諾のもと再掲

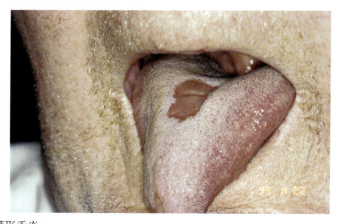

図 18.4　正中菱形舌炎
出典：Davies A and Finlay I (2005), Oral Care in Advanced Disease. Oxford University Press, Oxford から許諾のもと再掲

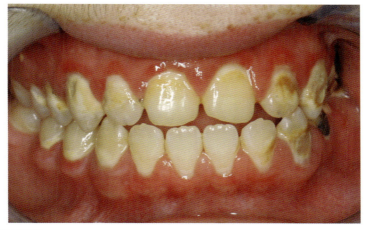

図 19.1　早期の齲蝕
出典：Davies A and Finlay I (2005), Oral Care in Advanced Disease. Oxford University Press, Oxford から許諾のもと再掲

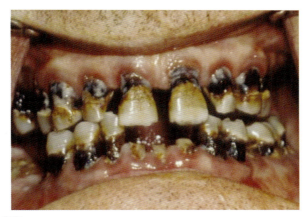

図 19.2　進行した齲蝕
出典：Davies A and Finlay I (2005), Oral Care in Advanced Disease. Oxford University Press, Oxford から許諾のもと再掲

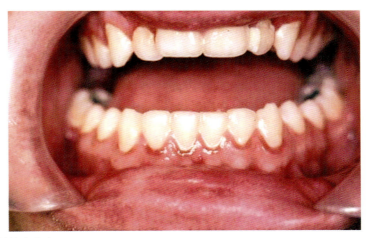

図 19.3　単純性歯肉炎
出典：Davies A and Finlay I (2005), Oral Care in Advanced Disease. Oxford University Press, Oxford から許諾のもと再掲

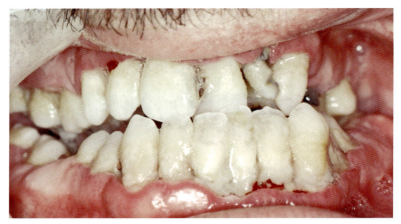

図 19.4　壊死性歯肉炎
出典：Davies A and Finlay I (2005), Oral Care in Advanced Disease. Oxford University Press, Oxford から許諾のもと再掲

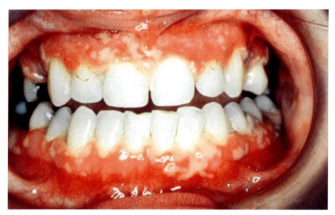

図 20.1　単純ヘルペスウイルスの初感染（原発性ヘルペス性歯肉口内炎）
出典：MP Sweeney and J Bagg (1997), Making Sense of the Mouth. Partnership in Oral Care, Glasgow から許諾のもと再掲

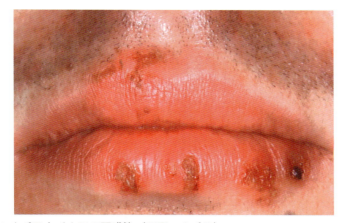

図 20.2　単純ヘルペスウイルスの再感染（口唇ヘルペス）
出典：Davies A and Finlay I (2005), Oral Care in Advanced Disease. Oxford University Press, Oxford から許諾のもと再掲

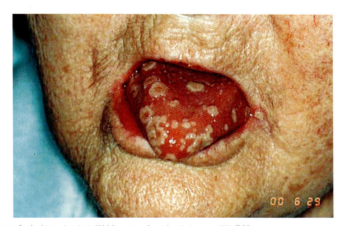

図 20.3a　免疫不全患者における単純ヘルペスウイルスの再感染
出典：Davies A and Finlay I (2005), Oral Care in Advanced Disease. Oxford University Press, Oxford から許諾のもと再掲

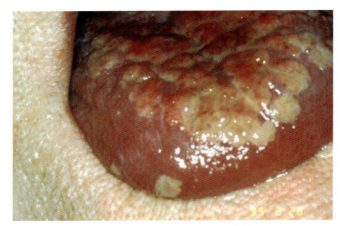

図 20.3b 免疫不全患者における単純ヘルペスウイルスの再感染
出典：MP Sweeney and J Bagg (1997), Making Sense of the Mouth. Partnership in Oral Care, Glasgow から許諾のもと再掲

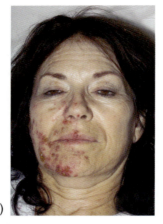

(a)

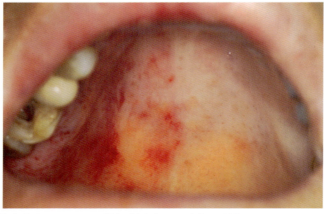

(b)

図 20.4 水痘・帯状疱疹ウイルスの再感染［(a) 顔面、(b) 口腔］

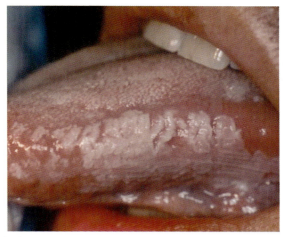

図 20.5　口腔毛状白板症
出典：Davies A and Finlay I (2005), Oral Care in Advanced Disease. Oxford University Press, Oxford から許諾のもと再掲

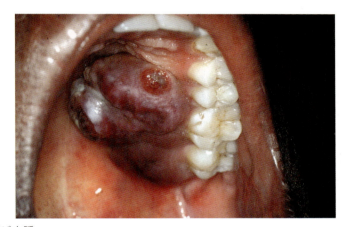

図 20.6　カポジ肉腫
出典：Davies A and Finlay I (2005), Oral Care in Advanced Disease. Oxford University Press, Oxford から許諾のもと再掲

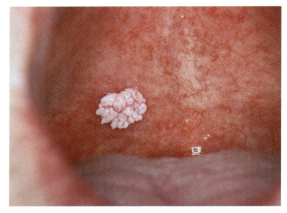

図 20.7　口腔の疣贅（HPV 感染）
出典：Davies A and Finlay I (2005), Oral Care in Advanced Disease. Oxford University Press, Oxford から許諾のもと再掲

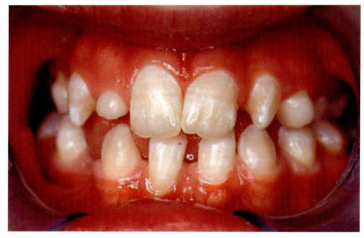

図 26.6　化学療法後のエナメル質形成不全

表 16.3　ビスホスホネート関連顎骨壊死のマネジメント [11]※3

ステージ	管理
Stage 1	患者教育 抗菌性洗口剤の含嗽（0.12%クロルヘキシジンを毎日2回） 3ヵ月に1度の経過観察
Stage 2	抗菌性洗口剤の含嗽 広域スペクトラム抗菌薬内服（ペニシリン、セファメジン、クリンダマイシン、第一世代キノロン系抗菌薬） 鎮痛薬 壊死骨の表在性の掻爬（軟組織の刺激を除去する）
Stage 3	含嗽 広域スペクトラム抗菌薬内服 鎮痛薬 壊死骨の掻爬／切除
すべてのstage	ビスホスホネート製剤の治療の見直し－経口ビスホスホネート製剤の休薬で継時的に改善する、また静脈注射ビスホスホネート製剤の休薬で継時的に状態が安定する。 腐骨除去 - 新たな骨露出を生じないようにする。 腐骨内の症状のある歯は抜歯

　高圧酸素療法は、放射線関連顎骨壊死と同様の治療法として用いられるが、その治療効果は現在研究中である。最近の臨床研究では推奨されているが、継続した改善にはビスホスホネート製剤治療の中止が関連していた [25]。

　最後に、いくつかの研究がビスホスホネート製剤の代替薬（デノスマブ、ラネル酸ストロンチウム）の使用に関心を示している [26、27]。

症例

　以下の症例は重度のBRONの症状、進行、そしてマネジメントを示すものである。

　症例は61歳女性、現症として、左下顎の歯の欠損部に疼痛を伴わない骨露出の治癒しない状態が、数ヵ月続いている。彼女は、ずっと前にこの部分の歯を抜き、部分床義歯を使用し始めていたが、使用すると痛む部位があった（最近の適合は良好である）。

　既往歴は、15年前から乳がん治療を受けており、4年前に多発骨転移を認めた。3年前から静脈注射のビスホスホネート製剤のゾレンドロン酸（ゾメタ®）の通常量（4mg/月　静脈内投与）を受けており、ここ1年はパミドロネート（アレディア®）に変更になった。加えて、ドセタキセルの化学療法を受けていた。転移巣はこのレジメンで制御されていた。

　初診時所見、下顎の歯槽突起を超えて、2.0×1.8cmの円形の骨露出部が見られた（図16-3a―カラーページ参照）。骨露出は粘膜がくりぬかれたようになっており境界明瞭であった。より小さい骨露出がこの病変のごく近いところで見つかった。それらは腫脹はなく、膿の貯留や排膿の所見はなかった。エックス線画像では骨露出部に一致して骨密度の増加が示唆された（図16.3b）。

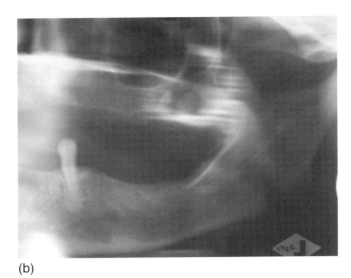

図 16.3b 初診時:エックス線画像は歯槽骨にかすかな硬化像(「すりガラス」像)を呈している(Stage 1 BRON)。

Stage 1 の BRON と診断された。毎日 2 回のクロルヘキシジンの洗浄で治療した。患者と腫瘍治療医との相談の上、ゾレドロン酸の投与頻度が経験に基づき 3 ヵ月に 1 回の投与(量は通常)に減らされた。ドセタキセルの化学療法は通常通り継続した。BRON は 3 ヵ月ごとに経過観察を受けていた。

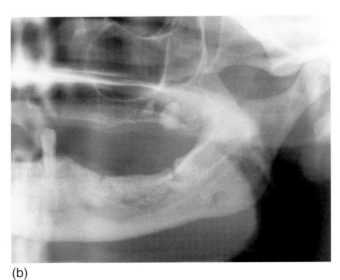

図 16.4b 同一患者の初診 4 ヵ月後:エックス線画像で腐骨と裏打ちする下顎骨の間に明瞭な境界を呈している。

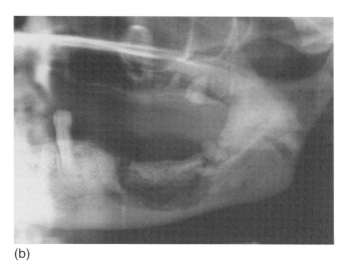

図16.5b 同一患者の初診14ヵ月後：エックス線画像で裏打ちする下顎骨から腐骨が分離している。

　数ヵ月経過し、骨露出部はゆっくり広がり、骨硬化症と同様の様相を呈し、腐骨と下顎骨の間に分離の初期像がみられた（**図16.4a**―カラーページ参照、および**b**）。この間、痛みに対してはイブプロフェン400mgの1日3回内服と、感染所見が見られた場合は、ペニシリンV 500mgの1日4回内服で対応した。

　骨露出部位はさらに拡大し、腐骨はさらに大きくなり続けた（**図16.5a、b**―カラーページ参照）が、手術の必要なしに、腐骨を除去することが可能な状態であった。骨破壊はさらに進み、ついに初診から18ヵ月で病的骨折を起こした（**図16.6**）。骨欠損部をチタンプレートで固定する保存的切除術が施行された（**図16.7**）。

　現在、患者は痛みと感染から解放されたが、骨露出は持続している。

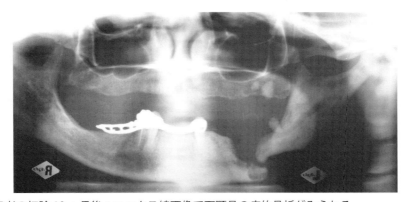

図16.6 同一患者の初診18ヵ月後：エックス線画像で下顎骨の病的骨折がみられる。

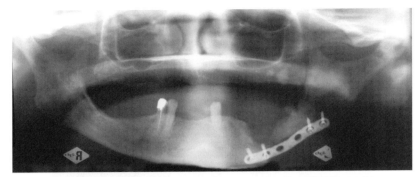

図16.7 同一患者の手術後：エックス線画像でチタンプレートによる固定が確認できる。

訳者註

[※1] ビスホスホネート関連顎骨壊死（bisphosphonate-related osteonecrosis of the jaws）はBRONJと略されることが多い。骨粗鬆症やがんの骨転移による骨病変の治療薬はビスホスホネート製剤だけではなく、最近、抗RANKL抗体デノスマブも使用されるようになってきた。デノスマブもビスホスホネート製剤と同様に顎骨壊死を生じ（denosumab-related ONJ: DRONJ）、BRONJとDRONJを包括した呼称が、骨吸収抑制薬関連顎骨壊死（anti-resorptive agents-related ONJ: ARONJ）である。さらに骨吸収抑制薬だけでなく、抗がん剤として使用される血管新生阻害薬やチロシンキナーゼ阻害薬などの分子標的治療薬の投与を受けている患者でも顎骨壊死を生じることから、これらも含めて薬剤関連顎骨壊死（medication-related ONJ: MRONJ）という呼称もある。

[※2] **表16.2** ビスホスホネート関連顎骨壊死の臨床的病期分類［11］は、米国口腔顎顔面外科学会（American Association of Oral and Maxillofacial Surgeons: AAOMS）が2006年に発表したポジションペーパーによるものであり、2009年と2014年にアップデートされ、骨露出はないがONJ様臨床症状を呈するケースをStage 0と診断すると提唱している。ただし、Stage 0のうち半分はONJに進展しないとする報告があり、過剰診断にならないように留意が必要である。

[※3] **表16.3** ビスホスホネート関連顎骨壊死のマネジメント［11］も2006年のAAOMSのポジションペーパーによるものである。以前のBRONの治療の基本方針は、保存治療が第一であったが、近年、Stage 2以上に対して、外科的治療を行ったほうが保存的治療を行うよりも治癒率が高いとの結果が集積され、2016年のわが国の顎骨壊死検討委員会によるポジションペーパーでは**表16.4**のように治療方針がまとめられている。

（髙岡一樹、岸本裕充）

表 16.4　ARONJ の治療

ステージ	管理
Stage 0 および 1	抗菌性洗口剤の使用、瘻孔や歯周ポケットに対する洗浄、局所的抗菌薬の塗布・注入
Stage 2	抗菌性洗口剤と抗菌薬の併用、 難治例：複数の抗菌薬併用療法、長期抗菌薬療法、連続静注抗菌薬療法、腐骨除去、壊死骨掻爬、顎骨切除
Stage 3	腐骨除去、壊死骨掻爬、感染源となる骨露出／壊死骨内の歯の抜歯、栄養補助剤や点滴による栄養維持、壊死骨が広範囲におよぶ場合、顎骨の辺縁切除や区域切除

注：病期に関係なく、分離した腐骨片は非病変部の骨を露出させることなく除去する。露出壊死骨内の症状のある歯は、抜歯しても壊死過程が増悪することはないと思われるので抜歯を検討する。

（骨吸収抑制薬関連顎骨壊死の病態と管理：顎骨壊死検討委員会ポジションペーパー 2016 から引用）

（訳：樋口智子、曽我賢彦、髙岡一樹、岸本裕充）

参考文献

1. Berenson JR, Lichtenstein A, Porter L, et al. (1996). Efficacy of pamidronate in reducing skeletal events in patients with advanced multiple myeloma. N Engl J Med, 334(8), 488-93.
2. Hortobagyi GN, Theriault RL, Porter L, et al. (1996). Efficacy of pamidronate in reducing skeletal complications in patients with breast cancer and lytic bone metastases. N Engl J Med, 335(24), 1785-91.
3. Santini D, Vespasiani Gentilucci U, Vincenzi B, et al. (2003). The antineoplastic role of bisphosphonates: from basic research to clinical evidence. Ann Oncol, 14(10), 1468-76.
4. Green JR (2004) . Bisphosphonates: preclinical review. Oncologist, 9 (Suppl 4), 3-13.
5. Ruggiero SL, Mehrotra B, Rosenberg TJ, Engroff SL (2004). Osteonecrosis of the jaws associated with the use of bisphosphonates: a review of 63 cases. J Oral Maxillofac Surg, 62(5), 527-34.
6. Marx RE (2003) . Pamidronate (Aredia) and zoledronate (Zometa) induced avascular necrosis of the jaws: a growing epidemic. J Oral Maxillofac Surg, 61(9), 1115-17.
7. Wilkinson GS, Kuo YF, Freeman JL, Goodwin JS (2007). Intravenous bisphosphonate therapy and inflammatory conditions or surgery of the jaw: a population-based analysis. J Natl Cancer Inst, 99(13), 1016-24.
8. Durie BG, Katz M, Crowley J (2005). Osteonecrosis of the jaw and bisphosphonates. N Engl J Med, 353(1), 99-102.
9. Wang EP, Kaban LB, Strewler GJ, Raje N, Troulis MJ (2007). Incidence of osteonecrosis of the jaw in patients with multiple myeloma and breast or prostate cancer on intravenous bisphosphonate therapy. J Oral Maxillofac Surg, 65(7), 1328-31.
10. Bamias A, Kastritis E, Bamia C, et al. (2005). Osteonecrosis of the jaw in cancer after treatment with bisphosphonates: incidence and risk factors. J Clin Oncol, 23(34), 8580-7.
11. American Association of Oral and Maxillofacial Surgeons (2006). American Association of Oral and Maxillofacial Surgeons Position Paper on Bisphosphonate-Related Osteonecrosis of the Jaws. Available at: http://www.aaoms.org/docs/position_papers/osteonecrosis.pdf
12. Zahrowski JJ (2007). Comment on the American Association of Oral and Maxillofacial Surgeons statement on bisphosphonates. J Oral Maxillofac Surg, 65(7), 1440-1.
13. Zervas K, Vernou E, Teleioudis Z, et al. (2006). Incidence, risk factors and management of osteonecrosis of the jaw in patients with multiple myeloma: a single-centre experience in 303 patients. Br J Haematol, 134(6), 620-3.
14. Grbic JT, Landesberg R, Lin SQ, et al. (2008). Incidence of osteonecrosis of the jaw in women with postmenopausal osteoporosis in the health outcomes and reduced incidence with zolendronic acid once yearly pivotal fracture trial. J Am Dent Assoc, 139(1), 32-40.
15. Cartsos VM, Zhu S, Zavras AI (2008). Bisphosphonate use and the risk of adverse jaw outcomes: a medical claims study of 714,217 people. J Am Dent Assoc, 139(1), 23-30.
16. Bolland M, Hay D, Grey A, Reid I, Cundy T (2006). Osteonecrosis of the jaw and bisphosphonates putting the risk in perspective. N Z Med J, 119 (1246), U2339.

17 American Dental Association. Expert Panel Recommendations: Dental Management of Patients on Oral Bisphosphonate Therapy. June 2006. Available at: http://ada.org/prof/resources/topics/osteonecrosis.asp
18 Marx RE (2006). Oral & intravenous bisphosphonate-induced osteonecrosis of the jaws: history, etiology, prevention, and treatment. Quintessence Publishing, Hanover Park
19 Ruggiero SL, Fantasia J, Carlson E (2006). Bisphosphonate-related osteonecrosis of the jaw: background and guidelines for diagnosis, staging and management. Oral Surg Oral Med Oral Pathol Oral Radial Endod, 102(4), 433-41.
20 Woo SB, Hellstein JW, Kalmar JR (2006). Systematic review: bisphosphonates and osteonecrosis of the jaws. Ann Intern Med, 144(10), 753-61.
21 Phal PM, Myall RW, Assael LA, Weissman JL (2007). Imaging findings of bisphosphonate-associated osteonecrosis of the jaws. Am J Neuroradiol, 28(6), 1139-45.
22 Kumar V, Pass B, Guttenberg SA, et al. (2007). Bisphosphonate-related osteonecrosis of the jaws: a report of three cases demonstrating variability in outcomes and morbidity. J Am Dent Assoc, 138(5), 602-9.
23 Wade ML, Suzuki JB (2007). Issues related to diagnosis and treatment of bisphosphonate-induced osteonecrosis of the jaws. Grand Rounds in Oral-Systemic Medicine, 2(2), 46-53b.
24 Adornato MC, Morcos I, Rozanski J (2007). The treatment of bisphosphonate-assoc iated osteonecrosis of the jaws with bone resection and autologous platelet-derived growth factors. J Am Dent Assoc, 138(7), 971-7.
25 Freiberger JJ, Padilla-Burgos R, Chhoeu AH, et al. (2007). Hyperbar ic oxygen treatment and bisphosphonate- induced osteonecrosis of the jaw: a case series. J Oral Maxillofac Surg, 65(7), 1321-7.
26 McClung MR, Lewiecki EM, Cohen SB, et al. (2006). Denosumab in postmenopausal women with low bone mineral density. N Engl J Med, 354(8), 821-31.
27 Bruyere O, Roux C, Detilleux J, et al. (2007). Relationship between bone mineral density changes and fracture risk reduction in patients treated with strontium ranelate. J Clin Endocrinol Metab, 92(8), 3076-81.

第 17 章

口腔感染 – 序説
Susan Brailsford, David Beighton

はじめに

　口腔微生物による疾患はほとんどが内因性の微生物、すなわち常在細菌（共生微生物など）の一部によるものである。環境の変化（唾液流量の減少、抗菌薬の使用、過剰な糖分摂取など）を背景として口腔内常在菌は口腔内病変を引き起こすほど急増することがある（いわゆる「生態学的プラーク仮説」）[1、2]。現在までのところ、口腔疾患に強く関連するいくつかの微生物（例：*Prevotella* 属と歯周病）はあるが、真の病原微生物は口腔に発見されていない。

　口腔の表面は多様な微生物の足場となっている（**表 17.1**）[3]。かねてより微生物は適切な培地（非選択的あるいは選択的）や生育条件（好気性、微好気性、または嫌気性）で培養同定されるのが一般的であった。最近では 16S rRNA シークエンスのような分子生物学的手法を用いることで多くの新種が同定されている。現在では培養法と分子生物学的手法により 700 以上の異なる分類群が口腔から同定されている [4]。フォーサイス研究所とロンドン大学キングスカレッジは協力し、口腔内から同定したすべての微生物のシークエンスデータをウェブサイトに掲載している [5]。

口腔への細菌の定着

　口腔は生まれたときは無菌状態であるが、数時間もすると細菌が定着し、口腔 *Streptococcus* 属（すなわち *Streptococcus mitis*、*S. oralis*、*S. salivarius*）が優勢になる [6]。歯が萌出することで口腔内に硬組織の表面が出現することとなり口腔細菌叢に変化が生じる。たとえば *S. mutans* は歴史的に齲蝕に関連するものであるが、通常、歯の萌出前には検出されない [7]。歯の萌出後、口腔細菌叢は比較的安定するが、*Staphylococcus* 属と *Candida* 属の検出頻度が年齢とともに増える [8]。この細菌叢の安定化現象は「微生物の恒常性（microbial homeostasis）」と呼ばれる [9]。

　口腔微生物の多様性は定着部位の多様性による。口腔微生物は相対する細胞表層上のアドヘジン・付着因子でさまざまに異なった部位に定着する [10]。一例として健康な口腔の舌背の細菌叢は大多数の *S. salivarius* と少数の *Rothia mucilaginosa* や *Eubacterium* 属といった微生物からなることが挙げられる [4]。一般に、口腔は好気的で中性（pH6.75 〜 7.25）の状態である。しかしながら歯肉溝はやや嫌気的でアルカリ性（pH7.5 〜 8.5）であり、ある種の歯周病原細菌の生育には望ましい状態となっている（例：*Prevotella* 属）。

　歯、歯肉溝、舌背は常にバイオフィルムに覆われている。バイオフィルムは液体と固体の中間的な性状構造の中で生活する微生物の集合体である [2]。口腔粘膜のほかの部位（頬粘膜、口腔底、口蓋など）はバイオフィルムに覆われることはほとんどなく、これは上皮のターンオーバーが速いためである。微生物はバイオフィルムを形成して蓄積することにより機械的に除去されにくくなり、宿主や抗菌薬への抵抗性も高まるため生存しやすくなる [11]。バイオフィルム内の環境は一様ではなく、種々の異なっ

表 17.1　一般に同定される口腔微生物 [3]

グループ	属
グラム陽性球菌 好気性あるいは通性嫌気性 +	*Streptococcus* *Staphylococcus* *Enterococcus* *Micrococcus*
グラム陽性球菌 偏性嫌気性 ++	*Peptostreptococcus* *Peptococcus*
グラム陽性桿菌 好気性あるいは通性嫌気性	*Actinomyces* *Lactobacillus* *Corynebacterium* *Arachnia* *Rothia*
グラム陽性桿菌 偏性嫌気性	*Eubacterium* *Propionibacterium* *Bifidobacterium* *Bacillus* *Clostridium*
グラム陰性球菌 好気性あるいは通性嫌気性	*Neisseria / Branhamella*
グラム陰性球菌 偏性嫌気性	*Veillonella*
グラム陰性桿菌 好気性あるいは通性嫌気性	*Campylobacter* *Eikonella* *Actinobacillus* *Capnocytophaga* *Haemophilus* *Simonsiella*
グラム陰性桿菌 偏性嫌気性	*Bacteroides* *Fusobacterium* *Porphyromonas* *Prevotella* *Leptotrichia* *Wolinella / Selenomas*
ほかの微生物	*Mycoplasma* *Candida* *Spirochaetes* *Protozoa*

＋嫌気状態を好むが、好気状態でも生育できる
＋＋嫌気状態を必要とする（好気状態では生育できない）

た微生物が増殖しやすくなっている [12]。そのためバイオフィルム内の微生物は（バイオフィルムを形成しない浮遊微生物に比較して）特徴的な表現型を示し、種々のタンパク質発現が進む。

デンタルプラーク

　歯のバイオフィルムは「デンタルプラーク」と呼ばれることが多い。デンタルプラークは「バイオフィルムとして表層でみられる微生物の集合体であり、唾液や細菌に由来する高分子基質が含まれる」とされている [13]。歯への定着はそれらが一度除去されても数分のうちに起こる。歯を覆う唾液由来のペリクルは、歯肉縁上・縁下のバイオフィルム形成の足掛かりとなる。唾液のペリクルは唾液の糖タンパクで構成され、そこに微生物が接着する（「アドヘジン・付着因子」）[14]。

　プラーク形成は歯の表層への微生物定着から始まる。唾液由来のペリクルに最初に定着するのは streptococci であり、とくに *S. mitis*、*S. oralis*、*S. salivarius* である。こうした初期に定着する細菌は、引き続き定着する細菌の接着部位を作り出すという非常に重要な役割を担っており、バイオフィルムの環境を変化させうる。バイオフィルムを構成する微生物は宿主の防御機構をかいくぐることができる；このような細菌は唾液中の IgA の働きを妨げる IgA プロテアーゼを有していることが証明されている [3]。初期定着細菌でほかに優位なものは *Actinomyces* 属、とくに *A. naeslundii* である。唾液中の糖タンパクを利用する能力により、これらの微生物は炭水化物がなくとも生育できる [15]。

　初期に定着する細菌はその表面構造（線毛）を利用して唾液中の糖タンパクやほかの微生物と結合する [16]。初期の接着は細菌の生育に続いて起こる。唾液は歯肉縁上プラークの栄養源を供給し、歯肉溝滲出液は歯肉縁下プラークの栄養源を供給する。バイオフィルム内の細菌叢は口腔内の環境変化（例：pH、基質の獲得しやすさ）に影響を受けるものの、個人個人の口腔は安定したプラーク群を保有する傾向となる。

口腔微生物叢の管理

　さまざまな恒常性維持のメカニズムによって通常の共生微生物叢は保たれており、その恒常性によって口腔感染の進行は予防されている（表17.2）。このような恒常性維持のメカニズムには非特異的なもの（全微生物に影響を及ぼすもの）と特異的なもの（特定の微生物のみに影響を及ぼすもの）がある。

口腔粘膜

　口腔粘膜は微生物侵入に対する物理的バリアを形成している [17]。さらに、口腔粘膜の表層細胞の早いターンオーバーは、口腔の各所でのバイオフィルム形成を防いでいる。加えて、口腔粘膜の表層は唾液の層に覆われており、口腔粘膜の深層には免疫グロブリンやリンパ球が内包されている。

　口腔感染は粘膜に障害を受けた患者で起こる。たとえば、頭頸部領域への放射線療法を受けている患者は常に口内炎を発症しており、頻繁に二次感染を起こす [18]。口腔粘膜の障害は口腔感染だけでなく、全身的な感染症も引き起こすことがある（敗血症、遠隔局所への病巣感染など）[19、20]。

共生微生物叢

　病原微生物の繁殖を防ぐために、共生微生物を非特異的もしくは特異的な方法で利用できる可能性がある。非特異的な方法には粘膜の占有率や栄養利用に関して病原微生物と競合させることが含まれる（「競合阻害」）[2]。特異的な方法には病原微生物活性の抑制が含まれる。たとえば緑色連鎖球菌（viridans streptococci）は歯周病原微生物に抑制効果のある過酸化水素を作り出す [21]。同様に、グラム陽性細菌はある種の病原微生物に効果のあるバクテロイシン（抗菌因子）を作り出す [22]。最近の研究では、接触型シグナル伝達によって微生物のバイオフィルムへの結合を予防できる可能性も示唆されている [23]。

表17.2　口腔内における共生機構

非特異的因子*	口腔粘膜
	共生細菌叢
	唾液
	歯肉溝滲出液
	補体
	貪食
特異的因子*	分泌型IgA
	血清IgM、IgG、IgA
	リンパ球

*多くのこれら因子が相互に関連している

　唾液腺の機能障害、抗菌薬使用、炭水化物の過剰摂取など、多くの因子が共生微生物に影響を与える。たとえば、炭水化物の過剰摂取が原因で口腔内のpH低下が起こり、それにより齲蝕の進行にかかわる好酸性微生物が増殖することがある[24]。

唾液

　唾液は、通常の共生微生物叢の維持にあたって非常に重要であり、また、口腔感染の発症を予防している。唾液には多数の機能がある。

1. 自浄作用：唾液が常に流れていることで微生物の付着を防いだり、食渣やほかの汚れ（これらはほかの微生物にとっての基質となる）を除去しやすくする。
2. 抗菌作用：唾液腺分泌物には分泌型IgAやムチン、リゾチーム、ラクトフェリン、ペルオキシダーゼ、高ヒスチジンポリペプチドといった多くの抗菌因子が含まれている（**表17.3**参照）[25]。唾液中の因子はさまざまな機序で作用し（**表17.3**）[26]、おのおのは相加的のみならず相乗的に作用する可能性を有すると考えられている[27]。唾液は唾液腺分泌物、歯肉溝滲出液（後述）、そしてその他さまざまな構成物から構成されている[28]。
3. pHの維持作用：唾液は口腔内を中性に保っている。口腔内を中性に保つことで共生微生物の増殖を促し、病原微生物の増殖を阻害する。

　唾液腺機能障害は口腔微生物叢の変化と大いに関係する[29]。それゆえに、唾液腺機能障害はある種の口腔感染の重症化に関係する（例：齲蝕、口腔カンジダ症）[30]。唾液腺機能障害については第21章で詳細に論じられている。

表 17.3 恒常性に関係する唾液タンパク [26]

糖タンパク	由来	機能	備考
mUC5B (ムチン MG1)	すべての粘液性唾液腺	物理的なバリア 凝集 (細菌，ウイルス)	全唾液タンパクの 5～20%
MUC7 (ムチン MG2)	すべての粘液性唾液腺	物理的なバリア 凝集 (細菌，ウイルス)	全唾液タンパクの 5～20%
免疫グロブリン	すべての唾液腺の B 細胞	不活化および凝集 (細菌，酵母，ウイルス)	全唾液タンパクの 5～15%
プロリンに富む糖タンパク	耳下腺	不明 (凝集?)	全唾液タンパクの 1～10%
シスタチン	顎下腺＞舌下腺	プロテアーゼ阻害 (細菌，ウイルス)	全唾液タンパクの 10%
ヒスタチン	耳下腺および顎下腺	広域な殺菌作用 (細菌，酵母)	全唾液タンパクの 5%
EP-GP (GCDFP15, SABP, PIP)	顎下腺および舌下腺	不明	全唾液タンパクの 1～2%
アグルチニン (DMBT1, gp340)	耳下腺＞顎下腺＞舌下腺	凝集 (細菌)	全唾液タンパクの 1～2%
ライソゾーム	舌下腺＞顎下腺および耳下腺	殺作用 (細菌，酵母)	全唾液タンパクの 1～2%
ラクトフェリン	すべての唾液腺 (粘液腺＞漿液腺)	増殖抑制 (細菌，酵母，ウイルス)	全唾液タンパクの 1～2%
ラクトペルオキシダーゼ	耳下腺＞顎下腺	増殖抑制 (細菌，酵母，ウイルス)	全唾液タンパクの <1%
カテリシジン (hCAP18, LL37)	唾液腺および好中球	広域な殺菌作用 (細菌)	全唾液タンパクの 1～2%
ディフェンシン	唾液腺，上皮細胞および好中球	広域な殺菌作用 (細菌，酵母)	全唾液タンパクの 1～2%

歯肉溝滲出液

歯肉溝滲出液は血清の濾過液である。この液体は、全身循環から歯肉の接合上皮を通過して歯肉溝・口腔へ至る。歯肉溝滲出液にはさまざまな抗菌成分が含まれており、補体、免疫グロブリン（IgG、IgM、IgA）、食細胞（多形核白血球、マクロファージ）、そしてリンパ球（B細胞、T細胞）が含まれている[17]。さらに、常に産生される歯肉溝滲出液は微生物の接着を防ぐこともある。

免疫機構

口腔内の自然免疫・非特異的な免疫機構には、食細胞（多形核細胞、白血球、マクロファージ）と補体によるものがある[31]。食細胞はさまざまな病原体を取り込み、破壊する。食細胞は血液から供給され、歯肉溝滲出液から口腔内へ入る。補体は、グラム陰性細菌の溶解・破壊、食細胞の活性化（オプソニン効果）、リンパ球の集簇促進などの多くの機能を有する。補体は血液由来であり、これもまた歯肉溝滲出液から口腔へ至る。

口腔内の獲得免疫・特異的な免疫機構は、免疫グロブリン（抗体）と細胞性免疫（T細胞）によって成り立っている[17]。免疫グロブリンは分泌型IgAと血清IgG、IgM、IgAからなる。分泌型IgAは唾液腺内のリンパ組織から供給され、唾液中に含まれて口腔内に至る。分泌型IgAは微生物が宿主の表層へ接着することを防ぐ[3]。血清IgG、IgM、IgAは全身のリンパ組織からもたらされ、歯肉溝滲出液中に含まれて口腔内に至る。血清中の免疫グロブリンはさまざまに作用する—微生物の宿主表層への接着を防ぎ、微生物の代謝を阻害し、そして細菌の貪食を促進させる。T細胞は多様な形態をとり、それらはさまざまな役割を担っている—B細胞の刺激（TH2／ヘルパーT細胞）、感染細胞の破壊（TC／細胞障害性T細胞）。

免疫不全は口腔微生物叢の変化に関連し、また特定の口腔感染症の増悪にもかかわっている[32]。口腔感染のパターンは免疫不全の性質にもいくらか影響される。たとえばヒト免疫不全ウイルス（human immunodeficiency virus: HIV）感染による後天性免疫不全症候群（acquired immune deficiency syndrome: AIDS）はCD4$^+$細胞（T細胞）の減少が特徴的であり、口腔カンジダ症、歯周疾患、そして難治性の口腔白板症と関連する[33]。このような口腔感染症の発症はCD4$^+$細胞数（およびウイルス量）と強い相関性を有する[34]。

（訳：小﨑弘貴、曽我賢彦）

参考文献

1. Marsh PD (1991). The significance of maintaining the stability of the natural microflora of the mouth. Br Dent J, 171(6), 174-7.
2. Marsh PD (1994). Microbial ecology of dental plaque and its significance in health and disease. Adv Dent Res, 8(2), 263-71.
3. Marcotte H, Lavoie MC (1998). Oral microbial ecology and the role of salivary immunoglobulin A. Microbial Mol Biol Rev, 62(1), 71-109.
4. Aas JA, Paster BJ, Stokes LN, Olsen I, Dewhirst FE (2005). Defining the normal bacterial flora of the oral cavity. J Clin Microbial, 43(11), 5721-32.
5. Human Oral Microbiome Database website: http://www.homd.org/
6. Pearce C, Bowden GH, Evans M, et al. (1995). Identification of pioneer viridans streptococci in the oral cavity of human neonates. J Med Microbial, 42(1), 67-72.

7 Kononen E, jousimies -Somer H, Bryk A, Kilp T, Kilian M (2002). Establishment of streptococci in the upper respiratory tract: longitudinal changes in the mouth and nasopharynx up to 2 years of age. J Med Microbial, 51(9), 723-30.
8 Percival RS, Challacombe SJ, Marsh PD (1991). Age-related microbiological changes in the salivary and plaque microflora of healthy adults. J Med Microbial, 35(1), 5-11.
9 Alexander M (1971). Biochemical ecology of microorganisms. Annu Rev Microbial, 25, 361-92.
10 Gibbons RJ, Spinell DM, Skobe Z (1976). Selective adherence as a determinant of the host tropisms of certain indigenous and pathogenic bacteria. Infect Immun, 13(1), 238-46.
11 Bowden GH (1999). Oral biofilm an archive of past events? in Newman HH, Wilson M, (eds) Dental Plaque Revisited - Oral Biofilms in Health and Disease, pp. 211-35. BioLine Publications, Cardiff.
12 Vroom JM, De Grauw KJ, Gerritsen HC, et al. (1999). Depth penetration and detection of pH gradients in biofilms by two-photon excitation microscopy. Appl Environ Microbial, 65(8), 3502-11.
13 Marsh P, Martin MV (1999). Oral microbiology, 4th edn. Wright, Oxford.
14 Liljemark WF, Bloomquist C (1996). Human oral microbial ecology and dental caries and periodontal diseases. Crit Rev Oral Biol Med, 7(2), 180-98.
15 Frandsen EV (1994). Carbohydrate depletion of immunoglobulin Al by oral species of gram-positive rods. Oral Microbiol Immunol, 9(6), 352-8.
16 Kolenbrander PE (2000). Oral microbial communities: biofilms, interactions, and genetic systems. Annu Rev Microbial, 54, 413-37.
17 Bagg J, MacFarlane TW, Poxton IR, Miller CH, Smith AJ (1999). Essentials of microbiology for dental students. Oxford University Press, Oxford.
18 Redding SW, Zellars RC, Kirkpatrick WR, et al. (1999). Epidemiology of oropharyngeal Candida colonization and infection in patients receiving radiation for head and neck cancer. J Clin Microbial, 37(12), 3896-900.
19 Meurman JH, Pyrhonen S, Teerenhovi L, Linqvist C (1997). Oral sources of septicaemia in patients with malignancies. Oral Oncol, 33(6), 389-97.
20 Fiehn NE, Gutschik E, Larsen T, Bangsborg JM (1995). Identity of streptococcal blood isolates and oral isolates from two patients with infective endocarditis. J Clin Microbiol, 33 (5), 1399-401.
21 Hillman JD, Socransky SS, Shivers M (1985). The relationships between streptococcal species and periodontopathic bacteria in human dental plaque. Arch Oral Biol, 30(11-12), 791-5.
22 Balakrishnan M, Simmonds RS, Tagg JR (2001). Diverse activity spectra of bacteriocin-like inhibitory substances having activity against mutans streptococci. Caries Res, 35(1), 75-80.
23 Jenkinson HF, Lamont RJ (2005). Oral microbial communities in sickness and in health. Trends Microbial, 13(12), 589-95.
24 Marsh PD (2003). Are dental diseases examples of ecological catastrophes? Microbiology, 149(Pt 2), 279-94.
25 Amerongen AV, Veerman EC (2002). Saliva - the defender of the oral cavity. Oral Dis, 8(1), 12-22.
26 Van Nieuw Amerongen A, Bolscher JG, Veerman EC (2004). Salivary proteins: protective and diagnostic value in cariology? Caries Res, 38(3), 247-53.
27 Rudney JD, Hickey KL, Ji Z (1999). Cumulative correlations of lysozyme, lactoferrin, peroxidase, S-IgA, amylase, and total protein concentrations with adherence of oral viridans streptococci to microplates coated with human saliva. J Dent Res, 78(3), 759-68.
28 Anonymous (1992). Saliva: Its role in health and disease. FDI Working Group 10 of the Commission on Oral Health, Research and Epidemiology (CORE). Int Dent J, 42 (4 Suppl 2), 291-304.
29 Almstahl A, Wikstrom M (1999). Oral microflora in subjects with reduced salivary secretion. J Dent Res, 78(8), 1410-16.
30 Sreebny LM (1996). Xerostomia: diagnosis, management and clinical complications, in Edgar WM, O'Mullane DM (eds) Saliva and Oral Health, 2nd edn, pp. 43-66 . British Dental Association, London.
31 Smith DJ, Taubman MA (1992). Ontogeny of immunity to oral microbiota in humans. Crit Rev Oral Biol Med, 3(1-2), 109-33.
32 Atkinson JC, O'Connell A, Aframian D (2000). Oral manifestations of primary immunological diseases. J Am Dent Assoc, 131(3), 345-56.
33 Chapple IL, Hamburger J (2000). The significance of oral health in HIV disease. Sex Transm Infect, 76(4), 236-43.
34 Campo J, Del Romero, J, Castilla J, Garcia S, Rodriguez C, Bascones A (2002). Oral candidiasis as a clinical marker related to viral load, CD4 lymphocyte count and CD4 lymphocyte percentage in HIV-infected patients. J Oral Pathol Med, 31(1), 5-10.

第18章

口腔真菌感染症

Lakshman Samaranayake,
Mohaideen Sitheeque

はじめに

　細菌は原核生物であるが、真菌は複雑な構造をもち、遺伝子などが核として膜に封入された細胞からなる真核生物である。真菌には、酵母と糸状菌という2つの異なった構造形態がある。酵母は単細胞生物であるが、糸状菌は多細胞の糸状体あるいは菌糸からなる。菌糸の集合体は菌糸体と呼ばれる。真菌には酵母の状態のみで存在するものもあれば、その時々で酵母および糸状菌の両者の形態をとるものもある（二形性真菌）。

　いくつかの真菌はヒトの口腔感染症を引き起こし、口腔真菌症として知られる（表18.1）。口腔粘膜に影響を及ぼす主な真菌感染症は、Candida（カンジダ）属を原因菌とする（口腔カンジダ症）。ほかの真菌は、主に免疫不全患者に対して表在性あるいは深在性の真菌症を引き起こす。口腔粘膜のすべての真菌感染症は日和見感染とみなされ、Candida 属を原因菌とするものも日和見感染に含まれる。

　一般的に、真菌感染、とくに口腔真菌感染症は、がん患者が病的な状態に陥る重大な原因である [1]。事実、これらの感染症は時にがん患者にとって致死的となる [2]。がん罹患者数が増大し、より積極的ながん治療が行われる中で、真菌感染症は増加しつつある [3]。がん患者における真菌感染症について論述する前に、以下にまず口腔カンジダ症とほかの真菌感染症について説明する。

口腔カンジダ感染症

　Candida albicans（カンジダ・アルビカンス）はさまざまな臨床像のある口腔カンジダ症を引き起こす主な真菌であり、カンジダ感染症の90％を占める。ほかに、C. glabrata（カンジダ・グラブラタ）、C. tropicalis（カンジダ・トロピカリス）、C. krusei（カンジダ・クルセイ）、C. parapsilosis（カンジダ・パラプシローシス）、C. guillermondoii（カンジダ・ギリエルモンジイ）が少数例であるが口腔カンジダ症の原因菌として報告がある。口腔カンジダ症は内因性感染症であり、Candida 属の口腔内固有種である C. albicans は最も一般的な口腔内常在菌である。臨床像は Candida 属による感染で菌種による違いはない。

分類

　口腔カンジダ症は、一般に以下の通りに分類される [1]：
- 原発性口腔カンジダ症─口腔あるいは口腔周囲組織のみに影響する限局的なカンジダ症
- 二次性口腔カンジダ症─体表の皮膚を冒すとともに、口腔やほかの粘膜全般のカンジダ感染症（皮膚粘膜カンジダ症）。先天性胸腺形成不全やカンジダ性内分泌異常症などの原発性免疫不全症の患者によくみられる。

表 18.1　医学的に重要な真菌種

真菌種	真菌症
酵母	
Candida 属	カンジダ症
Cryptococcus 属	クリプトコッカス症
糸状菌	
Aspergillus 属	アスペルギルス症
Blastomyces 属	ブラストミセス症
Coccidioides 属	コクシジオイデス症
Geotrichum 属	ゲオトリクム症
Histoplasma 属	ヒストプラスマ症
Mucor 属	ムコール症、接合菌症
Paracoccidioides 属	パラコクシジオイデス症
Penicillium 属	ペニシリウム症
Sporothrix 属	スポロトリクム症

　臨床的に、口腔カンジダ症は3つの病型として現れる（偽膜型、紅斑型、肥厚型）。原発性口腔カンジダ症はこれら3つすべての病型として現れる一方、二次性口腔カンジダ症の多くは肥厚型の口腔カンジダ症として現れる。

臨床像

　口腔カンジダ症の臨床病型を**表 18.2**に示すとともに、その詳細について以下に論じる。**表 18.2**はこれらの臨床病型の素因についても列挙する。

偽膜性カンジダ症

　偽膜性カンジダ症は、「鵞口瘡（がこうそう）」としても知られ、凝乳（チーズの原料）様の白い斑（偽膜）を硬口蓋および軟口蓋、舌、頬粘膜といった口腔粘膜に呈する（**図 18.1**—カラーページ参照）。これらの白斑は容易に剥離でき、母床には紅斑あるいは出血が残る。患者は通常無症状であるが、軽度の灼熱感を訴えることがある。偽膜が拡大して、上気道および食道粘膜に見られることも多い。

紅斑性（萎縮性）カンジダ症

　紅斑性カンジダ症は、口腔粘膜のほとんどの部位で病変を呈する。通常無症状であるが、灼熱感を伴うこともある。偽膜性カンジダ症の偽膜が剥落した後に、紅斑性カンジダ症となる場合がある。もう一つの亜型は義歯装着者にみられ、これはカンジダ関連病変と分類される（義歯性口内炎—後述参照）。

慢性肥厚性カンジダ症

　慢性肥厚性カンジダ症は、カンジダ性白板症とも呼ばれる [4]。慢性肥厚性カンジダ症は、片側性あるいは両側性に、境界明瞭な、隆起した白色あるいはまだらな（白と赤が混在する）斑として、口角周囲の領域を含む頬粘膜病変としてみられる。これらの斑は固着しており、拭い取ることができない。時としてまだら斑の白色病変が結節を形成することがある。慢性肥厚性カンジダ症病変は、扁平上皮癌に

表 18.2 口腔カンジダ症の主な素因

病型	素因
偽膜性カンジダ症	◆唾液腺機能不全
	◆全身／吸入ステロイド療法
	◆年齢（低年齢、高年齢）
	◆後天性免疫不全症候群（Acquired Immune Deficiency Syndrome: AIDS）
	◆慢性の全身疾患
	◆糖尿病
	◆悪性疾患
	◆頭頸部がん放射線療法
	◆好中球減少
	◆悪液質
紅斑性カンジダ症	◆偽膜性カンジダ症（偽膜の脱落後）
	◆全身ステロイド療法
	◆全身／局所の広域抗菌薬療法
	◆後天性免疫不全症候群
	◆義歯の使用（下記参照）
慢性肥厚性カンジダ症	◆ヘビースモーカー
	◆口腔上皮異形成
慢性皮膚粘膜カンジダ症	◆原発性免疫不全障害
	◆内分泌障害
カンジダ関連病変：	
◆慢性紅斑性カンジダ症（義歯性口内炎）	◆不十分な義歯・装置の衛生状態
	◆義歯・装置の不適合
	◆慢性の局所刺激
	◆唾液腺機能不全
	◆糖尿病
	◆炭水化物過剰な食事
◆口角炎	◆義歯誘発性の口内炎
	◆後天性免疫不全症候群
	◆貧血
	◆造血不全
◆正中菱形舌炎	◆（議論がある）
	◆先天異常（乳頭のない部分）
	◆喫煙

悪性転化する可能性がある（具体的には、9〜40％）。

慢性皮膚粘膜カンジダ症

慢性皮膚粘膜カンジダ症は、遺伝的免疫不全症あるいは内分泌疾患のある子どもの幼少期に発症する。肥厚性の斑様病変が口腔粘膜および皮膚に生じる。爪の欠損がみられることもある（カンジダ性爪周囲炎）。

カンジダ関連病変

カンジダ関連病変には複数の病因が存在し、そのうちの一つにカンジダ感染がある。

慢性紅斑性カンジダ症（義歯性口内炎） 義歯使用者、あるいは口腔衛生状態の悪い矯正装置を装着している小児でよくみられる。上顎義歯に覆われた口蓋粘膜が浮腫を起こし、限局した一部分（Newtonの分類1型）から、義歯や装置で覆われた粘膜全体（Newtonの分類2型）まで、さまざまな程度の紅斑を呈する（図18.2—カラーページ参照）。時に、口蓋の中央部に乳頭状の過形成を呈することがある（Newtonの分類3型）。患者は通常無症状であり、その病変の存在に気づいていない。口角炎がしばしば併発する（下記参照）。義歯性口内炎は下顎義歯においてはきわめてまれである。

口角炎 義歯性口内炎に罹患した義歯装着者によくみられる。口角の片側性あるいは両側性のヒリヒリした痛みとして現れ、発赤やヒビ割れを伴う（図18.3—カラーページ参照）。この病変は、カンジダと黄色ブドウ球菌による共生感染症であり、黄色の痂皮は黄色ブドウ球菌の関与を示唆している。

正中菱形舌炎 舌乳頭が萎縮した卵円形あるいは菱形の病変が、2〜3cmの大きさで、有郭乳頭のすぐ前方の舌背中央に現れる（図18.4—カラーページ参照）。この病変は通常平坦であるが、隆起状、分葉状、あるいは外向増殖性の病変を呈することもある。患者は無症状であることが多い。

診断

口腔カンジダ症の診断は、主に臨床像に基づいて行われる。しかし、時として、確認のために検体検査を要することがある。表18.3に口腔カンジダ症の検体検査による診断にあたり望ましい方法をまとめる。

表18.3 口腔カンジダ症の検査診断にあたっての手法

種類	塗抹（顕微鏡下での確認）	スワブ（と培養）	生検
偽膜性カンジダ症	行う	行う	適応なし
紅斑性カンジダ症	可能であれば	可能であれば	適応なし
肥厚性カンジダ症	行う	可能であれば	行う
義歯性口内炎	行う	行う	適応なし
口角炎	行う	行う	適応なし
正中菱形舌炎	行う	行う	適応なし

治療・マネジメント

口腔カンジダ症の予防法は、一般的な口腔衛生管理をしっかり行い、周知の感染源を除去することである（例：義歯の洗浄）。

がん患者における口腔カンジダ症の薬物療法について**表18.4**に記す。口腔咽頭カンジダ症は、通常アンホテリシン、ナイスタチン、ミコナゾールなどの抗真菌薬の局所療法に反応する。しかし、もし局所治療に無反応で持続する場合は、フルコナゾールの全身経口投与が一般的に効果的である。

非カンジダ口腔真菌感染症

重要なヒト非カンジダ口腔真菌感染症には、アスペルギルス症、ブラストミセス症（北米ブラストミセス症）、コクシジオイデス症、クリプトコッカス症、ゲオトリクム症、ヒストプラスマ症、ムコール症（接合菌症）、パラコクシジオイデス症（南米ブラストミセス症）、ペニシリウム症、スポロトリクム症（スポロトリコーシス）がある。

これらの感染症は、口腔カンジダ症に比較して非常にまれである。まれに健常者が感染することがあるが、風土病であり、ほとんどが無症候性で、自然消退する。しかし、これらの真菌症は免疫不全患者では劇症化することがあり、全身的な播種病変になれば高頻度で致死的となる。

アスペルギルス症

アスペルギルス症は、最も多いヒト非カンジダ真菌症である。アスペルギルス症は全世界でみられる。*Aspergillus*（アスペルギルス）属は腐生菌として一般によくみられ、土壌や腐った植物などの環境に存在する。原因菌としては、*Aspergillus fumigatus*（アスペルギルス・フミガーツス）が最もよく見られ、*A. flavus*（アスペルギルス・フラバス）は最も病原性が高い。空気伝播される胞子の吸入を防ぐことは難しいが、大量に吸入するか、免疫不全患者でなければ、臨床的に発症することはきわめてまれである。免疫不全患者においては、胞子の吸入により呼吸器あるいは口腔粘膜内での発芽／定着をきたす。真菌に対する生体防御で主な役割を果たすマクロファージや好中球の働きが、真菌が産生する毒素により弱められてしまうことがある。

表18.4 口腔カンジダ症の治療・マネジメント

種類	治療	備考
偽膜性カンジダ症	アンホテリシントローチ 10mg 4回／日 10～14日	病変消失後48時間は継続する。
	あるいは：ナイスタチントローチ／懸濁液 100,000単位 4回／日	食後投与。病変消失後48時間は継続する。
	あるいは：ミコナゾールゲル（24mg/mL） 5～10mL 4回／日	クロトリマゾールが代替候補となる。（米国）
	あるいは：フルコナゾール 50～100 mg/日 7日間	
紅斑性カンジダ症	上記同様	
肥厚性カンジダ症	フルコナゾール 50 mg/日 14日間	
義歯性口内炎	ミコナゾールゲル	義歯の粘膜面に塗布する。義歯の洗浄も必要
口角炎	ミコナゾールクリーム	義歯の洗浄も必要

健常者では、アスペルギルス腫（真菌塊）が上顎洞内に生じる。免疫不全患者では、慢性副鼻腔炎や口腔病変に関連する上顎洞侵襲性アスペルギルス症を発症することがある。侵襲性アスペルギルス症を発症した患者は、上顎洞の疼痛、腫脹、眼球突出、眼窩への侵襲による視力の低下、あるいは頭蓋内進展による頭痛、髄膜炎の兆候を呈することがある。侵襲性アスペルギルス症は死亡率が高い（30～95％）。口腔領域のアスペルギルス症は、主に免疫不全患者の侵襲性病変としてみられる。黄色あるいは黒色の壊死性潰瘍が口蓋や、まれに舌の後方に生じる。

ブラストミセス症

ブラストミセス症という病名は、現在では北アメリカブラストミセス症に限って用いられるものであり、*Blastomyces dermatitidis*（ブラストマイセス・デルマチチジス）を原因菌とする。ブラストミセス症は米国の多くの地域とカナダの一部の地方の風土病であるが、世界中に広まっており、アフリカ、中東、インド、オーストラリアでもみられる。*B. dermatitidis* の血清型1型が北米にみられ、血清型2型がアフリカおよびほかの地域にみられる。*B. dermatitidis* は二形性真菌であり、真菌の分生胞子が吸入されて体内に入る。免疫が十分な人であれば、肺胞内マクロファージの自然免疫によって分生胞子から酵母への発芽は阻止される。免疫正常者では無症候性疾患として発症することがあるが、免疫不全者では明らかな病変を生じる傾向にある。

口腔ブラストミセス症は、通常肺への感染に続いて発症し、口腔粘膜に潰瘍病変を形成する。まれに口腔病変が顎骨に進展することがある（播種性病変）。皮膚ブラストミセス症では、病変が口唇まで広がることがある。

コクシジオイデス症

コクシジオイデス症は、アメリカ南西部およびメキシコ北西部の乾燥地帯における風土真菌感染症であり、*Coccidioides immitis*（コクシジオイデス・イミティス）あるいは、時に *C. posadasii*（コクシジオイデス・ポサダシ）を原因菌とする。前者は特定の地域の土壌内の常在腐生真菌である。この真菌は乾期では休眠状態にあり、雨期になると糸状菌に成長する。この糸状菌からの胞子は、農業や建設工事などの際に空気伝播して吸入される。

コクシジオイデス症は、一般的に微熱と皮疹を伴うインフルエンザ様の症状を呈する。しかし、免疫不全者では、重篤な肺病変を発症し、多臓器障害を起こす播種性病変を呈することがある。死亡もまれではない。コクシジオイデス症の口腔病変はまれであり、顎骨感染に起因することもあるが、肺病変に続発することが多い。口腔粘膜病変は疣贅状（いぼ）を呈する傾向がある。

クリプトコッカス症

クリプトコッカス症は世界中でみられる感染症であり、莢膜をもつ酵母、*Cryptococcus neoformans*（クリプトコッカス・ネオフォルマンス）を原因菌とする。この真菌は2つの亜型に分類され、*C. neoformans var neoformans*（クリプトコッカス・ネオフォルマンス）（莢膜血清型 A、D、AD）と頻度としては低い *C. neoformans var gattii*（クリプトコッカス・ガッティ）（莢膜血清型 B、C）と名付けられている。前者はハト、オウム、セキセイインコ、カナリアの糞便、腐った野菜、果物や野菜などの土壌汚染物質として至る所でみられる。胞子の吸入によって感染する。クリプトコッカス症はエイズ指標疾患であるが、ほかの免疫不全患者でもみられることが多くなっている。

クリプトコッカス症は、皮膚に症状をきたすものから肺病変を起こすものまでさまざまである。播種性の肺病変からクリプトコッカス髄膜炎につながることがある。口腔領域のクリプトコッカス病変は抜歯窩治癒不全や、口蓋・舌の慢性潰瘍として現れることがある。

ヒストプラスマ症

ヒストプラスマ症は世界的にみられるものであり、アメリカの一部の州では風土病とされている。*Histoplasma capsulatum*（ヒストプラスマ・カプスラーツム）が原因菌であり、鳥やコウモリの糞便によって汚染された土壌中にみられる腐生真菌である。この真菌は二形性真菌であり、常温では糸状菌であり、体温で酵母となる。空中に浮遊する分生胞子あるいは菌糸断片を吸入することによって、感染する。風土病の地域ではほとんどの住民は無症候性感染しており、症状が現れるのは通常免疫不全者が感染することによる。

ヒストプラスマ症は以下の3つの病型に分類される。(1) 急性肺ヒストプラスマ症、(2) 慢性肺ヒストプラスマ症、(3) 播種性ヒストプラスマ症—これは多臓器に及び致死的である。口腔病変は通常、肺病変あるいは播種性病変の局所症状としてみられる。（口腔病変は播種性ヒストプラスマ症患者の30〜66％に初期症状としてみられる）。まれに、口腔病変が主症状であり、唯一の症状となる場合、一見健常者が発症したようにみられる。口腔病変は潰瘍、結節、硬結、肉芽様を呈し、部位としては舌、口蓋、頬粘膜、歯肉にみられる。まれに粘膜病変が下顎骨あるいは上顎骨に進展することがある。

ゲオトリクム症

ゲオトリクム症は、*Geotrichum*（ゲオトリクム）属の真菌を原因菌とするごくまれな真菌感染症である。この真菌は自然環境に存在し、ヒトの痰や糞便にはめったにみられない。*G. candidum*（ゲオトリクム・キャンディダム）および *G. capitaum*（ゲオトリクム・カピタツム）が通常原因菌である。免疫不全患者は侵襲的かつ播種的な病変を発症することがある。

口腔病変としては、軟口蓋あるいは舌に境界明瞭な、赤紫色の潰瘍を伴う腫脹を呈する。

ムコール症、接合菌症

ムコール症は、主に *Mucorales*（ケカビ）目である *Mucor*（ケカビ）属、*Rhizopus*（クモノスカビ）属を原因菌とするが、*Zygomycetes*（接合菌）類であるほかのいくつかの真菌属もムコール症の原因菌となるため、接合菌症とも呼ばれる。これらの真菌は世界中で土壌、肥料、腐った植物などの中に腐生真菌として存在する。一部の *Mucor* 属および *Rhizopus* 属で、健常者の鼻、口腔、咽頭喉頭、糞便に存在するものもあるが、免疫正常者において感染はきわめてまれである。

ムコール症は、顔面および中咽頭に罹患する深在性真菌症であり、一般に鼻腔あるいは上顎洞で発症し、疼痛、鼻汁、発熱を呈する。病変は骨破壊を伴いながら口蓋へ広がることがあり、黒色の排膿を伴う黒色の壊死性潰瘍を呈することがある。なかには初発症状が口蓋に現れるものもある。

パラコクシジオイデス症

　パラコクシジオイデス症は、南米のブラジルやその周辺国の風土病である。*Paracoccidioides brasiliensis*（パラコクシジオイデス・ブラジリエンシス）を原因菌とし、この地域の土壌中に存在している。*P. brasiliensis* は二形性真菌であり、常温では糸状菌であり、体温では酵母となる。胞子を吸入することで感染する。症状のない不顕性感染は風土病の地域で高頻度にみられる。

　パラコクシジオイデス症は、頬粘膜、肺、骨に感染し、リンパ節腫大も引き起こす。口腔病変は圧倒的に男性に多く、口腔内に多発性の病変を呈する。口唇、口蓋、頬粘膜、とくに歯肉に病変を生じる。口腔病変は有痛性であり、青紫色で、過形成性／潰瘍性（「桑の実状」）の外観を呈する。口唇での発症は厚さや硬さが顕著に増大する。口腔パラコクシジオイデス症は、進行により硬口蓋の穿孔を引き起こすことがある。若年性のものでは歯槽骨の破壊および歯の喪失をきたすことがある。

ペニシリウム症

　ペニシリウム症は、東南アジア諸国の風土病であり、*Penicillium marneffei*（ペニシリウム・マルネッフェイ）を原因菌とする。

　ペニシリウム症は全身真菌感染症であり、皮膚、細網内皮系、気管および消化管に症状を呈する。口腔病変も非常によくみられ、白い壊死組織に覆われたびらんあるいは表在性潰瘍が口蓋、歯肉、舌、口唇粘膜、中咽頭に発生する。顔面病変も非常によくみられる。

スポロトリクム症（スポロトリコーシス）

　スポロトリクム症（スポロトリコーシス）は *Sporothrix schenckii*（スポロトリックス・シェンキイ）を原因菌とし、バラの木、干し草、土壌そして感染した猫に存在する真菌である。通常、手や腕の切り傷や擦り傷から真菌が侵入することで感染する。獣医師は、感染した猫からスポロトリクム症に感染することがある。

　免疫正常者の感染でよくみられるのは皮膚病変である。胞子を吸入した場合に、肺病変が起こることがある。播種性病変は骨、関節、中枢神経系に生じる。口腔病変では、軟口蓋に表層肉芽を伴う有痛性の潰瘍病変を形成すると報告されている。

診断

　非カンジダ口腔真菌症の診断で考慮すべき鑑別診断を**表18.5** に示す。これら真菌症の診断は以下に基づいて行う：(1) 臨床像、(2) 病歴、(3) 社会歴（例：流行地への居住あるいは渡航歴）、(4) 検体検査、(5) その他の検査（例：放射線画像検査）。感染症の診断に有効な検査項目について**表18.6** に示す。

治療・マネジメント

　がん患者における非カンジダ口腔真菌感染症の薬物治療について**表18.7** に示す。

　副鼻腔の侵襲性真菌症においては、薬物治療だけでなく、必要に応じて外科的なデブライドメントを実施すべきである（例：アスペルギルス症、ムコール症）[5]。ムコール症においては、補助的な治療がマネジメント上重要である。たとえば、好中球減少症がある場合はコロニー刺激因子の使用と、殺細胞性抗がん剤の中止によって改善をうながすべきである。副腎皮質ステロイドやほかの免疫抑制剤の投与は状況に応じて減量する必要がある。もし患者が鉄キレート療法を受けている場合は、ただちに中止

表18.5 重要な非カンジダ真菌感染症の鑑別診断

アスペルギルス症	ムコール症（接合菌症）	ブラストミセス症	ヒストプラズマ症	コクシジオイデス症	パラコクシジオイデス症	クリプトコッカス症
ムコール症	歯科的な膿瘍	アクチノミセス症	アスペルギルス症	アクチノミセス症	がん腫	基底細胞癌
菌腫	慢性副鼻腔炎	アスペルギルス症	ブラストミセス症	アスペルギルス症	リンパ腫	ヒストプラズマ症
サルコイドーシス	片頭痛	脳膿瘍	コクシジオイデス症	ブラストミセス症	結核	脂肪腫
結核	甲状腺中毒症	クリプトコッカス症	サルコイドーシス	組織球症	サルコイドーシス	伝染性軟属腫
ヴェグナー肉芽腫症	細菌性眼窩蜂巣炎	ヒストプラズマ症	パラコクシジオイデス症	ヒストプラズマ症	梅毒	梅毒
接合菌症	海綿静脈洞血栓症	転移がん（原発不明）	クリプトコッカス症	リンパ節腫脹	ヴェグナー肉芽腫症	トキソプラズマ病
ヒストプラズマ症	アスペルギルス症	スポロトリクム症		リンパ増殖性疾患	アクチノミセス症	結核
	眼窩腫瘍	結核		骨髄炎	ヒストプラズマ症	
	目の痛みのほかの原因	パラコクシジオイデス症		サルコイドーシス	クリプトコッカス症	
	眼瞼炎			トキソプラズマ病	ブラストミセス症	
	眼窩隔膜前蜂巣炎			結核	コクシジオイデス症	
	眼窩蜂巣炎			ヴェグナー肉芽腫症	皮膚粘膜リーシュマニア症	
	突出のほかの原因			パラコクシジオイデス症		
	外傷後骨膜下血腫					
	炎症性偽腫瘍					
	洞腫瘍					

非カンジダ口腔真菌感染症 179

表 18.6　重要な非カンジダ真菌感染症の検査室での検査

	アスペルギルス症	ムコール症(接合菌症)	ブラストミセス症	ヒストプラスマ症	コクシジオイデス症	パラコクシジオイデス症	クリプトコッカス症
	スメアの鏡検	スメアの鏡検	スメアの鏡検	スメアの鏡検	組織生検で芽胞体を含む球状体を伴った肉芽腫が証明される。	10%水酸化カリウム中の痰を鏡検…「操縦桿」(パイロットホイール)形の発芽酵母あるいは母細胞の周囲に観察される。	スメアの鏡検(墨汁あるいはニグロシンで)
	組織生検し、PAS染色あるいはゴモリーメテナミン-銀染色で組織中の真菌を証明できることがある(似た真菌との混同に注意)	組織生検し、PAS染色あるいはゴモリーメテナミン-銀染色で特徴的な菌糸により組織への侵入を証明	組織生検し、PAS染色、ゴモリーメテナミン-銀染色、あるいはフォンタナ・マッソン染色で肉芽腫組織中の菌を証明できることがある(似た真菌との混同に注意)。	組織生検で肉芽腫と壊死を伴う微細膿瘍が観察できることがある。PAS染色でマクロファージ中に小さな光輪を伴う菌糸が観察できることがある。		組織生検し、ゴモリーメテナミン-銀染色で2〜30μmの直径の巨細胞および化膿性の肉芽腫を伴う分芽胞子を証明。その形は「パイロットホイール」あるいは「ミッキーマウス」型をしている。	蛍光顕微鏡(UV光下で酵母が蛍光を発する)
免疫染色		免疫染色(最も有用)					
	サブロー培地またはマイコセル寒天培地での培養	(培養困難)	培養での発育はおそらく遅い。	サブローデキストロース寒天培地での培養	コクシジオイデスIgMの血清学的検査(ラテックス凝集テスト、酵素免疫能テスト、免疫拡散法、沈降反応試験、免疫電気泳動法)	サブローデキストロース寒天培地での培養	サブローデキストロース寒天培地での培養
	血清の沈降素およびIgGの検査		尿のブラストミセス抗原検査(市販で入手可能)	補体結合法(ブラストミセス症とコクシジオイデス症に交差反応する)	スフェルリンまたはコクシジオイジン皮膚テスト	縦桿(パイロットホイール)」あるいは「ミッキーマウス」型をしている。	莢膜抗原および抗体の血清学的検査(ラテックス凝集試験)
	IgE抗体価検査		DNAプローブ	DNAプローブ	培養(検査スタッフの感染リスクあり)	培養での発育はまあらで遅い。	
	血清ガラクトマンナンの検査					[血清学的検査(免疫拡散法)]	
						(補体結合法)	
						(パラコクシジオイジン皮膚テスト)	

表 18.7　重要な非カンジダ真菌感染症の治療・マネジメント

真菌症	治療	備考
アスペルギルス症	アンホテリシン静注 1mg を 20 ～ 30 分かけて試験投与、その後 1 日 0.25mg/kg を投与し、問題なければ 1 日 1mg/kg まで増量。長期投与の場合、最大 1 日 1.5mg/kg を投与 **腎毒性が懸念される、あるいは大量投与が必要である場合：** アンホテリシンリポソーム製剤 1mg を 10 分かけて試験投与、その後 5mg/kg を毎日投与し、最低 14 日間継続 **または：**　イトラコナゾール **または：**　ボリコナゾール **または：**　ポサコナゾール **または：**　カスポファンギン	
ムコール症	アンホテリシン静注 1mg を 20 ～ 30 分かけて試験投与、その後 1 日 0.25mg/kg を投与し、問題なければ 1 日 1mg/kg へ増量。長期投与の場合、最大 1 日 1.5mg/kg を投与 **腎毒性が懸念される、あるいは大量投与が必要である場合：** アンホテリシンリポソーム製剤 1mg を 10 分かけて試験投与、その後 5mg/kg を毎日投与し、最低 14 日間継続 **または：**　ポサコナゾール	
ブラストミセス症	イトラコナゾール経口投与 1 日 1 回 200mg あるいは 1 回 100mg を 1 日 2 回、良好な成果に至るまで **重度の感染の場合：** アンホテリシン静注 1mg を 20 ～ 30 分かけて試験投与、その後 1 日 0.25mg/kg を投与し、問題なければ 1 日 1mg/kg まで増量。良好な成果に至るまで、最大 1 日 1.5mg/kg を投与	
ヒストプラスマ症	イトラコナゾール経口投与 1 日 1 回 200mg あるいは 1 回 100mg を 1 日 2 回、良好な成果に至るまで **または：**　ケトコナゾール **重度の感染の場合：** アンホテリシン静注 1mg を 20 ～ 30 分かけて試験投与、その後 1 日 0.25mg/kg を投与し、問題なければ 1 日 1mg/kg まで増量。良好な成果に至るまで、最大 1 日 1.5mg/kg を投与	良好な治療成果が得られたのち、イトラコナゾールは予防的に継続してもよい。
コクシジオイデス症	フルコナゾール 1 日 50 ～ 400mg 経口または静注でリスクの程度により投与 **または：**　イトラコナゾール **または：**　ケトコナゾール	

（続く）

表 18.7 （続き）

真菌症	治療	備考
パラコクシジオイデス症	イトラコナゾール経口投与1日 200mg を 6 ヵ月間 **または：** フルコナゾール **または：** ケトコナゾール ***再燃した感染には：*** アンホテリシン	真菌の完全な撲滅は長期治療後でさえも達成されないことがあり、スルフォナミドによる維持療法が 3 年程度必要となることがある。
クリプトコッカス症	アンホテリシン静注 1mg を 20 〜 30 分かけて試験投与、その後1日 0.25mg/kg を投与し、問題なければ1日 1mg/kg へ増量。長期投与の場合、最大1日 1.5mg/kg を投与 ***併用または非併用：*** フルシトシン静注1日 200mg/kg の 4 分割投与を 7 日間（クリプトコッカス髄膜炎へは長期投与） **または：** フルコナゾール	良好な成果が得られたのち、フルコナゾールは予防的に継続されてもよい（免疫の回復まで）。

しなければならない。真菌は鉄と親和性があり、デスフェリオキサミンのような鉄キレート剤は真菌の増殖を助長する。一部の真菌感染症の治療・マネジメントにおいて、外科的デブライドメントと高気圧酸素療法の併用が有効であるとする少数の報告がある [6]。

がん患者における口腔真菌感染症

　がん患者は、抗がん治療前、治療中、治療後のどの時期でも口腔真菌感染症に感染しやすい。

　がん患者は、がん治療開始前の段階でも、口腔カンジダ症の主要な 3 型のうち一つかそれ以上に罹患していることがある。血液悪性疾患は患者の免疫力を直接的に低下させるため、血液がん患者は口腔内に偽膜性あるいは紅斑性カンジダ症を発症することがあり、カンジダ敗血症を発症することも多い [7]。アスペルギルス症 [5] やムコール症 [8, 9] のような侵襲性真菌感染症は、治療開始前の急性白血病患者で報告がある（口蓋およびほかの口腔顔面組織に侵襲的な病変を引き起こす）。

　頭頸部がん放射線療法は、口腔粘膜障害および唾液腺機能障害を引き起こすため、真菌の増殖に好ましい口腔内環境を作り出し、とくに偽膜性および紅斑性の口腔カンジダ症の発症につながる。頭頸部がん放射線療法を受けている患者の 90％以上で *Candida* 属の口腔粘膜への定着があると推測され、実際 17 〜 29％の患者は感染症状を呈しているとの報告がある [10]。

　殺細胞性抗がん剤は、口腔粘膜の潰瘍および好中球減少を引き起こすことが多い。好中球減少症が持続した場合、侵襲性真菌感染症の発症の原因となる [11]。侵襲性真菌感染症は血液がん患者において他疾患の誘因となり、致死的な合併症へとつながることがある。大量副腎皮質ステロイド療法は、T 細胞の産生を抑制することによりさらに免疫力を低下させる [12]。

　造血幹細胞移植を受ける患者は、侵襲的な化学療法と同時に実施されるため唾液腺機能障害を発症することが多く、カンジダの定着の原因となる。骨髄移植は移植片対宿主病（graft-versus-host disease: GVHD）を引き起こすことがあり、唾液腺機能障害の誘因となる。GVHD は粘膜の扁平苔癬様変化にもつながり、口腔粘膜はさらにカンジダが定着しやすい状況になる [13]。

いくつかの報告では、化学療法を受ける患者への予防的な抗真菌薬投与が口腔カンジダ症およびほかの侵襲性真菌感染症を予防でき、致死率の減少にも寄与するとされている [14、15]。ある無作為化比較対照試験では、消化管非吸収性の薬剤よりも、消化管吸収性の薬剤を選択することで、有意に口腔カンジダ症を予防すると報告されている [14]。一般に、経口のイミダゾール系あるいはトリアゾール系抗真菌薬が、免疫不全患者に予防投与で用いられる。フルコナゾールが昔から用いられ続けているのは、その優れた吸収性、低毒性、患者の服薬遵守がよい（1日1回投与のため）ためである。

（訳：曽我賢彦、百合草健圭志）

参考文献

1　Samaranayake LP, Macfarlane TW (1990). Oral candidosis. Wright, London.
2　Sarai R (1991). Candida and aspergillus infections in immunocompromised patients: an overview. Rev Infect Dis, 13(3), 487-92.
3　Ribaud P (1997). Fungal infections and the cancer patient. Eur J Cancer, 33 (Suppl 4), S50-4.
4　Sitheeque MA, Samaranayake LP (2003). Chronic hyperplastic candidosis/candidiasis (candidal leukoplakia). Crit Rev Oral Biol Med, 14(4), 253-67.
5　Karabulut AB, Kabakas F, Berkoz O, Karakas Z, Kesim SN (2005). Hard palate perforation due to invasive aspergillosis in a patient with acute lymphoblastic leukemia. Int J Pediatr Otorhinolaryngol, 69(10), 1395-8.
6　Segal E, Menhusen MJ, Shawn S (2007). Hyperbaric oxygen in the treatment of invasive fungal infections: a single-center experience. Isr Med Assoc J, 9(5), 355-7.
7　Gonzalez Gravina H, Gonzalez de Moran E, Zambrano O, et al. (2007) Oral candidiasis in children and adolescents with cancer. Identification of Candida spp. Med Oral Patol Oral Cir Bucal, 12(6), E419-23.
8　Mohammed S, Sahoo TP, Jayshree RS, Bapsy PP, Hema S (2004). Sino-oral zygomycosis due to Absidia corymbifera in a patient with acute leukemia. Med Mycol, 42(5), 475-8.
9　Ryan M, Yeo S, Maguire A, Webb D, et al. (2001). Rhinocerebral zygomycosis in childhood acute lymphoblastic leukaemia. Eur J Pediatr, 160(4), 235-8.
10　Ramirez-Amador V, Silverman S Jr, Mayer P, Tyler M, Quivey J (1997). Candida colonization and oral candidiasis in patients undergoing oral and pharyngeal radiation therapy. Oral Surg Oral Med Oral Pathol Oral Radial Endod, 84(2), 149-53.
11　Glasmacher A, Cornely O, Ullmann AJ, et al. (2006). An open-label randomized trial comparing itraconazole oral solution with fluconazole oral solution for primary prophylaxis of fungal infections in patients with haematological malignancy and profound neutropenia. J Antimicrob Chemother, 57(2), 317-25.
12　Stanbury RM, Graham EM (1998) Systemic corticosteroid therapy - side effects and their management. Br J Ophthalmol, 82(6), 704-8.
13　Sato M, Tokuda N, Fukumoto T, Mano T, Sato T, Ueyama Y(2006). Immunohistopathological study of the oral lichenoid lesions of chronic GVHD. J Oral Pathol Med, 35(1), 33-6.
14　Clarkson JE, Worthington HV, Eden TO (2007). Interventions for preventing oral candidiasis for patients with cancer receiving treatment. Cochrane Database Syst Rev, (1), CD003807.
15　Robenshtok E, Gafter-Gvili A, Goldberg E, et al. (2007). Antifungal prophylaxis in cancer patients after chemotherapy or hematopoietic stem-cell transplantation: systematic review and meta-analysis. J Clin Oncol, 25(34), 5471-89.

第19章

口腔細菌感染症

Anthony Chow

はじめに

　口腔内の細菌感染症は、通常、歯や歯肉溝、頬粘膜、唾液などの口腔内固有部位に定着している常在細菌叢に起因する。健常者において、常在細菌叢は宿主と共生細菌叢の関係を築き、外因性病原体の定着や侵入を妨げる重要な役割を担っている。しかし、口腔不衛生や全身疾患、免疫力の低下、放射線や化学療法による粘膜障害などの易感染状態では、これらの常在細菌が病原性を発揮するようになる [1]。

　内因性感染症は、外因性病原体を原因とする古典的な感染症とは異なることを知っておく必要がある。これらの内因性感染症は、単一菌種ではなく、多くの場合、好気性菌・嫌気性菌の両者を含む多菌性細菌叢が原因となる。感染初期から感染が成立するまでに規則的な細菌叢遷移があり、初期の細菌叢と進行した細菌叢の間にはあまり類似点がない [2]。加えて、多菌性細菌感染では、どれが初期感染の構成菌なのか、どれが感染の真の原因菌であり、どれがただ単に存在する無害な常在菌であるのかを明らかにすることが困難であることが多い。

　口腔内細菌叢については、第17章で詳細に論じられている。

病因

　がん患者における口腔感染症のリスク因子として、口腔の不衛生、口腔粘膜障害、骨髄抑制、および唾液腺機能障害などが明らかにされている。これらのリスク因子は、口腔内の生体防御機構や免疫力の低下につながる。口腔内の生体防御機構については、第17章で詳細に論じられている。

臨床像

　細菌感染症は、局所の放射線療法や全身化学療法、造血幹細胞移植を受けているがん患者にとって、病的な状態や死亡に陥る主要な原因である [3、4]。さまざまな内因性感染症があり、齲蝕を原因とするものや歯周病の急性化、壊死性歯肉炎や口内炎、歯性感染からの深部感染症、口腔粘膜障害に合併した細菌の異常増殖や二次感染などがある。さらに、口腔は菌血症や敗血症の重大な感染巣であり、とくに好中球減少症患者において発生しやすい [5]。注意すべきは、免疫不全患者では、高頻度で感染による炎症の徴候が目立たなくなるということである（そのため感染の存在が見逃されてしまう可能性がある）。

歯性感染症

齲蝕

齲蝕の本質は感染症であるという認識が広がりつつあり、プラーク内に存在するある特定の細菌種のみが齲蝕原性菌である（「特異的」プラーク説）[2]。主に、歯肉縁上プラーク内の通性嫌気性または微好気性のグラム陽性球菌やグラム陽性桿菌が齲蝕の原因菌である。ミュータンスレンサ球菌群、とくに *Streptococcus mutans*（ストレプトコッカス・ミュータンス）と *S. sobrinus*（ストレプトコッカス・ソブリヌス）は齲蝕にかかわる主要な菌である [6]。根面齲蝕には *Actinomyces*（アクチノミセス）属の *A. naeslundii*（アクチノミセス・ネスルンディ）や *A. viscosus*（アクチノミセス・ビスコーサス）が関与している。プラーク中の細菌は、ショ糖を代謝して、歯の表面を溶かす酸を産生し、歯質の脱灰を引き起こす。

初期齲蝕の臨床所見は、歯表面に現れる小窩や裂溝であり、エナメル質や象牙質の脱灰により徐々に着色していく（図 19.1―カラーページ参照）。病変は軟らかいゴムのような質感になり、脱灰が進行すると、歯質の崩壊と空洞化が進行して、エナメル質表面の破壊と歯髄の露出が生じる（図 19.2―カラーページ参照）。臨床的に、根面齲蝕は、歯肉退縮の起きた歯の隣接面に発生しやすく、歯冠部齲蝕と比較して診断が難しい。食渣が溜まりやすく、ブラッシングが行いにくい部位に、根面齲蝕は高頻度にみられる。歯冠部齲蝕は、既存の修復物の周囲で再発することが多い。

歯髄感染

口腔細菌に曝露した歯髄組織には、例外なく感染が生じる。歯髄感染は、複数の偏性嫌気性菌からなる細菌叢を原因とし、主に *Bacteroides*（バクテロイデス）属、*Porphyromonas endodontalis*（ポルフィロモナス・エンドドンタリス）、*Eubacterium*（ユーバクテリウム）属、*Fusobacterium nucleatum*（フソバクテリウム・ヌクレアタム）、*Peptostreptococcus micros*（ペプトストレプトコッカス・ミクロス）などがある [1]。炎症が起こると、歯髄腔内の内圧が急速に上昇し、通常第Ⅴ脳神経（三叉神経）の各枝の支配領域に沿って激しい痛みを引き起こす。その痛みは、口腔内の冷温刺激に反応して起こる。最終的に、根尖孔から入る血管が閉塞することにより、歯髄組織は虚血と壊死が進み、知覚神経終末は反応しなくなり、歯痛は消失する。感染は、根尖から歯周組織に広がり、限局性の歯周炎や歯槽膿瘍を引き起こす。慢性炎症は骨炎を引き起こし、時には顎骨骨髄炎につながる。

歯冠周囲炎

歯冠周囲炎は、半埋伏歯または埋伏歯周囲の歯肉弁下における食片の陥入や細菌を原因とする局所の急性炎症である。下顎大臼歯で最も好発する。目立った症状は、疼痛、開口障害、咀嚼・嚥下障害、顔面腫脹である。臨床的には、歯冠周囲組織の腫脹や発赤が認められ、指での圧迫により感染した歯肉弁下から排膿を認める。多くの場合、口腔内の悪臭と、顎下部領域に痛みを伴うリンパ節腫脹を認める。

持続的な根尖部歯性感染は、慢性顎骨骨髄炎の原因となる [7]。同様に、上顎臼歯部の根尖部歯性感染は、上顎洞底粘膜に近接するため、慢性もしくは再発性上顎洞炎の原因となる。

歯周疾患

歯周病は、歯肉、歯根膜、歯槽骨といった歯周組織に影響を及ぼす疾患である。その一連の過程は、歯周軟組織に限局していれば歯肉炎となり、より深部構造物である歯槽骨の喪失に及ぶと歯周炎とな

り、最終的には歯の喪失に至る。歯周病は、主に歯肉縁下プラーク内の細菌が原因であり、歯肉上皮に侵入して、炎症反応を引き起こす [8]。その細菌叢は、*A. viscosus*（アクチノミセス・ビスコーサス）や *A. naeslundii*（アクチノミセス・ネスルンディ）のような *Actinomyces*（アクチノミセス）属と *Porphyromonas gingivalis*（ポルフィロモナス・ジンジバリス）が大部分を占める。*S. sanguis*（ストレプトコッカス・サングイス）や *S. anginosus*（ストレプトコッカス・アンギノサス）などのほかの細菌もみられる。歯周病の進行に伴い *P. gingivalis* や *Prevotella intermedia*（プレボテラ・インターメディア）、*Tannerella forsythia*（タネレラ・フォーサイシア）、*Treponema denticola*（トレポネーマ・デンティコラ）が優勢を示すようになる [2]。プラークが誘発する炎症に加えて、ホルモンバランスの変化（例：妊娠）や薬剤（例：シクロスポリン、フェニトイン）が歯肉炎症の増悪因子となる。歯周炎は、がん患者の発熱や敗血症の主要な原因であり、とくに好中球減少症患者においては、高頻度で起こりやすい [3]。しかし、発赤や腫脹のような歯肉の炎症徴候は、好中球減少により反応が弱まるため、歯肉感染は見逃されやすい。エックス線検査（例：咬翼法やパノラマ撮影）は診断のために不可欠な検査である（**図 19.3**―カラーページ参照）。

壊死性歯肉炎／口内炎
壊死性歯肉炎

壊死性歯肉炎（または「急性壊死性潰瘍性歯肉炎（acute necrotizing ulcerative gingivitis:ANUG）」、「塹壕口内炎」、「ワンサンアンギーナ」としても知られている）は急速な進行と組織破壊を伴う侵襲性歯周炎である。歯肉の結合組織は、*T. denticola*（トレポネーマ・デンティコラ）、*P. intermedia*（プレボテラ・インターメディア）、*F. nucleatum* が多数を占める多菌種性細菌叢によって侵襲を受ける [9]。ヘルペスウイルス［具体的には、単純ヘルペスウイルス1型（herpes simplex virus-1: HSV-1）、エプスタイン・バーウイルス（Epstein-Barr virus: EBV）、サイトメガロウイルス（cytomegalo-virus: CMV）］が歯周病原菌とともに検出されることが多く、壊死性歯肉炎の病態に関与していると考えられている [10]。しかし、まだ因果関係は明らかになっていない。壊死性歯肉炎は、基礎疾患による重度の免疫障害と関連が深く、急性白血病や後天性免疫不全症候群（acquired immune deficiency syndrome: AIDS）の初期徴候のことがある [11]。壊死性歯肉炎は、造血幹細胞移植を受けている患者でも起こりうる。壊死性歯肉炎は、潰瘍、出血、歯間乳頭の壊死が特徴的である（**図 19.4**―カラーページ参照）。発症は突発的で、患者は多くの場合、痛みと全身的な感染症状を訴える。

壊死性口内炎

壊死性口内炎［壊疽性口内炎、ノーマ（水癌）としても知られている］は、壊死性歯肉炎と似たような症状を示すが、より限局的、破壊的であり、歯肉より深部組織まで広がる。進行性病変における培養と分子生物学的な解析では、紡錘菌・スピロヘータである *Treponema vincentii*（トレポネーマ・ビンセンティ）、*F. nucleatum*、*Prevotella melaninogenica*（プレボテラ・メラニノゲニカ）などが優勢である多菌種からなる細菌叢が明らかにされている [12]。明らかな歯周病が存在しないにもかかわらず、頭頸部放射線療法の続発症として発症したとの報告がある [13]。初発病変は、下顎の小臼歯部や大臼歯部の歯肉に痛みを伴う紅斑や小水疱として現れる。壊死性潰瘍は急速に進展し、深部組織へ進行する。頬部や口唇の有痛性の蜂窩織炎は、円錐状に外向性に広がる病変としてみられる。短期間の内に、壊死性の軟組織が脱落し、下層の深部組織（例：骨）が露出する。

細菌性唾液腺炎

　唾液腺炎、すなわち唾液腺組織の感染は、耳下腺で最も好発するが、顎下腺や舌下腺でもみられる。通常の原因菌は、黄色ブドウ球菌（*Staphylococcus aureus*）、腸内細菌（*Enterobacteriaceae*）やグラム陰性嫌気性桿菌である *Prevotella* 属、*Fusobacterium* 属である [14]。感染のリスク因子としては、骨髄抑制や唾石、放射線照射、唾液腺機能障害による導管閉塞がある。臨床的には、患者は感染した唾液腺に突発痛と腫脹を自覚する。耳下腺炎は下顎角部に向かって広がる耳前部、耳後部の腫脹が特徴的である。加えて、ステノン管開口部からの排膿に注意する。一般的に全身的な感染徴候がみられる（例：発熱や悪寒）。感染が進行すると、頸部腫脹の増大・気道閉塞、周囲顔面骨の骨髄炎、敗血症を引き起こす。

歯性感染からの深部感染症

　歯性感染からの深部感染症は、浅層の咀嚼筋、頬部、犬歯部、オトガイ下、側頭下窩の間隙に起こることが多い。感染は、顎下隙、舌下隙、咽頭外側隙、咽頭後隙などの頭頸部の深部筋膜隙へと広がっていく [15]。下顎の第三大臼歯は歯性感染由来の深部感染症の原因として最も頻度が高い [16]。下顎臼歯が関与する感染は、顎下隙や舌下隙に波及し、舌根部の著しい腫大と急性気道閉塞（口腔底蜂窩織炎：ルードヴィヒ・アンギーナ）の原因となる。上顎小臼歯部の感染は、側頭下窩から眼窩内へ波及する。同様に、咀嚼筋隙から生じた感染は、咽頭外側隙まで波及し、最終的には頸動脈鞘や内頸静脈に浸潤する（レミエール症候群：血栓性炎症性疾患）。最後に、咽頭後隙の感染は、解剖学的に縦隔後部（後縦隔洞）に直接交通しており、結果として急性壊死性縦隔炎を引き起こす。これらの深部感染症の臨床像を、表 19.1 にまとめた [17]。

口腔粘膜障害

　口腔粘膜障害は、一般的には感染症とは考えられていないが、二次的な細菌過増殖の要因となり、いわゆる「潰瘍期」に細菌が粘膜下に侵入する [18]。粘膜障害による潰瘍形成のある患者は、潰瘍形成のない患者と比較して、菌血症や敗血症のリスクが大きくなる [19、20]。口腔粘膜障害については第15章で詳細に論じられている。

菌血症と敗血症

　菌血症と敗血症は、好中球減少症患者、とくに血液がん患者において、重篤な合併症である。これらの患者の菌血症の原因菌は、主に（〜70%のケースで）グラム陽性球菌、とりわけビリダンスレンサ球菌やブドウ球菌である [7、21]。分子生物学的解析により、ビリダンスレンサ球菌菌血症は口腔内由来のものが最も多く [22]、コアグラーゼ陰性ブドウ球菌群菌血症は上咽頭あるいは皮膚（具体的には、静脈カテーテル）に起因する [23]。実際に、中咽頭に定着しているビリダンスレンサ球菌のリボタイプが、菌血症の原因菌のリボタイプと同一であったことが示されている [24]。ビリダンスレンサ球菌菌血症の患者は、菌血症のない患者に比べて口腔内不衛生や、口腔粘膜障害の割合が高い [20]。ビリダンスレンサ球菌菌血症は、とくに小児に多く、罹患率と死亡率がかなり高い [22]。感染患者の約3分の1がショック症候群を発症する [25]。

表 19.1 深部隙への歯性感染の臨床所見 [17]

深部隙への感染	発生源	臨床像				
		疼痛	開口障害	腫脹	嚥下障害	発音障害
咀嚼筋隙	臼歯（とくに第三大臼歯）	あり	顕著	明白でない（深部）	なし	なし
◆咬筋と翼突筋	上顎後方臼歯	あり	なし	顔面、眼窩部（後期）	なし	なし
◆側頭筋						
頰部隙	小臼歯、大臼歯	軽度	軽度	頰（顕著）	なし	なし
犬歯隙	上顎犬歯、切歯	中等度	なし	上口唇、犬歯窩	なし	なし
側頭下隙	上顎後方臼歯	あり	なし	顔面、眼窩部（後期）	時々	時々
オトガイ下隙	下顎前歯	中等度	なし	頤（硬い）	あり	あり
耳下隙	咬筋隙	重度	なし	下顎角（顕著）	なし	なし
顎下隙	下顎臼歯（第二、第三）	あり	軽度	オトガイド	なし	なし
舌下隙	下顎前歯	あり	軽度	口腔底（軟）	両側性ならあり	両側性ならあり
側咽頭隙	咀嚼筋隙	重度	顕著	下顎角	あり	時々
◆前方	咀嚼筋隙	軽度	軽度	咽頭後方	あり	重度
◆後方						
後咽頭隙	側咽頭隙	あり	軽度	咽頭前方（正中）	あり	あり

検査
細菌学的検査
　口腔感染症の細菌検査における大きな課題の一つは、共生している細菌叢と真の病原菌をいかに区別するかである。ある細菌が単に存在するだけでは、多菌種からなる細菌叢による内因性感染と因果関係があるとするには不十分である。これは、適切な検体を採取する重要性と、臨床情報と検査データを関連づける必要性を物語っている。画像診断も状況によっては有用である。

　好気性／嫌気性の血液培養は常に行われるべきである。粘膜表面から検体を採取して培養することは、共生細菌叢の細菌が混入するため一般的には推奨されていない。塗抹標本による直接検鏡検査は、より役に立つ情報をもたらすことが多い。閉鎖腔の感染では、膿の穿刺吸引が望ましいが、好中球減少や血小板減少のために実施不可能なことが多い。検体は、嫌気条件下の適切な移送用媒体に採取し、できるだけ早く検査室へ運ぶべきである。

　時には、病理組織学的診断を下すために、病変の生検を必要とする。免疫蛍光抗体法、DNAプローブ法あるいはポリメラーゼ連鎖反応（PCR）法は、偏好性や、培養不能の病原体に対して、利用価値が高い [26、27]。ベンゾイル-DL-アルギニン-ナフチラミド（benzoyl-DL-arginine-naphthylamide: BANA）テストは、*P. gingivalis*、*T. denticola*、*T. forsythia* などの歯周病原細菌によって産生されるトリプシン様酵素を検出するものである。BANAテストの結果は、これらの歯周病原細菌の存在について定性的にも定量的にも相関があり、嫌気性歯周病原細菌感染の診断に有用である [28]。

治療・マネジメント
　がん患者における歯性感染症またはほかの口腔粘膜感染症をマネジメントするには、多職種連携によるアプローチが必要となる。すべての患者において患者主体的なアプローチが必要であり、それには日常的な口腔衛生管理や定期的な歯科検診／治療がある。がん治療前のスクリーニング／歯科治療に関しては第5章で論じられており、日常的な口腔衛生管理については第6章で論じられている。

　内因性の口腔感染にかかわる病原菌においては、一般的にペニシリン抵抗性のβラクタマーゼ産生グラム陰性嫌気性菌が増加してきており [29]、*Prevotella* 属、*Porphyromonas* 属、*Fusobacterium* 属などが含まれる [30、31]。実際、これらの細菌による歯性感染症に対するペニシリン治療の失敗が多数報告されている [32]。臨床においてペニシリン治療に対する反応が不十分であれば、βラクタム剤とβラクタマーゼ阻害剤の併用を検討すべきである（外科的なドレナージを必要とするような被胞化された感染に対するエビデンスはない）。歯性感染症から分離された *Fusobacterium* 属やその他のグラム陰性嫌気性菌では、*in vitro* におけるメトロニダゾールやアジスロマイシンに対する耐性化の報告も増加している [33]。これらの実験結果の臨床的な意義は現時点でははっきりしないが、口腔細菌の中にも薬剤耐性菌が出現していることは問題になるだろう。耐性菌増加の理由は、広域抗菌薬の広範囲かつ不適切な使用による選択圧（淘汰圧）が原因と思われる。

　健常者および免疫不全患者における多様な歯性感染症や口腔粘膜感染症に対して、推奨される抗菌療法を**表19.2**にまとめた。抗菌薬の選択は、予想される抗菌スペクトルや経口または非経口製剤の生物学的利用効率（バイオアベイラビリティ）に従って決められるべきである。免疫不全患者は、とくに口腔感染が急速に広がるリスクがあるため、経験的に広域抗菌スペクトルの抗菌薬が第一選択となる。抗菌薬の投与は、広域抗菌スペクトルで殺菌性があるもので、かつ適切な用量とスケジュールで実施されるべきである。入院患者、とくに重度の好中球減少症患者の場合、レンサ球菌や口腔嫌気性菌と同

表 19.2　歯性および口腔粘膜を経路とする感染症に対する抗菌療法

臨床での存在部位	分離される菌種	抗菌療法
歯肉縁上プラークと齲蝕	Streptococcus mutans その他の streptococci Actinomyces 属	フッ化物含有歯磨剤か洗口剤(例:1.1% フッ化ナトリウムか 0.4% フッ化第一スズ) を 1 日に 2、3 回使用 フッ化物塗布(例：5% フッ化ナトリウム)年 3、4 回 0.12%クロルヘキシジン洗口剤
歯肉縁下プラークと単純性歯肉炎	Streptococcus 属 Actinomyces 属 スピロヘータ	ペニシリン G 100 万～ 400 万単位 経静脈 4 ～ 6 時間ごと(ペニシリン V 500mg 経口 8 時間ごと) **加えて**メトロニダゾール 500mg 経口または経静脈 8 時間ごと アンピシリン・スルバクタム 1.5 ～ 3g　経静脈 6 時間ごと(またはアモキシシリン・クラブラン酸 500mg 経口 8 時間ごと) クリンダマイシン 450mg 経口または 600mg 経静脈 6 ～ 8 時間ごと
歯周炎、早期発症型、侵襲性、限局型、若年性	Actinobacillus Actinomycetemcomitans Porphyromonas gingivalis Treponema denticoli Prevotella intermedia	テトラサイクリン 500mg 経口 6 時間ごとまたは 1g 経静脈 12 時間ごと ドキシサイクリン 200mg 経口または経静脈 12 時間ごと メトロニダゾール 500mg 経口または経静脈 8 時間ごと
歯周炎、成人性、広汎型	Treponema denticoli その他、スピロヘータ Porphyromonas gingivalis Prevotella intermedia Tannerella forsythia	局所ミノサイクリンマイクロカプセル 局所ドキシサイクリン塩酸塩歯科用徐放液
壊死性歯肉炎／口内炎	Prevotella intermedia Fusobacterium 属 Tannerella forsythia Treponema denticoli その他、スピロヘータ	アンピシリン・スルバクタム 1.5 ～ 3g 経静脈 6 時間ごと(またはアモキシシリン・クラブラン酸 500mg 経口 8 時間ごと) メトロニダゾール 500mg 経口または経静脈 8 時間ごと クリンダマイシン 450mg 経口または 600mg 経静脈 6 ～ 8 時間ごと
細菌性唾液腺炎	Staphylococcus aureus 嫌気性菌塊	クロキサシリン 2g 経静脈 4 時間ごと(またはナフシリン 2g 経静脈 4 時間ごと) **加えて以下のいずれか** メトロニダゾール 500mg 経静脈または経口 6 時間ごと、**または**クリナマイシン 600mg 経静脈または経口 6 ～ 8 時間ごと (メチシリン耐性黄色ブドウ球菌に対して、クロキサシリン**またはナフシリンの代わりに**、バンコマイシン 15 ～ 20mg/kg 経静脈を使用、血中濃度 10 ～ 15 μg/ml で維持、**または**リネゾリド 600mg 経静脈または経口 12 時間ごと、**または**ダプトマイシン 4 ～ 6mg/kg 経静脈 24 時間ごと)
歯性感染の深部波及	Streptococcus viridians その他、スピロヘータ Peptostreptococcus 属 Bacteroides 属 その他、嫌気性菌	**健常者** ペニシリン G200 万～ 400 万単位経静脈 4 ～ 6 時間ごと**加えて**、メトロニダゾール 0.5g 経静脈 6 時間ごと アンピシリン・スルバクタム 2g 経静脈 4 時間ごと クリンダマイシン 600mg 経静脈 6 時間ごと ドキシサイクリン 200mg 経静脈 12 時間ごと セフォキシチン 1 ～ 2g 経静脈 6 時間ごと モキシフロキサシン 400mg 経静脈 24 時間ごと **免疫不全患者** セフォタキシム 2g 経静脈 6 時間ごと セフチゾキシム 4g 経静脈 8 時間ごと チカルシリン・クラブラン酸 3g 経静脈 4 時間ごと ピペラシリン・タゾバクタム 3g 経静脈 4 時間ごと イミペネム 500mg 経静脈 6 時間ごと メロペネム 1g 経静脈 8 時間ごと

様に、グラム陰性通性嫌気性桿菌もカバーする必要がある。加えて、メチシリン耐性黄色ブドウ球菌（methicillin-resistant *S. aureus*: MRSA）への対策も必要である。

（訳：中村　心、曽我賢彦、百合草健圭志）

参考文献

1. Ruby J, Barbeau J (2002). The buccale puzzle: the symbiotic nature of endogenous infections of the oral cavity. Can J Infect Dis, 13(1), 34-41.
2. Loesche W (2007). Dental caries and periodontitis: contrasting two infections that have medical implications. Infect Dis Clin North Am, 21(2), 471-502, vii.
3. Raber-Durlacher JE, Epstein JB, Raber J, et al. (2002). Periodontal infection in cancer patients treated with high-dose chemotherapy. Support Care Cancer, 10(6), 466-73.
4. Heimdahl A (1999). Prevention and management of oral infections in cancer patients. Support Care Cancer, 7(4), 224-8.
5. Lockhart PB, Loven B, Brennan MT, Fox PC (2007). The evidence base for the efficacy of antibiotic prophylaxis in dental practice. J Am Dent Assoc, 138(4), 458-74.
6. Marsh PD (1999). Microbiologic aspects of dental plaque and dental caries. Dent Clin North Am, 43(4), 599-614, v-vi.
7. Lerman MA, Laudenbach J, Marty FM, Baden LR, Treister NS (2008). Management of oral infections in cancer patients. Dent Clin North Am, 52(1), 129-53, ix.
8. Van Dyke TE, Serban CN (2003). Resolution of inflammation: a new paradigm for the pathogenesis of periodontal diseases. J Dent Res, 82(2), 82-90.
9. Bermejo-Fenoll A, Sanchez-Perez A (2004). Necrotising periodontal diseases. Med Oral Patol Oral Cir Bucal, 9(Suppl), 114-19.
10. Slots J (2007). Herpesviral-bacterial synergy in the pathogenesis of human periodontitis. Curr Opin Infect Dis, 20(3), 278-83.
11. Robinson PG (2002). The significance and management of periodontal lesions in HIV infection. Oral Dis, 8(Suppl 2), 91-7.
12. Paster BJ, Falkler JW Jr, Enwonwu CO, et al. (2002). Prevalent bacterial species and novel phylotypes in advanced noma lesions. J Clin Microbial, 40(6), 2187-91.
13. Mayorca A, Hazime N, Dekeister C, Paoli JR (2002). Necrotizing stomatitis after radiotherapy in a patient with AIDS: case report. J Oral Maxillofac Surg, 60(1), 100-1.
14. Brook I (2003). Acute bacterial suppurative parotitis: microbiology and management. J Craniofac Surg, 14(1), 37-40.
15. Reynolds SC, Chow AW (2007). Life-threatening infections of the peripharyngeal and deep fascial spaces of the head and neck. Infect Dis Clin North Am, 21(2), 557-76, viii..
16. Chow AW (1992). Life-threatening infections of the head and neck. Clin Infect Dis, 14(5), 991-1002.
17. Hull MW, Chow AW (2005). An approach to oral infections and their management. Curr Infect Dis Rep, 7(1), 17-27.
18. Treister N, Sonis S (2007). Mucositis: biology and management. Curr Opin Otolaryngol Head Neck Surg, 15(2), 123-9.
19. Rondinelli PI, Ribeiro KC, de Camargo B (2006). A proposed score for predicting severe infection complications in children with chemotherapy-induced febrile neutropenia. J Pediatr Hematol Oncol, 28(10), 665-70.
20. Bochud PY, Eggiman P, Calandra T, Van Melle G, Saghafi L, Francioli P (1994). Bacteremia due to viridans streptococcus in neutropenic patients with cancer: clinical spectrum and risk factors. Clin Infect Dis, 18(1), 25-31.
21. Kurt B, Flynn P, Shenep JL, et al. (2008). Prophylactic antibiotics reduce morbidity due to septicemia during intensive treatment for pediatric acute myeloid leukemia. Cancer, 113(2), 376-82.
22. Reilly AF, Lange BJ (2007). Infections with viridans group streptococci in children with cancer. Pediatr Blood Cancer, 49(6), 774-80.
23. Costa SF, Barone AA, Miceli MH, et al. (2006). Colonization and molecular epidemiology of coagulase negative Staphylococcal bacteremia in cancer patients: a pilot study. Am J Infect Control, 34(1), 36-40.
24. Wisplinghoff H, Reinert RR, Cornely O, Seifert H (1999). Molecular relationships and antimicrobial susceptibilities of viridans group streptococci isolated from blood of neutropenic cancer patients. J Clin Microbial, 37(6), 1876-80.
25. Gamis AS, Howells WB, DeSwarte-Wallace J, Feusner JH, Buckley JO, Woods WG (2000). Alpha hemolytic streptococcal infection during intensive treatment for acute myeloid leukemia: a report from the Children's cancer group study CCG-2891. J Clin Oncol,

18(9), 1845-55.
26. Roscoe DL, Hoang L (2007). Microbiologic investigations for head and neck infections. Infect Dis Clin North Am, 21(2), 283-304, v.
27. Slots J, Ashimoto A, Flynn MJ, Li G, Chen C (1995). Detection of putative periodontal pathogens in subgingival specimens by 16S ribosomal DNA amplification with the polymerase chain reaction. Clin Infect Dis, 20(Suppl 2), S304-7: S304-7.
28. Loesche WJ, Bretz WA, Kerschensteiner D, et al. (1990). Development of a diagnostic test for anaerobic periodontal infections based on plaque hydrolysis of benzoyl-DL-arginine-naphthylamide. J Clin Microbial, 28(7), 1551-9.
29. Brook I (1988). Beta-lactamase producing bacteria in head and neck infection. Larngoscope, 98(4), 428-31.
30. Brook I (1993). Infections caused by beta-lactamase-producing Fusobacterium spp. in children. Pediatr Infect Dis, 12(6), 532-3.
31. Brook I (2002). Antibiotic resistance of oral anaerobic bacteria and their effect on the management of upper respiratory tract and head and neck infections. Semin Respir Infect, 17(3), 195-203.
32. Heimdahl A, von Konow L, Nord CE (1980). Isolation of beta-lactamase producing Bacteroides strains associated with clinical failures with penicillin treatment of human orofacial infections. Arch Oral Biol, 25(10), 689-92.
33. Bresco-Salinas M, Costa-Riu N, Berini-Aytes L, Gay-Escoda C (2006). Antibiotic susceptibility of the bacteria causing odontogenic infections. Med Oral Patol Oral Cir Bucal, 11(1), E70-5.

第 20 章

口腔ウイルス感染症

Deborah Lockhart, Jeremy Bagg

はじめに

　ウイルスは、複製のために宿主を必要とする偏性細胞内寄生体である。ウイルスは、タンパク膜（カプシド）に囲まれた核酸（DNA、または RNA）から構成され、脂質エンベロープで包み込まれている。さまざまなウイルスが口腔・顔面領域に感染する [1] が、ヘルペスウイルスが多くを占める（表 20.1）。細胞性免疫は重要な免疫防御機構であり、がん患者は T 細胞が欠乏しているため、よりウイルスに感染しやすい。

　口腔ウイルス感染症はがん患者が病的な状態に陥る主要な原因であり、口腔咽頭症状（例：疼痛）および全身症状（例：倦怠感）をもたらす。非定型の（典型的ではない）症状が免疫不全患者ではみられる [2]。通常、口腔ウイルス感染症は潜伏ウイルスの再活性化によるものだが、がん患者では初発感染で生じることもある。口腔は、全身播種（その結果、死亡もありうる）への潜在的な門戸となりうる。

　検査結果は、臨床所見と合わせて解釈しなければならない。従来の診断法には、電子顕微鏡法、免疫蛍光抗体法、組織培養、および血清学的検査がある。検体中のウイルス核酸を検出するポリメラーゼ連鎖反応（PCR）法は「標準的な」検査法として今後台頭する可能性がある。緊急時には、迅速な診断を必要とするが、免疫蛍光検査法では 2～3 時間、PCR 法では 6 時間の所要時間で検査結果を示すことができる。

ヘルペスウイルス感染症

　ヒトヘルペスウイルスは、エンベロープを有する二本鎖 DNA ウイルスである。ほとんどのヘルペスウイルスには、一般的に唾液分泌により伝播するため口腔・顔面に症状を呈する。

　ヘルペスウイルス感染の種類：

- 初感染（一次感染）─ウイルスとの初めての遭遇（セロコンバージョン：ウイルス抗原が陰性となり抗体が陽性となること）。
- 潜伏感染─ウイルスゲノムは持続的に存在するが感染性ウイルスではない。ヘルペスウイルスの特徴として生涯に渡り潜伏感染として定着する。
- 再活性化─無症候性のウイルスの排出を生じる（多くの場合は唾液中に）。
- 再感染─臨床症状が表出する。

単純ヘルペスウイルス（Herpes Simplex Virus: HSV）
疫学
　原発性ヘルペス性歯肉口内炎は最もよくみられる口腔ウイルス感染症であり、成人の大多数が HSV 血清反応陽性者である（具体的には、70～80％）。ウイルスは三叉神経節に潜伏し、およそ 3 分の 1 の人々

表 20.1 口腔ウイルス感染 [2、4]

種類	ウイルス名	口腔顔面症状
ヒトヘルペスウイルス	単純ヘルペスウイルス I／II 型	原発性ヘルペス歯肉口内炎
		口唇ヘルペス（単純疱疹）
		免疫不全時の非定型口腔内感染
	水痘・帯状疱疹ウイルス	水疱瘡
		帯状疱疹
	エプスタイン・バーウイルス	伝染性単核球症
		口腔毛状白板症
		上咽頭がん
		バーキットリンパ腫
		移植後リンパ増殖性疾患
	サイトメガロウイルス	非特異的潰瘍
	ヒトヘルペスウイルス 6／7 型	小児バラ疹（小児疾患）
	ヒトヘルペスウイルス 8 型	カポジ肉腫
パピローマウイルス	ヒトパピローマウイルス	口腔のイボ
		扁平上皮癌に関連
パラミクソウイルス	麻疹ウイルス	頰粘膜上のコプリック斑
	ムンプスウイルス	唾液腺炎
ピコルナウイルス	コクサッキーウイルス A 群	手足口病
		ヘルパンギーナ
レトロウイルス	ヒト免疫不全ウイルス	多くの口腔症状（免疫抑制に関連する）

にはウイルス再活性化による再感染が起こる。

再感染は、がん患者においてとくに憂慮すべきである。大量化学療法や造血幹細胞移植（hematopoietic stem cell transplantation: HSCT）を受けて、予防策をしない場合、約 75％の患者が臨床的に再感染する [3]。強度の弱い治療を受けた患者では、HSV の再燃割合は低い（例：非ホジキンリンパ腫 38〜68％、頭頸部がん 15〜20％ [3]）。

従来は、単純ヘルペスウイルス I 型（HSV- I）は口腔顔面の病変に関連があり、一方で HSV- II（単純ヘルペスウイルス II 型）は生殖器官の感染と関連するとされていたが、HSV- II も口腔感染の原因ウイルスとなりうる。多数の要因が HSV の再活性化に関連すると報告されており、ストレス、ホルモンの変動、紫外線などがある。細胞性免疫不全は、免疫不全患者によくみられる疾患の主な原因である。

臨床像

原発性ヘルペス性歯肉口内炎

幼児での感染はほとんどが無症状、もしくは「歯生期（萌出時痛）」の症状とされているが、一方で臨床疾患としては青少年や若年成人期に最も顕著にみられる。典型的な特徴は、発熱、頸部リンパ節腫脹、摂食嚥下困難の原因となる口内痛である。一般的に上皮内小水疱が、歯肉、舌、頰粘膜などの口腔粘膜に生じる。次にこれらの小水疱が破裂し、結果として紅斑性の辺縁で灰色がかった黄色がベースの表在性潰瘍になる（図 20.1―カラーページ参照）。口唇は腫脹し、血性痂皮で覆われる。症状は自己限定的であり、無治療であっても、病変は瘢痕化せずに 10 日以内に自然消退する。

再感染（免疫正常者）

　口唇ヘルペスは再感染として最もよくみられ、紅唇または鼻孔に隣接した皮膚に好発する（**図20.2**―カラーページ参照）。小水疱は、24時間前のヒリヒリ感や灼熱感などの前駆症状を生じる。10～14日以内で、小水疱は破裂、痂皮形成、瘢痕化なしの自然治癒に至る。口腔内での再活性化は免疫正常者ではまれであり、口蓋粘膜上に小さい病変群として現れることがある[4]。

再感染（免疫不全患者）

　症状はしばしば非定型であり、口腔粘膜炎またはアフタ性潰瘍と鑑別が困難である。痛みの程度は相当強い。口腔内病変は広範囲に及び、群発する小潰瘍（**図20.3a**―カラーページ参照）や、強い紅斑（**図20.3b**―カラーページ参照）として、口腔粘膜のあらゆる部位に発症する。ほかのウイルス、細菌、および／または真菌の病原体と重複感染していることが多い。適切な治療が行われないと数カ月間持続することがある。

診断

　ほとんどのヘルペスウイルス感染症は、免疫正常患者では臨床診断のみである。免疫不全患者において非定型的症状を呈する場合、ヘルペスウイルス感染を診断するために迅速検査を必要とする（急性、有痛性の複数の口腔潰瘍は、免疫不全患者ではHSVの再感染とみなさなければならない）。臨床医は、適切な診断標本を作製するため自施設の微生物検査室と連絡を取り合うべきである。

治療

　すべての症例において、細菌の重複感染を最小限にするため、良好な口腔衛生状態を維持するべきである。

原発性ヘルペス性歯肉口内炎

　休養、解熱剤、十分な水分摂取などの対症療法が治療の中心である。アシクロビルが十分に早い時期に処方された場合、発症期間の短縮と重症度の軽減が期待できる（**表20.2**）[5]。

再感染（免疫正常者）

　抗ウイルス治療は重症度を軽減させるが、そのためには前駆症状の時点で抗ウイルス薬の投与が開始されなければならない。1％ペンシクロビル・クリームは、5％アシクロビル・クリームより効果的であるとの報告があるが[6]、どちらの治療も複数回の塗布を行う良好な患者アドヒアランスを必要とする。局所の副腎皮質ステロイドを併用する高用量経口抗ウイルス薬短期治療は、一つの治療戦略である。免疫賦活薬が将来的には治療に役立つかもしれない[7]。

再感染（免疫不全患者）

　播種性病変は重篤な合併症の原因となる可能性があるため、感染が疑われた時点で全身抗ウイルス薬治療をただちに始めるべきである。最適の治療に関しては、いくつかのエビデンスに基づいたレビューがある（**表20.2**）[8～10]。病変が治癒するまで経過観察を行い、7～10日以内に改善しなければ、重複感染と診断するべきである[2]。

表 20.2 単純ヘルペスウイルスと水痘・帯状疱疹ウイルス感染症の治療 [8、9、13]

感染症	薬剤	注釈
原発性ヘルペス性歯肉口内炎	アシクロビル　経口：200mg 1日5回　5〜7日間	免疫不全者においては投与量を増やす。
再発性口唇ヘルペス	アシクロビル 局所：5% 軟膏 3〜4時間ごと 5日間	
	アシクロビル　経口：200mg 1日5回　5〜7日間	
	ペンシクロビル 局所：1% 軟膏 2時間ごと　5日間	局所アシクロビルよりもより効果的である。
	バラシクロビル　経口：1〜2g 1日2回　1日間	
	ファムシクロビル　経口：1.5g 1日1回　1日間	1回750mg、1日2回で投与することができる。
免疫不全患者における再発性ヘルペス感染症	アシクロビル　経口：400mg 1日3〜5回 10日間もしくはそれ以上	数週間投与することが多い。
	アシクロビル　静注：5mg/kg 8時間ごと　5日間	重症感染症の場合
	バラシクロビル　経口：0.5〜1g 1日2〜3回　10日間もしくはそれ以上	数週間投与することが多い。
	ファムシクロビル　経口：500mg 1日2回	長期間の場合
免疫不全患者における再発性ヘルペス感染症の予防	アシクロビル　経口：200〜800mg 1日3〜4回	静注投与することもできる。
	バラシクロビル　経口：0.5〜1g 1日2回	
	ファムシクロビル　経口：0.5〜1g 1日2回	
帯状疱疹	アシクロビル　経口：800mg 1日5回　7日間	免疫不全患者では静注投与ができる。
	バラシクロビル　経口：1g 1日3回　7日間	
	ファムシクロビル　経口：250mg 1日3回　7日間	免疫不全患者では投与量を増やす。
	ファムシクロビル　経口：750mg 1日1回　7日間	

　抗ウイルス薬の予防投与は免疫不全患者では再感染を予防すると考えられているが、治療期間についてのコンセンサスは得られていない [8、9]。アシクロビル耐性化はまれであるが、白血病患者において報告がある [11]。ホスカネットの静注投与が、アシクロビル耐性化に実績のある代替薬である。

水痘・帯状疱疹ウイルス（Varicella Zoster Virus: VZV）

疫学

成人のおよそ6％は、依然として水痘・帯状疱疹ウイルス（VZV）に感染する可能性がある [12]。アメリカでは、弱毒化生ワクチン接種は幼年期の予防接種スケジュールの一部に組み込まれているが、イギリスやそのほかの地域ではワクチンの予防接種は確立していない。

VZV の初期感染は水痘を引き起こし、ウイルスの知覚根神経節への潜伏感染が成立する。VZV の再感染は帯状疱疹を引き起こし、60歳代以上が好発年齢である。非ホジキンリンパ腫や造血幹細胞移植などの免疫不全状態が感染の誘因となる。

臨床像

水痘（Varicella）

口腔病変は、皮疹に先行し、周囲に紅暈を伴う直径約2〜4mm の潰瘍を呈する。潰瘍は、硬口蓋や口蓋弓、口蓋垂に認められる。

帯状疱疹（Herpes zoster）

三叉神経への感染は、帯状疱疹のうち約15％を占める。下顎枝あるいは上顎枝が侵された場合、顔面皮膚と口腔粘膜の両方に病変が現れる（**図 20.4a、b**―カラーページ参照）。皮疹に先行して、数日前から局所的な知覚異常と激しい疼痛が起こる。皮膚病変では、典型像では三叉神経支配の皮膚分節に沿った領域だけに片側性の小水疱／小潰瘍群として現れる。病変は、2〜3日以内に痂皮を形成し、瘢痕なく治癒する。

診断

通常は診察のみで十分であるが、感染が播種性となった免疫不全患者では検体検査での確認が推奨される。

治療

VZV は本来アシクロビルに対して感受性が低いため、治療効果のためには高用量の投与が必要である（**表 20.2**）。

水痘（Varicella）

皮疹の発現から24時間以内のアシクロビル投与は、発症期間と重症度を軽減させる [13]。

帯状疱疹（Herpes zoster）

抗ウイルス薬の全身投与をできるだけ早く実施する（必ず72時間以内に）。これは、帯状疱疹後神経痛などの合併症の発症を減少させるためである。ウイルスの排出と疼痛の程度・期間も減少させる。補助療法として副腎皮質ステロイド薬や鎮痛薬も投与する [13]。

エプスタイン・バーウイルス（Epstein Barr Virus: EBV）

疫学
人口のおよそ90％は、EBVの血清反応陽性者である。EBVは、Bリンパ球や口腔咽頭粘膜上皮細胞に潜伏感染する。

臨床像
ほとんどの人が、伝染性単核球症は発症せず、不顕性感染となる。伝染性単核球症の特徴は、発熱、頸部リンパ腫腫脹、咽頭炎、倦怠感である。

EBVは、口腔毛状白板症やリンパ増殖性悪性腫瘍とも関連している（**表20.1**）。口腔毛状白板症は、通常、無症状で、典型像では舌側縁の表面に両側性に垂直性の線条白色斑として現れる（**図20.5**—カラーページ参照）。ときに、舌腹部や舌背部表面にも生じるが、その病変はカンジダとの重複感染を疑うべきである [l4]。口腔毛状白板症は、免疫抑制状態の兆候とされる。

診断
伝染性単核球症を診断するためのEBV特異的な血清検査は、免疫不全状態では信頼性に欠けており、EBV特異的なPCR分析検査が必要である。口腔毛状白板症を正確に診断するには、*in situ* ハイブリダイゼーションやそのほかの方法を用いてEBVの存在を証明するために、病変の生検を必要とする。

治療
伝染性単核球症は自然寛解するため、特別な治療は必要としない。口腔毛状白板症も自然寛解することが多い。25％ポドフィルム樹脂の局所使用が口腔毛状白板症に対して提言されているが、この治療法を支持するデータは不十分である [15]。

サイトメガロウイルス（Cytomegalovirus: CMV）

疫学
およそ50～80％の人々で、唾液腺、内皮細胞、白血球にウイルスが潜伏感染している [16]。

臨床像
CMVは単核球症様の病態を呈することもあるが、ほとんどの場合、幼児や免疫不全者のみに症状がみられる。粘膜表面の非特異的疼痛を伴う潰瘍や大唾液腺炎などの再感染の口腔症状は、造血幹細胞移植期間中にはほとんど見られない。ほかの細菌、真菌、ウイルスによる重複感染が診断を複雑にしている。

治療
ガンシクロビルは、致死的な感染時に利用できる。

ヒトヘルペスウイルス 8 型（Human herpes virus: HHV-8）（ヘルペスウイルス関連カポジ肉腫）

カポジ肉腫は最もよくみられるヒト免疫不全ウイルス（human immunodeficiency virus: HIV）関連腫瘍であるが、抗レトロウイルス治療（highly active anti-retroviral therapy: HAART）導入後に罹患率は減少してきている。腫瘍は、血管やリンパ管由来の内皮細胞から生じる。カポジ肉腫は、ヒトヘルペスウイルス 8 型（HHV-8）感染と関連している。

臨床像

腫瘍は、どの組織系にも発生しうるが、とくに皮膚が好発部位である。約半数の患者では、一般的に口蓋粘膜や上顎前歯部の歯肉などに口腔症状を呈する（図 20.6―カラーページ参照）。発病初期では、病変は無症候性紫斑として現れるが、腫瘍増大や潰瘍化が進むと疼痛を生じる。

診断

病理学的検査は、カポジ肉腫の確定診断のために必要である。

治療

治療の選択肢には、外科的切除、凍結療法、放射線療法がある。

カポジ肉腫は、第 8 章で詳細に論じられている。

ヒトパピローマウイルス（Human papillomavirus: HPV）感染症

HPV は、粘膜上皮に特異的に感染する、非エンベロープ 2 本鎖 DNA ウイルスである。HPV は 100 種類以上が同定されており、発がん性を有する HPV16/18 型に基づいて承認された HPV 子宮頸がんワクチンがつくられている。HPV6/11 型は、良性の性器疣贅と関連している。

研究により、HPV と口腔扁平上皮癌（Oral squamous cell carcinoma: OSCC）との間の関連性が報告されている。HPV の乳頭腫は、歯肉、舌、口唇粘膜に無痛性、ピンク色の乳頭状の腫瘤として、造血幹細胞移植後の患者にみられることが多い（図 20.7―カラーページ参照）。治療として通常切除されることが多いが、ときに再発する。

（訳：園井教裕、百合草健圭志）

参考文献

1 Bagg J, MacFarlane TW, Poxton IR, Smith AJ (2006). Essentials of microbiology for dental students, 2nd edn. Oxford University Press, Oxford.
2 Lerman MA, Laudenbach J, Marty FM, Baden LR, Treister NS (2008). Management of oral infections in cancer patients. Dent Clin North Am, 52(1), 129–53.
3 Khan SA, Wingard JR (2001). Infection and mucosal injury in cancer treatment. J Natl Cancer Inst Monogr, 29, 31–6.
4 Bagg J (2005). Viral infections, in Davies A, Findlay I (eds) Oral Care in Advanced Disease, pp. 87–96. Oxford University Press, Oxford.
5 Amir J (2001). Clinical aspects and antiviral therapy in primary herpetic gingivostomatitis. Paediatr Drugs, 3(8), 593–7.
6 Femiano F, Gombos F, Scully C (2001). Recurrent herpes labialis: efficacy of topical therapy with penciclovir compared with acyclovir (aciclovir). Oral Dis, 7(1), 31–3.

7 Gilbert S, Corey L, Cunningham A, et al. (2007). An update on short-course intermittent and prevention therapies for herpes labialis. Herpes, 14(Suppl1), 13A–18A.
8 Arduino PG, Porter SR (2006). Oral and perioral herpes simplex virus type 1 (HSV-1) infection: review of its management. Oral Dis, 12(3), 254–70.
9 Woo SB, Challacombe SJ (2007). Management of recurrent herpes simplex infections. Oral Surg Oral Med Oral Pathol Oral Radiol Endod, 103(Suppl), S12–18.
10 Glenny AM, Fernandez Mauleffinch LM, Pavitt S, Walsh T (2009). Interventions for the prevention and treatment of herpes simplex virus in patients being treated for cancer. Cochrane Database Syst Rev, (1), CD006706.
11 Chilukuri S, Rosen T (2003). Management of acyclovir-resistant herpes simplex virus. Dermatol Clin, 21(2), 311–20.
12 Kudesia G, Partridge S, Farrington CP, Soltanpoor N (2002). Changes in age related seroprevalence of antibody to varicella zoster virus: impact on vaccine strategy. J Clin Pathol, 55(2), 154–5.
13 Anonymous (2008). British National Formulary 55. BMJ Group and RPS Publishing, London.
14 Wray D, Lowe GD, Dagg JH, Felix DH, Scully C (1999). Textbook of general and oral medicine. Churchill Livingstone, Edinburgh.
15 Sroussi HY, Epstein JB (2007). Changes in the pattern of oral lesions associated with HIV infection: implications for dentists. J Can Dent Assoc, 73(10), 949–52.
16 Doumas S, Vladikas A, Papagianni M, Kolokotronis A (2007). Human cytomegalovirus-associated oral and maxillo-facial disease. Clin Microbiol Infect, 13(6), 557–9.
17 Villa LL (2006). Prophylactic HPV vaccines: reducing the burden of HPV-related diseases. Vaccine, 24(Suppl1), S23–8.
18 Scully C (2005). Oral cancer; the evidence for sexual transmission. Br Dent J, 199(4), 203–7.

第 21 章

唾液腺機能障害
Andrew Davies

はじめに

唾液腺は 2 つに大きく分類される [1]：

大唾液腺

大唾液腺は 6 つある：2 つの耳下腺、2 つの顎下腺、2 つの舌下腺である（図 2.5）。

小唾液腺

小唾液腺は数百あり、舌、口蓋、頬粘膜、口唇粘膜に存在する。

唾液の分泌は副交感神経支配が優位である [1]。そのため、副交感神経系を刺激すると唾液分泌は亢進し、一方で副交感神経系の抑制は唾液分泌の減少につながる。交感神経系もまた唾液分泌に影響を与える。交感神経系は主に唾液分泌量よりも唾液分泌の組成に関与する。

「非刺激時」（安静時）唾液分泌量は多くの要因によって影響を受ける。その要因には以下のものが含まれる [1]：

- 水分補給の程度—脱水状態では、唾液分泌量が減少する。実際、体水分量が 8％まで低下すると、唾液分泌量は 0 となる。
- 姿勢—唾液分泌量は立位の時に最も多く、座位で中程度、臥位で最も少ない。
- 光への曝露—暗闇にいると、唾液分泌量は、30 〜 40％まで減少する。
- 概日リズム—唾液分泌量は夕方最も多く、夜間最も少ない。

食事は、唾液腺刺激、すなわち唾液分泌増加の主な要因である [1]。食べ物は、副交感神経系にフィードバックされる味覚、触覚、圧覚といった口腔内の受容体を刺激する。さらに、食べ物の咀嚼は、周囲の組織（歯根膜、咀嚼筋、顎関節など）に存在する副交感神経系にフィードバックされる圧覚や固有感覚の受容器を刺激する。その他の関連する刺激因子として、におい（鼻の嗅覚受容器を経由）と食べ物の視覚による認知（脳のより上位の中枢を経由）が含まれる。

「刺激時」の唾液分泌量は多くの要因によって影響を受ける。その要因には以下のものが含まれる [1]：
- 食べ物の硬さ：硬い食べ物は軟らかい食べ物に比べて、唾液分泌量を非常に増加させる。
- 食べ物の味—風味の強い食べ物は風味の弱い食べ物に比べて、唾液分泌量を非常に増加させる。
- その他食べ物の特性、たとえば pH など。

1 日にヒトは平均 500 〜 600mL の唾液を産生するとされている [2]。安静時唾液の産生量は、顎下腺が 65％、耳下腺が 20％、舌下腺が 7 〜 8％、小唾液腺が 7 〜 8％を占める。しかし、刺激時には、耳下腺での分泌量が総量の 50％に増加する。それぞれの唾液腺はわずかにタンパク質の組成が異なる唾液を産生する。たとえば、小唾液腺からはムチンに富んだ唾液が分泌される。実際、小唾液腺からは、

全唾液腺から分泌されるムチンのうち、70％が産生される。

唾液の99％は水である[2]。残りの1％がさまざまな電解質、低分子有機化合物、高分子有機化合物で構成されている。唾液成分が異なっていることは、唾液の機能の違いを反映している（下記参照）。唾液の組成は、唾液分泌量や血漿成分を含め、多くの要因の影響を受ける。唾液中にはその他、歯肉溝滲出液、上皮細胞、血清、血球細胞、種々の組織、食渣など、多くの構成成分があることも忘れてはならない。

定義

口腔乾燥症は「口腔乾燥の主観的な感覚」と定義されている[1]。

唾液腺機能低下は「すべて、または個々の唾液腺の唾液分泌量低下が何らかにより客観的に示しうる状態」として定義されている[3]。

唾液腺機能障害（salivary gland dysfunction: SGD）は、「唾液分泌量の増加（機能亢進）もしくは減少（機能低下）による、分泌された唾液の量的または質的な変化」と定義されている[4]。しかし、SGDは、しばしば口腔乾燥症および唾液腺機能低下の患者を表現する包括的な用語として使用されている[2]。

疫学

口腔乾燥症の有病率は、一般的な集団においては22～26％である[5、6]が、さまざまながん患者の集団では54～55％[7、8]となり、進行がんの患者の集団では78～82％に及ぶ[9、10]。このように、口腔乾燥症は、あらゆる種類のがん患者が経験する最もありふれた症状の一つである[7～10]。とりわけ頭頸部領域に従来型の放射線療法を受けた患者において、口腔乾燥症はきわめて一般的な症状である[11]。

記録されている口腔乾燥症の有病率と実際の口腔乾燥症の有病率との間には差があることが研究により明らかにされている[12]。なぜこのような差があるのか明らかではないが、おそらく、医療従事者に関連した要因（例：症状が重要ではないという認識）と患者に関連した要因（例：ほかの症状のほうがより重要であるという認識）の双方を反映しているのであろう[13]。上述の有病率の内容は、口腔乾燥症について患者の自発的な訴えの有無の記録というよりは、口腔乾燥症の有無について明確に質問した研究に基づくものであることを強調しておく。

唾液腺機能低下の有病率は、進行がん患者の集団で82～83％と報告されている[14、15]。Daviesらは、82％の患者で安静時唾液量（unstimulated whole salivary flow rate: UWSFR）の低下があり、42％の患者で刺激時唾液量（stimulated whole salivary flow rate: SWSFR）の低下があったと報告している[15]。進行度が低いがん患者を含んだ同様の研究はない。唾液腺機能低下は、とりわけ頭頸部領域に従来型の放射線療法を受けた患者できわめてよくみられる[16]。

病因

　SGDの原因は、一般的な集団において数多くあるが[17]、最も遭遇する原因は薬剤である[18]。SGDは、日常臨床で頻用される薬剤を含む[20]、数多くの薬剤の副作用として発現する[19]。薬剤はさまざまな機序によりSGDを引き起こす[21]：直接的な機序は、多くの場合、唾液腺を支配する自律神経系に対する影響が関連している。間接的な機序としては、唾液産生の障害（例：利尿薬による脱水）、あるいは唾液分泌の障害（例：抗菌薬による味覚障害）が関連することがある。一般的な集団と同様に、がん患者におけるSGDにも多くの原因がある（表21.1）[9、16、21～32]が、最もありふれたものは、やはり薬剤である[9]。支持療法／緩和ケアで用いられる多くの薬剤がSGDを副作用として有する（例：鎮痛剤、制吐剤）[9]。

病態

　口腔乾燥症はたいてい、唾液分泌の量的減少（すなわち唾液腺機能低下）によるものである。事実、安静時唾液量が50％まで低下すると普通は口腔乾燥を訴える[33]。しかし、口腔乾燥症は分泌される唾液組成の変化によることもある[34]。実際のところ、Daviesらは、口腔乾燥症を伴う進行がん患者の15％が「正常な」安静時唾液量（すなわち、UWSFR≧0.1mL/min）、53％が「正常な」刺激時唾液量（すなわちSWSFR≧0.5mL/min）であったと報告している[9]。

表21.1　がんに関連した唾液腺機能低下の病因

がん自体と関連したもの
- 腫瘍浸潤 *
- 腫瘍随伴症候群 *[22]

がん治療と関連したもの
- 手術 *[21]
- 放射線療法 [16]
- ラジオアイソトープ療法（例：I^{131} による治療）[23]
- 化学療法 [16]
- 生物学的治療（例：インターロイキン-2）[24]
- 移植片対宿主病（graft versus host disease: GVHD）[25]

そのほかの原因
- 薬剤 **[9]
- 脱水 [26]
- 低栄養
- 経口摂取の減少（例：PEGによる栄養管理）
- 咀嚼の減少（例：流動食による栄養管理）[27]
- 不安 [28]
- うつ [29]
- シェーグレン症候群 [30]
- そのほかの唾液腺疾患 [31]
- 神経疾患 [32]

* 比較的まれなもの
** 頻繁に認められるもの

臨床像

　SGDの臨床像は非常に多様であり（**表21.2**）[5、9、11、35〜48]、これは唾液のさまざまな機能が反映されたためである[17]。SGDは口腔の多くの問題と関連するが、全身的な問題とも関連する。実際のところ、明らかにSGDは生活の質に大きな負の影響を与える（**Box 21.1**）[44]。これらの臨床所見についての詳細の多くについては、本書のほかの章で論じられているので、本章で詳細に論じることは差し控えておく。

　SGDの臨床像はおのおので異なり、同一個人内でも経時的に異なることがあり得る。口腔乾燥症を伴う患者は前述の臨床像のいくつか、あるいは一つも症状を有さないことがあり得る。加えて、口腔乾燥症の発症頻度や重症度はさまざまであり、苦痛の程度も結果的に多岐にわたる（**表21.3**）[9]。同様に、唾液腺機能低下を伴う患者（口腔乾燥症も含む）においても前述の臨床像を必ずしも有さない。

表21.2　唾液腺機能障害の症状

一般的な問題	口腔内の不快感 [9、11]
	口唇の不快感 [35]
	口唇の亀裂 [5]
食事に関連した問題	食欲不振 [9]
	味覚障害 [9、35]
	咀嚼困難 [9、35]
	嚥下困難 [9、35]
	栄養摂取の減少 [36、37]
会話に関連した問題	会話困難 [9、35]
口腔衛生	口腔衛生状態の悪化
	口臭 [38]
口腔感染	口腔カンジダ症 [39]
	齲蝕 [40]
	歯周病 [41]
	唾液腺感染 [42]
全身的な感染症	口腔内感染源による二次感染（例：肺炎、敗血症）
歯科的／義歯の問題	酸蝕症（歯科疾患への感受性を高めたり、口腔粘膜の外傷の誘因となる）[41]
	義歯不適合（口腔粘膜の外傷を誘発する）[43]
精神的な問題	機能障害 [44]
	不安症 [11、44]
	うつ [11]
	社会的孤立 [44]
その他さまざまな問題	睡眠障害 [44、45]
	口腔内の経粘膜薬物療法の適用困難（例：舌下／頬粘膜薬物療法）[46、47]
	食道炎 [48]
	頻尿（二次性の水分摂取の増加）

> **Box 21.1　口腔乾燥症を有するがん患者の言葉から [44]**
>
> 「乾燥感やねばつき感、および口腔内のくっつき感がひどく、時折開口することすら難しい。」
>
> 「食事には長い時間がかかり、周囲が食べ終わった後も 30 〜 45 分は食卓についたままである。飲み込む前に水を少しずつ飲まなきゃいけないから、最終的に 1 リットル飲む。」
>
> 「口が乾いて、私の声は消えてしまいそうだ。とても話すのが厄介だよ。」
>
> 「私の誕生日を祝って、サーモンを準備し、家族とのディナーを楽しみにしていたんだ。味の変化に驚いたよ。食べ物の味はまったくせず、あるいは小麦粉の味がした。失望して、元気をなくしたし、自分を可哀想に思った。こんな機会なのに私は家族と幸せを共有することもできなかったんだ。」
>
> 「…その問題はいつもそこにある、私の病気はいつもそこにある、決して解放されることはない。」

特筆すべきは、患者が感じる症状と医療従事者の所見に乖離があり得るということである。唾液腺機能低下の「典型的な」所見は、口腔粘膜の乾燥、口唇の乾燥、口腔底に唾液の貯留がないこと、口腔粘膜の亀裂（とくに舌）、口唇のひび割れである [3]。しかし、口腔乾燥症の患者、または唾液腺機能低下の患者の中には、検査で明確な異常がみられないことがある。そのため、口腔内の検査結果が正常でも、SGD の診断を排除できないことになる（診査のセクションを参照）。

表 21.3　進行がん患者の口腔乾燥症の臨床像 [9]

特徴	記述子	割合
頻度	「めったにない」	4%
	「時々」	20%
	「頻繁に」	40%
	「ほとんどいつも」	36%
重症度	「軽度」	14%
	「中等度」	37%
	「重度」	33%
	「非常に重度」	16%
苦痛の程度	「全くない」	16%
	「ほんの少し」	21%
	「多少」	23%
	「かなり」	26%
	「非常に」	14%

診査

　一般的な集団におけるSGDの管理にあたっては幅広い診査が行われうる [31]。診査の中にはSGDの診断のために用いられるもの（例：唾液分泌量の測定）があり、一方で、ほかの診査としてSGDの原因を検証するために用いられるもの（例：自己抗体の検出）がある。しかしながら、これらの診査のほとんどはがん患者を対象としたSGDの診査において適応とならない。実際のところ、SGDの診断は常に、日々の臨床技術、すなわち病歴の聴取や検査の実施に基づいて行われる [3]。

　非刺激時唾液量（安静時唾液量）、刺激時唾液量、すべての唾液腺からの唾液分泌量（「全」唾液量）、個々の唾液腺からの唾液分泌量をそれぞれ測定するために、さまざまな技術が発展してきている。臨床的に最も適切な唾液流出量の評価は安静時唾液量（UWSFR）および刺激時唾液量（SWSFR）である。UWSFRはSWSFRに比べてより密接に口腔乾燥症と関連を有する [9、49]。それにもかかわらず、唾液測定法（唾液分泌量の測定）は、日々の臨床において、一般的には使用されていない。

　多くの評価ツールが日常臨床あるいは臨床試験で用いるために開発されてきた。臨床現場では、SGDの評価を日常的評価ツールで行うことができる（例：口頭による評価スケール―「何ともない」、「少し」、「結構に」、「ひどく」）。しかし、臨床試験においては、SGDの評価は適切な確立された評価ツールを用いてなされるべきである（例：Xerostomia Inventory：口腔乾燥症調査票、Xerostomia Questionnaire：口腔乾燥症質問表、**表21.1および21.2**）[50、51]。

口腔乾燥症調査票

最近4週間における口腔乾燥の自覚について、最もあなたに当てはまる答えを丸で囲んでください。

口が渇いていると感じる	なし	ほとんどなし	時々	ほぼいつも	いつも
乾燥した食べ物が食べにくい	なし	ほとんどなし	時々	ほぼいつも	いつも
食事中，自分の口が渇いていると感じる	なし	ほとんどなし	時々	ほぼいつも	いつも
飲み込みにくい食べ物がある	なし	ほとんどなし	時々	ほぼいつも	いつも
口唇が渇いていると感じる	なし	ほとんどなし	時々	ほぼいつも	いつも

（次の包括的な質問は、質問事項の中でも非常に重要な要素となります。）

どの程度、口が乾きますか？	なし	時々	ほぼいつも	いつも

図 21.1 The Xerostomia Inventory（XI）[50]（口腔乾燥症調査票）
出典：Murray Thomson教授の許諾のもと複製

以下はあなたの口の乾燥の程度を知り、そして口の乾燥が日常生活にどの程度影響しているかを知るための質問です。それぞれの質問について先週のあなたの状態にあてはまる数字を丸で囲んでください：

1. 口や舌の乾燥のために話がしにくい：

| 0 | 1 | 2 | 3 | 4 | 5 | 6 | 7 | 8 | 9 | 10 |

当てはまらない　　　　　　　　　　　　　　　　　　　　　　　　　　　　　非常にあてはまる

2. 乾燥のために食べ物が噛みにくい：

| 0 | 1 | 2 | 3 | 4 | 5 | 6 | 7 | 8 | 9 | 10 |

当てはまらない　　　　　　　　　　　　　　　　　　　　　　　　　　　　　非常にあてはまる

3. 乾燥のために食べ物が飲み込みにくい：

| 0 | 1 | 2 | 3 | 4 | 5 | 6 | 7 | 8 | 9 | 10 |

当てはまらない　　　　　　　　　　　　　　　　　　　　　　　　　　　　　非常にあてはまる

4. 食事の際に口が渇いていると感じる：

| 0 | 1 | 2 | 3 | 4 | 5 | 6 | 7 | 8 | 9 | 10 |

当てはまらない　　　　　　　　　　　　　　　　　　　　　　　　　　　　　非常にあてはまる

5. 食事中や咀嚼時以外に口が渇く：

| 0 | 1 | 2 | 3 | 4 | 5 | 6 | 7 | 8 | 9 | 10 |

当てはまらない　　　　　　　　　　　　　　　　　　　　　　　　　　　　　非常にあてはまる

6. 嚥下補助に水分を取ることが多い：

| 0 | 1 | 2 | 3 | 4 | 5 | 6 | 7 | 8 | 9 | 10 |

当てはまらない　　　　　　　　　　　　　　　　　　　　　　　　　　　　　非常にあてはまる

7. 食事の時以外でも口の不快感により、水分を摂取することが多い：

| 0 | 1 | 2 | 3 | 4 | 5 | 6 | 7 | 8 | 9 | 10 |

当てはまらない　　　　　　　　　　　　　　　　　　　　　　　　　　　　　非常にあてはまる

8. 口の乾燥で目が覚めることがある：

| 0 | 1 | 2 | 3 | 4 | 5 | 6 | 7 | 8 | 9 | 10 |

当てはまらない　　　　　　　　　　　　　　　　　　　　　　　　　　　　　非常にあてはまる

図 21.2 The Xerostomia Questionnaire（XQ）（口腔乾燥症質問表）[51]
出典：Avraham Eisbruch 教授の許諾のもと複製

表 21.4 に、信頼がおける米国国立がん研究所のがん治療に伴う有害事象共通用語規準（National Cancer Institute Common Terminology Criteria for Adverse Events: CTCAE）[52] を示す。これらの基準は、日々の臨床および臨床試験で広く使用されており、食品医薬品局（アメリカ合衆国 FDA）が推奨している。しかし、このような評価者完結型の評価ツールは評価者間でのばらつきで信頼性に乏しいことがあり、SGD の客観的評価方法と相関しなかったり、（とりわけ）SGD の主観的評価方法と相関しないことがありうると研究により示唆されている [53]。

管理・マネジメント

　SGD は不均一な病態であり、個別化した管理が求められる。SGD の管理はその要因それぞれによって異なるが、病因／病態、臨床像、患者の全身状態、歯科的状態、患者の治療選択、特別な治療介入への利用能や費用負担が要因として挙げられる [2]。SGD の管理は（1）SGD の予防、（2）SGD の原因の治療、（3）SGD の対症療法、（4）SGD の合併症の予防、（5）SGD の合併症の治療 [2] といった、いくつかの方針に沿って行われることが必要である。

表21.4 米国国立がん研究所のがん治療に伴う有害事象共通用語規準（National Cancer Institute Common Terminology Criteria for Adverse Events: CTCAE）version 3（日本語訳については日本臨床腫瘍研究グループ：Japan Clinical Oncology Group: JCOGの資料から抜粋引用）[参考文献50より改変]

有害事象	Grade 1－「軽度」有害事象	Grade 2－「中等度」有害事象	Grade 3－「重症」有害事象	Grade 4－生命を脅かす／活動不能・動作不能な有害事象	Grade 5－有害事象による死
口腔乾燥／唾液腺（口腔乾燥症）	症状あり．顕著な摂食習慣の制約がない（乾燥あるいは唾液の濃縮）；刺激のない状態での唾液分泌量が＞0.2 mL/分	症状あり．経口摂取に影響がある（例：多量の水、ほかの潤滑剤、ピューレ状および／または軟らかく水分の多い食物に限られる）；刺激のない状態での唾液分泌量が0.1～0.2mL/分	十分な経口摂取が不可能；静脈内輸液／経管栄養／TPNを要する；刺激のない状態での唾液分泌量が＜0.1 mL/分	―	―
唾液腺の変化／唾液	わずかな唾液の濃縮；わずかな味覚の変化（例：金属味）	濃い、ねばつく、べとべとする唾液；顕著な味覚の変化；食事の変更を要する；日常生活に支障はない唾液分泌関連症状	急性唾液腺壊死；高度の唾液分泌関連症状により日常生活に支障あり．	活動不能／動作不能	―

唾液腺機能障害の予防

　先にも述べたように、SGDは従来型の頭頸部放射線療法を受けた患者においてきわめてよくみられる。放射線性SGDの予防策として、唾液腺の外科的移動術、新しい放射線療法技術の利用（例：強度変調放射線療法）、放射線防護剤の使用（例：アミフォスチン）、そのほかの薬剤の使用（例：ピロカルピン）が行われている [54]。

唾液腺の外科的移動術

　唾液腺の外科的移動術は、Alberta大学のグループにより先駆的になされてきた。いわゆる「Seikaly-Jha法」と呼ばれる術式により、放射線療法の前に外科的に顎下腺をオトガイ下隙へ移動させる（放射線療法中は、オトガイ下隙をしっかりと遮蔽する）[55]。この術式は、大唾液腺を含む領域への術後放射線療法（50Gyを超える耳下腺、顎下腺への照射）が予想される中咽頭、下咽頭、喉頭、あるいは原発不明がんの頸部リンパ節転移の扁平上皮癌に対する手術時に併施される [56]。この方法はSGDの予防に効果的であり、かつ短期または長期的な合併症（がんの局所再発を含む）との明らかな関連はないようである [57、58]。

新しい放射線療法技術

　ここ20年で、放射線療法技術はより一層の進化を遂げている［例：三次元原体放射線療法、強度変調放射線療法（intensity-modulated radiotherapy: IMRT）］。これらの新しい技術は、腫瘍への線量を最適化しつつ、大唾液腺などの正常組織への線量を最小限にすることが可能である。いくつかの対象群を設けない比較研究において、IMRTのSGD発症の予防および抑制効果が示されている。しかし最近のランダム化比較試験では、SGDの評価法に使用された他覚的なエンドポイントと自覚的なエンドポイントの間に差があり、IMRTは口腔乾燥症発症の予防および抑制に効果的ではないと報告されている [59]。こうした差が生じた理由はおそらく、IMRTは唾液中の液体成分を多く産生する耳下腺を温存するものの、唾液中のムチン（潤滑剤として機能する）を多く産生する小唾液腺は温存しないことに関連している [2、60]。新しい放射線療法技術の利用については第10章で詳述されている。

放射線防護剤

　無機チオリン酸であるアミフォスチンを用いて、放射線性SGDの予防や改善の試みがなされてきた。最近のシステマティックレビューは、「アミフォスチンは放射線療法の副作用を有意に軽減する」と結論づけている [61]。アミフォスチンの使用で、グレード2～3の急性口腔乾燥症が76％減少し、グレード2～3の晩期口腔乾燥症が67％減少した [61]。しかし、アミフォスチンの広範な使用は、投与スケジュール、薬剤の毒性、および腫瘍自体に放射線防護が及ぶ懸念から制限されている [62]。ただ、システマティックレビューは「放射線療法の効果そのものはこの薬剤の使用により影響されず」、加えて「アミフォスチンを投与された患者は高い割合で完全奏効を達成することができた」とも結論づけていることは注目に値する [61]。

その他の薬剤

放射線性 SGD の予防や改善のために、ピロカルピン（ムスカリン受容体作動薬）[63、64]、ビペリデン（ムスカリン受容体拮抗薬）[65]、クマリンとトロキセルチンの併用 [66] が用いられている。これらの介入方法は、現在進められているコクラン共同計画システマティックレビューで議論となっている。レビューの暫定的な見解としては、放射線性口腔乾燥症の発症予防（プライマリーエンドポイント）にピロカルピンは無効であり、そのほかの薬剤の効果を評価するにはデータが不十分であるとのことである（Anne-Marie Glenny、私信）。

唾液腺機能障害の原因治療

がんに関連した SGD の主な原因を表 21.1 に示した。これらの多くは治療介入ができないものであるが、いくつかの原因についてはそれに応じた処置が可能なこともある。薬物治療は、がんに関連した SGD の最も多くみられる原因である [9]。理論上は関連する薬物の中断や代替がその対応として考えられるが、がんやほかの重篤な状態を治療するために薬物治療が必要であることから、これらの薬物の中断はしばしば困難である。また SGD は個々の薬物による副作用というよりも、同種の薬物群に共通な副作用であるため、代替薬への変更も無効であることが多い [19]。

障害された唾液腺を修復するための、遺伝子治療や再生医療を利用した新しい技術の研究に注目したい [67]。

唾液腺機能障害の対症療法

SGD の対症療法は、唾液腺の刺激（唾液分泌を促進するもの）と唾液代替物の使用（失われた唾液の替わりになるもの）である。唾液代替物よりも唾液腺の刺激の方が理にかなっている [2]。唾液腺の刺激は正常な唾液分泌を促進し、口腔乾燥症やほかの SGD の臨床症状を改善するためである。これに対して正常な唾液と物理的および化学的に性状の異なる唾液代替物は、たいてい口腔乾燥症のみを改善するにすぎない。さらに、唾液腺の刺激と唾液代替物を比較した研究において、患者は唾液腺の刺激を好むことが多い [68、69]。しかしながら、唾液腺の刺激に反応しない患者では唾液代替物による対症療法が必要となる（例：放射線性 SGD の患者の一部）。

唾液腺を刺激するもの

チューインガム

チューインガムは 2 つのメカニズムにより唾液量を増加させる。唾液分泌量増加の 85％は口腔内の化学受容器の刺激（taste effect）に関連しており、15％は口腔内と周囲の機械受容器（chewing effect）に関連している [70]。SGD の患者は、「シュガーフリー」のチューインガムを使用すべきであり、補綴物の装着された患者では、「粘着度の低い」（ねばつきの少ない）チューインガムを使用すべきである。

チューインガムは放射線性 SGD[69] や、薬剤性 SGD を有する進行がん患者 [72] など、さまざまな患者群 [71] における口腔乾燥症に有効であると報告されている。さらにチューインガムは、SGD を有するさまざまな患者群を対象とした研究において、有機酸や人工唾液より効果的であったと報告されている [68、69]。ただ、放射線性 SGD の患者を対象とした研究では結果にばらつきがあり、良好であるという結果を報告するものもあれば [69]、それほど良い結果を示していないものもある [68] ことには注意を払う必要がある。

チューインガムは一般的には受け入れられやすい。しかし、以下のような副作用が考えられる。(1) 咀嚼、例：顎の不快感、頭痛、(2) 不適切な経口摂取、例：気道閉塞、消化管閉塞、(3) 添加物に対する非アレルギー反応、例：口腔内違和感、膨満感、(4) 添加物に対するアレルギー反応、例：口内炎、口周囲皮膚炎 [72]。チューインガムは高齢者を含むほとんどの患者に受け入れられる治療方法である [72、73]。

有機酸

アスコルビン酸（ビタミンC）、クエン酸（柑橘類に含まれる酸）、リンゴ酸（林檎や梨に含まれる酸）など、さまざまな有機酸が唾液腺の刺激に使用されている [71]。有機酸は、口腔内の化学受容器を介して唾液量を増加させる。

アスコルビン酸は、SGDを有するさまざまな患者群を対象とした研究でそれほど効果がなかったと報告されている [68]。すなわち、アスコルビン酸について、「良い」または「非常に良い」と感じた患者の割合はわずか33％であり、研究が終わった後もアスコルビン酸による治療を続けたいと答えた患者は23％にすぎなかった。実際のところ、アスコルビン酸はこの研究で調べられたすべての製品の中で最低の順位であった。

クエン酸は、放射線性SGDの患者には効果を示さないが、SGDを有するいくつかの患者群において症状の改善が認められている [69、74]。Stewartらの研究によれば、わずか24％の患者がクエン酸製品について好ましいと回答する一方、比較対象のチューインガムは46％、人工唾液は30％の患者が好ましいと回答している [69]。

リンゴ酸は、SGDを有するさまざまな患者群を対象とした研究で比較的効果があったと報告されている [68]。リンゴ酸が「良い」または「非常に良い」と答えた患者は51％を占め、44％の患者が研究終了後も継続したいと述べた。実際、リンゴ酸はこの研究で調べられたすべての製品の中で2番目に高い順位であり、放射線性SGDの患者においては最も高い順位であった。同様にリンゴ酸（とクエン酸）を含むトローチが、放射線性SGDの患者に効果的であったと報告されている [75]。

有機酸の使用は、口腔内の違和感の発症と関連する [68、69]。それゆえ、有機酸は乾燥した粘膜やひび割れた粘膜、口内炎や粘膜炎に使用すべきではない。さらに有機酸は、pHに関連したSGDの合併症の増悪に関連する（例：歯の脱灰、齲蝕、口腔カンジダ症など）[2、76]。このため有機酸は、歯を有する患者には使用するべきではなく、また補綴物の装着された患者での使用においては注意が必要である。

副交感神経作動薬

副交感神経作動薬は唾液腺からの唾液分泌をつかさどる自律神経系を刺激する。副交感神経作動薬には、直接的に作用するコリンエステル（例：ピロカルピン、セビメリン）と、アセチルコリンの代謝を阻害することによって間接的に作用するコリンエステラーゼ阻害薬（例：ジスチグミン、ピリドスチグミン）がある。

ピロカルピンは、南アメリカのインディアンたちが代々にわたって、また100年以上前からヨーロッパの医師たちが口腔乾燥症の治療に用いていた [77]。ピロカルピンは唾液腺疾患（例：シェーグレン症候群）[78]、薬物療法 [79]、放射線療法 [80、81]、そして移植片対宿主病 [82、83] に起因するSGDの管理における効果が報告されている。実際に、薬物療法 [79] や放射線療法 [84] によるSGDの管理

において、ピロカルピンは人工唾液よりも効果があったと報告されている。ピロカルピンは主にムスカリン受容体に作用するが、アドレナリンβ受容体にも作用することに注意が必要である [77]。

近年、コクラン共同計画のシステマティックレビューは、放射線療法によるSGDの管理における対症療法薬の役割について調査した [85]。それによると、「放射線療法に起因する唾液腺機能障害の治療におけるピロカルピン塩酸塩の使用を支持する根拠は限られている」、また「現在、唾液腺機能障害に対してその他の副交感神経作動薬の使用を支持する根拠はほとんどない」と結論づけられた。ピロカルピンは、耐性は同程度に現れるようだが、その有効性は放射線性SDGよりもほかの患者群でいくらか高いと報告されている [78、79]。

システマティックレビューにおいて、ピロカルピンは49〜52%の患者に奏効すると報告されている [80、81]。しかし、このレビューに含まれる研究における奏効率は、一般的な奏効率を反映していない可能性がある。たとえば、システマティックレビューで対象となった2つの主要な研究において、被験者の選択基準の一つは「唾液腺機能が残存している所見があること」[80、81] であったが、明らかに放射線性SGDの患者において一般的にみられる所見ではない。唾液腺が機能している所見があれば、唾液腺が刺激に反応する余力があると考えられ、ピロカルピンに反応する可能性が高いことは想像に難くない。

ピロカルピンの投与用量を固定した研究では、基準量(5mg 1日3回服用)の服用患者と高用量(10mg 1日3回服用)の服用患者で奏効率に差がなかった [80]。しかしながら用量漸増試験では、高用量(10mg 1日3回服用) にのみ反応を示す患者もいた [81]。このことを説明しうる2つの可能性は以下の通りである。(1) 用量の増加による改善、あるいは (2) 薬剤投与期間の増加による改善(薬剤に対する反応が遅い患者がいた)。薬剤に対する反応が遅延している(12週間まで)患者がいることはデータから明らかであるが、これら2つのどちらが重要であると判断することは難しい [80]。

システマティックレビューでは、多くの患者で副作用が発現することも明らかにされた。副作用の多くは、発汗、頭痛、頻尿、血管拡張といった全身性の副交感神経刺激によるものである。副作用の発現は用量に依存し、高用量のピロカルピン服用で高率に副作用が発現する。システマティックレビューでは、5mg 1日3回服用の基準量であれば副作用の発現によるピロカルピンの服用中止はわずかな(6%)患者でしか起こらないことを明らかにした [80]。

臨床応用されているそのほかのコリンエステルとしては、ベタネコール、カルバコール [86]、セビメリンがある。ベタネコールは、薬剤によるSGD[87]、および放射線性SGD[88、89] の管理に効果があったと報告されている。同様に、セビメリンはシェーグレン症候群 [90]、放射線性SGD[91、92]、移植片対宿主病 [93] の管理に効果を示したと報告されている。臨床応用されているコリンエステラーゼ阻害薬としては、ジスチグミン [94] やピリドスチグミン [95] がある。

鍼治療

良性の唾液腺疾患 [96]、薬物療法 [97]、および放射線療法 [98、99] に続発するSGDの管理において、鍼治療の有効性が報告されている。しかし最近のシステマティックレビューは、「口腔乾燥症の管理に対する鍼治療の効果に(現時点で)エビデンスはない」と結論づけ、「今後、質の高いランダム化比較試験が必要である」としている [100]。

さまざまな鍼治療の刺入点(数／タイプ)やさまざまな鍼治療スケジュール(回数／継続期間)を用いた研究がなされている。鍼治療の効果は、多くの場合、一連の治療期間中増加し [97]、しばしば一

連の治療終了後もいくらかの期間継続する [98、99]。さらには、鍼治療の効果は必要に応じた単回治療（例：1〜2ヵ月ごと）によって維持されることがある [101]。鍼治療の作用機序は、神経ペプチド分泌および口腔内の血流の増加が報告されている [97] が、明確にはなっていない。

　鍼治療は一般的に受け入れられやすいものであるが、局所出血 [96、98] や局所／全身的な感染症 [102] の原因となることがある。そのため、出血素因のある患者や易感染性患者では注意が必要である。治療後に疲労感を訴える患者がいる [96、98] 一方で、治療に伴って健康に関連した価値があったとする患者もいる [96、98]。

その他の戦略

　その他の薬剤として、アネトールトリチオン [103]、ニコチンアミド（ビタミンB群）[68]、ヨヒンビン（α2アドレナリン受容体遮断薬）[104] の有用性が報告されている。同様に、薬剤以外の方法として、「シュガーフリー」のブレスミント [70]、無水結晶マルトーストローチ [105]、漢方薬 [106]、漢方医学 [107]、ホメオパシー療法 [108] の有用性が報告されている。加えて、口腔内電気刺激装置 [109、110] や「鍼様」経皮的電気神経刺激装置 [111]、の使用が効果的であったとの報告がある。

唾液代替物

水

　口の乾燥に対処するため、患者はしばしば水を用いる。しかし複数の研究において、患者は水が「人工唾液」と比較して効果的ではなかったと回答している [112、113]。さらにある研究では、患者は口腔乾燥改善の持続時間がわずか12分（4〜29分）にすぎないと回答している [114]。

　このような結果にもかかわらず、患者の多くはほかの唾液代替物よりも水を選択する [115]。この理由として、馴染みやすさ、効果（中等度）、耐用性、利用性、経済性が挙げられる [115]。水は、それ自体が副作用とは関連しないが、多飲は必然的に多尿（や夜間頻尿）と関連する [2]。

「人工唾液」

　医療従事者はSGDの治療にあたり日常的に「人工唾液」を処方する。剤型（例：スプレー、ジェル、トローチ）、潤滑剤（例：カルボキシメチルセルロース、ヒドロキシエチルセルロース、ムチン）、添加剤（例：香味剤、フッ化物、抗菌成分）の異なるさまざまな市販品が開発されている [116]。注意すべきは、これらの製品のほとんどが公式にSGDを有するがん患者で審査されておらず、さらにはSGDを有するほかのどのような患者群を対象としても審査されていない。

　「理想的な」人工唾液とは、使用が容易で、使い心地が良く、効果的で、忍容性に優れている必要がある [115]。さらに、pHが中性（歯の脱灰を防ぐ）であり、フッ化物を含む（歯の再石灰化の促進）べきである。不幸なことに、いくつかの市販品はpHが酸性であり、歯のある患者には絶対に使用すべきではない。そしておそらくはすべてのSGDの患者にも処方すべきではない [34]。

　製品の中でも、ムチンを基剤とするスプレー（Saliva Orthana®）は、放射線性SGDの患者 [117、118] および薬剤性SGDのがん患者 [72、79] に対して、比較的効果があり、忍容性もあると報告されている。Saliva Orthana®は、放射線性SGDの患者に対して、カルボキシメチルセルロースを基剤とする人工唾液よりも優れた効果と忍容性を示したと報告されている [117、118]。しかし、Saliva Orthana®の効果の持続時間は30分程に過ぎず、1日の間に製品の使用を繰り返す必要性がある [117]。（カルボ

キシメチルセルロースを含む人工唾液の効果持続期間は10分以下であった）[117]。

同様に、ラクトペルオキシダーゼ、リゾチーム、ラクトフェリンを含む、2種類の市販のヒドロキシエチルセルロースを基剤とするジェル（Oral Balance®、BioXtra®）は、放射線性SGDの患者に対して、比較的、効果と忍容性を示すことが報告されている[119、120]。Oral Balance®のジェルや関連した歯磨剤は、カルボキシメチルセルロースを基剤とする人工唾液や従来の歯磨剤よりも、放射線性SGDの患者に対してより効果的で忍容性を示したと報告されている[119]。これらの製品における抗菌成分が、SGDの感染による合併症（表21.2）を予防および改善するというエビデンスはほとんどない[121]。そのほかに、放射線性SGDへの効果が示されている製品として、亜麻仁エキスを基剤とするもの（Salinum®）[122]やクエン酸を含みヒドロキシエチルセルロースを基剤とする（Optimoist®）[123]がある。

人工唾液は、一般的に忍容性に優れるが、患者の中には局所的な問題（例：口腔内の不快感、味覚異常）を訴えたり、全身的な問題を訴える患者もいる（例：吐き気、下痢）[79、115]。人工唾液の効果持続時間はたいてい短く、1日に繰り返し使用する必要性がある。持続時間の短さは、患者が人口唾液の使用を継続しない主な理由の一つである。この問題を解決するために、多くの研究者が口腔内に人工唾液のリザーバーを開発した。リザーバーは、新しい（そのために作られた）補綴物[124]、または存在している（標準的な）補綴物[125]に組み込まれる。さらに、リザーバーは1日を通して[126]、または夜間のみ[127]装着するマウスピースに組み込まれることもある。

その他の唾液代替物

その他の唾液代替物として提案および利用されているものは、牛乳[128]、バター[129]、マーガリン[129]、植物油[129、130]、グリセリン（およびレモン）[131]である。ただしマーガリンは、ほかの3つの市販されている人工唾液と比較し、効果が乏しいことが示されている[132]。同様に、グリセリンはシェーグレン症候群の患者において処方薬の人工唾液よりも効果が乏しいことが報告されている[133]。それだけでなくグリセリンは口腔乾燥の原因となりうるようである[134]。

唾液腺機能障害による合併症予防

SGDの主な合併症は、表21.2に示されている。SGDの適切な管理はこれらの合併症を予防することと考えられる。以下の予防戦略は、すべてのSGD患者に対して考慮されるべきである：

1. 口腔衛生のメインテナンス—歯のある患者では、少なくとも1日2回の歯磨きが必要であり、歯のない患者では、少なくとも1日1回は義歯を清掃し、夜間は義歯を外しておくことが必要である[135]。
2. フッ化物含有歯磨剤の使用—歯のあるすべての患者は、少なくとも1,000ppmフッ化物含有歯磨剤を使用するべきである。また、放射線性SGDの歯のある患者は、特別な5,000ppmフッ化物含有歯磨剤を使用するべきである。
3. 酸性の飲料／食物／薬剤を避ける—酸性の製品は、酸蝕症や齲蝕、口腔カンジダ症のような合併症を引き起こす。
4. 砂糖を含有した飲料／食物／薬剤を避ける—砂糖の入った製品は、齲蝕や口腔カンジダ症のような合併所を誘発する。
5. 口腔乾燥症を引き起こす薬剤を避ける—オーラルケア製品の中には、状況をより悪化させるアル

コールを含むものがあるため注意が必要である。
6. 定期的な歯科検診―患者は（歯科医師や歯科衛生士による）定期的な歯科検診を受けるべきである。口腔乾燥症の患者の歯科的管理は、口腔乾燥症のない患者とは幾分異なる点に注意が必要である[43]。

唾液腺機能障害による合併症の治療

　SGDの適切な管理がいくつかの、あるいはすべての合併症を解決しうる。SGDによる合併症の治療については、本書のほかの章で詳述する。

（訳：中村　心、曽我賢彦、浅香卓哉、黒嶋雄志、北川善政）

参考文献

1. Edgar WM, O'Mullane DM (1996). Saliva and oral health, 2nd edn. British Dental Association, London.
2. Davies A (2005). Salivary gland dysfunction, in Davies A, Finlay I (eds) Oral Care in Advanced Disease, pp. 97–113. Oxford University Press, Oxford.
3. Navazesh M, Christensen C, Brightman V (1992). Clinical criteria for the diagnosis of salivary gland hypofunction. J Dent Res, 71(7), 1363–9.
4. Millard HD, Mason DK (1998). Third World Workshop on Oral Medicine. University of Michigan, Ann Arbor
5. Billings RJ, Proskin HM, Moss ME (1996). Xerostomia and associated factors in a community-dwelling adult population. Community Dent Oral Epidemiol, 24(5), 312–16.
6. Nederfors T, Isaksson R, Mornstad H, Dahlof C (1997). Prevalence of perceived symptoms of dry mouth in an adult Swedish population – relation to age, sex and pharmacotherapy. Community Dent Oral Epidemiol, 25(3), 211–16.
7. Portenoy RK, Thaler HT, Kornblith AB, et al. (1994). Symptom prevalence, characteristics and distress in a cancer population. Qual Life Res, 3(3), 183–9.
8. Chang VT, Hwang SS, Feuerman M, Kasimis BS, Thaler HT (2000). The Memorial Symptom Assessment Scale Short Form (MSAS-SF). Cancer, 89(5), 1162–71.
9. Davies AN, Broadley K, Beighton D (2001). Xerostomia in patients with advanced cancer. J Pain Symptom Manage, 22(4), 820–5.
10. Tranmer JE, Heyland D, Dudgeon D, Groll D, Squires-Graham M, Coulson K (2003). Measuring the symptom experience of seriously ill cancer and noncancer hospitalized patients near the end of life with the Memorial Symptom Assessment Scale. J Pain Symptom Manage, 25 (5), 420–9.
11. Dirix P, Nuyts S, Vander Poorten V, Delaere P, Van den Bogaert W (2008). The influence of xerostomia after radiotherapy on quality of life. Support Care Cancer, 16(2), 171–9.
12. Shah S, Davies AN (2001). Medical records vs. patient self-rating. J Pain Symptom Manage, 22(4), 805–6.
13. Shorthose K, Davies A (2003). Symptom prevalence in palliative care. Palliat Med, 17(8), 723–4.
14. Chaushu G, Bercovici M, Dori S, Waller A, Taicher S, Kronenberg J, et al. (2000). Salivary flow and its relation with oral symptoms in terminally ill patients. Cancer, 88(5), 984–7.
15. Davies AN, Broadley K, Beighton D (2002). Salivary gland hypofunction in patients with advanced cancer. Oral Oncol, 38(7), 680–5.
16. Jensen SB, Pedersen AM, Reibel J, Nauntofte B (2003). Xerostomia and hypofunction of the salivary glands in cancer therapy. Support Care Cancer, 11(4), 207–25.
17. Anonymous (1992). Saliva: Its role in health and disease. FDI Working Group 10 of the Commission on Oral Health, Research and Epidemiology (CORE). Int Dent J, 42 (4 Suppl 2), 291–304.
18. Sreebny LM, Valdini A, Yu A (1989). Xerostomia. Part II: Relationship to nonoral symptoms, drugs, and diseases. Oral Surg Oral Med Oral Pathol, 68(4), 419–27.
19. Sreebny LM, Schwartz SS (1997). A reference guide to drugs and dry mouth – 2nd edn. Gerodontology, 14(1), 33–47.
20. Smith RG, Burtner AP (1994). Oral side-effects of the most frequently prescribed drugs. Spec Care Dentist, 14(3), 96–102.
21. Schubert MM, Izutsu KT (1987). Iatrogenic causes of salivary gland dysfunction. J Dent Res, 66 (Spec Iss), 680–8.
22. Folli F, Ponzoni M, Vicari AM (1997). Paraneoplastic autoimmune xerostomia. Ann Intern Med, 127(2), 167–8.
23. Solans R, Bosch JA, Galofre P, et al. (2001). Salivary and lacrimal gland dysfunction (sicca syndrome) after radioiodine therapy. J Nucl Med, 42(5), 738–43.
24. Nagler RM, Gez E, Rubinov R, et al. (2001). The effect of low-dose interleukin-2-based immunotherapy on salivary function and composition in patients with metastatic renal cell carcinoma. Arch Oral Biol, 46(6), 487–93.
25. Nagler R, Marmary Y, Krausz Y, Chisin R, Markitziu A, Nagler A (1996). Major salivary gland dysfunction in human acute and chronic graft-versus-host disease (GVHD). Bone Marrow Transplant, 17(2), 219–24.
26. Gregersen MI, Bullock LT (1933). Observations on thirst in man in relation to changes in salivary flow and plasma volume. Am J Physiol, 105, 39–40.
27. Johansson I, Ericson T (1989). Effects of a 900-kcal liquid or solid diet on saliva flow rate and composition in female subjects. Caries Res, 23(3), 184–9.

28 Bergdahl M, Bergdahl J (2000). Low unstimulated salivary flow and subjective oral dryness: association with medication, anxiety, depression, and stress. J Dent Res, 79(9),1652–8.

29 Antilla SS. Knuuttila ML, Sakki T K (1998). Depressive symptoms as an underlying factor of the sensation of dry mouth. Psychosom Med, 60(2), 215–18.

30 Vitali C, Bombardieri S, Jonsson R, et al. (2002). Classification criteria for Sjögren's syndrome: a revised version of the European criteria proposed by the American – European Consensus Group. Ann Rheum Dis, 61(6), 554–8.

31 Porter SR, Scully C, Hegarty AM (2004). An update of the etiology and management of xerostomia. Oral Surg Oral Med Oral Pathol Oral Radiol Endod, 97(1), 28–46.

32 Ship JA (2002). Diagnosing, managing, and preventing salivary gland disorders. Oral Diseases, 8(2), 77–89.

33 Dawes C (1987). Physiological factors affecting salivary flow rate, oral sugar clearance, and the sensation of dry mouth in man. J Dent Res, 66(Spec Iss), 648–53.

34 Pankhurst CL, Smith EC, Rogers JO, Dunne SM, Jackson SHD, Proctor G (1996a). Diagnosis and management of the dry mouth: part 1. Dent Update, 23(2), 56–62.

35 Sreebny LM, Valdini A (1988). Xerostomia. Part I: Relationship to other oral symptoms and salivary gland hypofunction. Oral Surg Oral Med Oral Pathol, 66(4), 451–8.

36 Rhodus NL, Brown J (1990). The association of xerostomia and inadequate intake in older adults. J Am Diet Assoc, 90(12), 1688–92.

37 Backstrom I, Funegard U, Andersson I, Franzen L, Johansson I (1995). Dietary intake in head and neck irradiated patients with permanent dry mouth symptoms. Eur J Cancer B Oral Oncol, 31B (4), 253–7.

38 Shorthose K, Davies A (2005). Halitosis, in avies A, Finlay I (eds) Oral Care in Advanced Disease, pp. 125–31. Oxford University Press, Oxford.

39 Davies AN, Brailsford SR, Beighton D (2006). Oral candidosis in patients with advanced cancer. Oral Oncol, 42(7), 698–702.

40 Leone CW, Oppenheim FG (2001). Physical and chemical aspects of saliva as indicators of risk for dental caries in humans. J Dental Educ, 65(10), 1054–62.

41 Ship JA (2004). Xerostomia: aetiology, diagnosis, management and clinical implications, in Edgar M, Dawes C, O'Mullane D (eds) Saliva and Oral Health, 3rd edn, pp. 50–70. British Dental Association, London.

42 Bagg J (2005). Bacterial infections, in Davies A, Finlay I (eds) Oral Care in Advanced Disease, pp. 73–86. Oxford University Press, Oxford.

43 Pankhurst CL, Dunne SM, Rogers JO (1996b). Restorative dentistry in the patient with dry mouth: part 2. Problems and solutions. Dent Update, 23(3), 110–14.

44 Rydholm M, Strang P (2002). Physical and psychosocial impact of xerostomia in palliative cancer care: a qualitative interview study. Int J Palliat Nurs, 8(7), 318–23.

45 Jellema AP, Slotman BJ, Doornaert P, Leemans CR, Langendijk JA (2007). Impact of radiation-induced xerostomia on quality of life after primary radiotherapy among patients with head and neck cancer. Int J Radiat Oncol Biol Phys, 69(3), 751–60.

46 Robbins LJ (1983). Dry mouth and delayed dissolution of sublingual nitroglycerin. New Engl J Med, 309(16), 985.

47 Davies AN, Vriens J (2005). Oral transmucosal fentanyl citrate and xerostomia. J Pain Symptom Manage, 30(6), 496–7.

48 Korsten MA, Rosman AS, Fishbein S, Shlein RD, Goldberg HE, Biener A (1991). Chronic xerostomia increases esophageal acid exposure and is associated with esophageal injury. Am J Med, 90(6), 701–6.

49 Wang SL, Zhao ZT, Li J, Zhu XZ, Dong H, Zhang YG (1998). Investigation of the clinical value of total saliva flow rates. Arch Oral Biol, 43(1), 39–43.

50 William Murray Thomson, Cees de Baat, Kaori Enoki, Guo Y. Ling ;Shortening the Xerostomia Inventory(2011).Oral Surg Oral Med Oral Pathol Oral Radiol Endod,112(3),322–327.

51 Eisbruch A, Kim HM, Terrell JE, Marsh LH, Dawson LA, Ship JA (2001). Xerostomia and its predictors following parotid-sparing irradiation of head-and-neck cancer. Int J Radiat Oncol Biol Phys, 50(3), 695–704.

52 National Cancer Institute Common Terminology Criteria for Adverse Events (CTCAE). Available from National Cancer Institute (US National Institutes of Health) website: HYPERLINK "http://www.cancer.gov/" http://www.cancer.gov/

53 Meirovitz A, Murdoch-Kinch CA, Schipper M, Pan C, Eisbruch A (2006). Grading xerostomia by physicians or by patients after intensity-modulated radiotherapy of head-and-neck cancer. Int J Radiat Oncol Biol Phys, 66(2), 445–53.

54 Koukourakis MI, Danielidis V (2005). Preventing radiation induced xerostomia. Cancer Treat Rev, 31(7), 546–54.

55 Seikaly H, Jha N, McGaw T, Coulter L, Liu R, Oldring D (2001). Submandibular gland transfer: a new method of preventing radiation-induced xerostomia. Laryngoscope, 111(2), 347–52.

56 Jha N, Seikaly H, Harris J, et al. (2003). Prevention of radiation induced xerostomia by surgical transfer of submandibular salivary gland into the submental space. Radiother Oncol, 66(3), 283–9.

57 Seikaly H, Jha N, Harris J, et al. (2004). Long-term outcomes of submandibular gland transfer for prevention of postradiation xerostomia. Arch Otolaryngol Head Neck Surg, 130(8), 956–61.

58 Al-Qahtani K, Hier MP, Sultanum K, Black MJ (2006). The role of submandibular salivary gland transfer in preventing xerostomia in the chemoradiotherapy patient. Oral Surg Oral Med Oral Pathol Oral Radiol Endod, 101(6), 753–6.

59 Kam MK, Leung SF, Zee B, et al. (2007). Prospective randomized study of intensity-modulated radiotherapy on salivary gland function in early-stage nasopharyngeal carcinoma patients. J Clin Oncol, 25(31), 4873–9.

60 Eisbruch A (2007). Reducing xerostomia by IMRT: what may, and may not, be achieved. J Clin Oncol, 25(31), 4863–4.

61 Sasse A D, Clark LG, Sasse EC, Clark OA (2006). Amifostine reduces side effects and improves complete response rate during radiotherapy: results of a meta-analysis. Int J Radiat Oncol Biol Phys, 64(3), 784–91.

62 Schuchter L, Meropol NJ, Winer EP, Hensley ML, Somerfield MR (2003). Amifostine and chemoradiation therapy: ASCO responds. Lancet Oncol, 4(10), 593.

63 Warde P, O'Sullivan B, Aslanidis J, et al. (2002). A Phase III placebo-controlled trial of oral pilocarpine in patients undergoing radiotherapy for head-and-neck cancer. Int J Radiat Oncol Biol Phys, 54(1), 9–13.

64 Fisher J, Scott C, Scarantino CW, et al. (2003). Phase III quality-of-life study results: impact on patients' quality of life to reducing xerostomia after radiotherapy for head-and-neck cancer-RTOG 97-09. Int J Radiat Oncol Biol Phys, 56(3), 832–6.

65 Rode M, Smid L, Budihna M, Soba E, Rode M, Gaspersic D (1999). The effect of pilocarpine and biperiden on salivary secretion during and after radiotherapy in head and neck cancer patients. Int J Radiat Oncol Biol Phys, 45(2), 373–8.

66 Grotz KA, Wustenberg P, Kohnen R, et al. (2001). Prophylaxis of radiogenic sialadenitis and mucositis by coumarin/troxerutine in patients with head and neck cancer – a prospective, randomized, placebocontrolled, double-blind study. Br J Oral Maxillofac Surg, 39(1), 34–9.

67 Atkinson JC, Baum BJ (2001). Salivary enhancement: currrent status and future therapies. J Dent Educ, 65(10), 1096–101.

68 Bjornstrom M, Axell T, Birkhed D (1990). Comparison between saliva stimulants and saliva substitutes in patients with symptoms related to dry mouth. A multi-centre study. Swed Dent J, 14(4), 153–61.

69 Stewart CM, Jones AC, Bates RE, Sandow P, Pink F, Stillwell J (1998). Comparison between saliva stimulants and a saliva substitute in patients with xerostomia and hyposalivation. Spec Care Dentist, 18(4), 142–8.

70 Abelson DC, Barton J, Mandel ID (1989). Effect of sorbitol sweetened breath mints on salivary flow and plaque pH in xerostomic subjects. J Clin Den, 1(4), 102–5.

71 Davies AN (1997). The management of xerostomia: a review. Eur J Cancer Care, 6(3), 209–14

72 Davies AN (2000). A comparison of artificial saliva and chewing gum in the management of xerostomia in patients with advanced cancer. Palliat Med, 14(3), 197–203.

73 Aagaard A, Godiksen S, Teglers PT, Schiodt M, Glenert U (1992). Comparison between new saliva stimulants in patients with dry mouth: a placebo-controlled double-blind crossover study. J Oral Pathol Med, 21(8), 376–80.

74 Spielman A, Ben-Aryeh H, Gutman D, Szargel R, Deutsch E (1981). Xerostomia - diagnosis and treatment. Oral Surg Oral Med Oral Pathol, 51(2), 144–7.

75 Senahayake F, Piggott K, Hamilton-Miller JM (1998). A pilot study of Salix SST (saliva-stimulating lozenges) in post-irradiation xerostomia. Curr Med Res Opin, 14(3), 155–9.

76 Newbrun E (1981). Xerostomia. Oral Surg Oral Med Oral Pathol, 52(3), 262.

77 Ferguson MM (1993). Pilocarpine and other cholinergic drugs in the management of salivary gland dysfunction. Oral Surg Oral Med Oral Pathol, 75(2), 186–91.

78 Fox PC, Atkinson JC, Macynski AA, et al. (1991). Pilocarpine treatment of salivary gland hypofunction and dry mouth (xerostomia). Arch Intern Med, 151(6), 1149–52.

79 Davies AN, Daniels C, Pugh R, Sharma K (1998). A comparison of artificial saliva and pilocarpine in the management of xerostomia in patients with advanced cancer. Palliat Med, 12(2), 105–11.

80 Johnson JT, Ferretti GA, Nethery WJ, et al. (1993). Oral pilocarpine for post-irradiation xerostomia in patients with head and neck cancer. New Engl J Med, 329(6), 390–5.

81 LeVeque FG, Montgomery M, Potter D, et al. (1993). A multicentre, randomized, double-blind, placebo-controlled, dose-titration study of oral pilocarpine for treatment of radiation-induced xerostomia in head and neck cancer patients. J Clin Oncol, 11(6), 1124–31.

82 Singhal S, Mehta J, Rattenbury H, Treleaven J, Powles R (1995). Oral pilocarpine hydrochloride for the treatment of refractory xerostomia associated with chronic graft-versus-host disease. Blood, 85(4), 1147–8.

83 Nagler RM, Nagler A (1999). Pilocarpine hydrochloride relieves xerostomia in chronic graft-versus-host disease: a sialometrical study. Bone Marrow Transplant, 23(10), 1007–11.

84 Davies AN, Singer J (1994). A comparison of artificial saliva and pilocarpine in radiation-induced xerostomia. J Laryngol Otol, 108(8), 663–5.

85 Davies AN, Shorthose K (2007). Parasympathomimetic drugs for the treatment of salivary gland dysfunction due to radiotherapy. Cochrane Database of Systematic Reviews, Issue 3. Art. No.: CD003782.

86 Joensuu H, Bostrom P, Makkonen T (1993). Pilocarpine and carbacholine in treatment of radiationinduced xerostomia. Radiother Oncol, 26(1), 33–7.

87 Everett HC (1975). The use of bethanechol chloride with tricyclic antidepressants. Am J Psychiatry, 132, 1202–4.

88 Epstein JB, Burchell JL, Emerton S, Le ND, Silverman S Jr (1994). A clinical trial of bethanechol in patients with xerostomia after radiation therapy. A pilot study. Oral Surg Oral Med Oral Pathol, 77(6), 610–14.

89 Gorsky M, Epstein JB, Parry J, Epstein MS, Le ND, Silverman S Jr (2004). The efficacy of pilocarpine and bethanechol upon saliva production in cancer patients with hyposalivation following radiation therapy. Oral Surg Oral Med Oral Pathol Oral Radiol Endod, 97(2), 190–5.

90 Petrone D, Condemi JJ, Fife R, Gluck O, Cohen S, Dalgin P (2002). A double-blind, randomized, placebo-controlled study of cevimeline in Sjögren's syndrome patients with xerostomia and keratoconjunctivitis sicca. Arthritis Rheum, 46(3), 748–54.

91 Chambers MS, Posner M, Jones CU, et al. (2007). Cevimeline for the treatment of postirradiation xerostomia in patients with head and neck cancer. Int J Radiat Oncol Biol Phys, 68(4), 1102–9.

92 Chambers MS, Jones CU, Biel MA (2007). Open-label, long-term safety study of cevimeline in the treatment of postirradiation xerostomia. Int J Radiat Oncol Biol Phys, 69(5), 1369–76.

93 Carpenter PA, Schubert MM, Flowers ME (2006). Cevimeline reduced mouth dryness and increased salivary flow in patients with xerostomia complicating chronic graft-versus-host disease. Biol Blood Marrow Transplant, 12(7), 792–4.

94 Wolpert E, Jung F, Middelhoff HD, Piegler T (1980). Zur Behandlung medikamentos bedingter Mundtrockenheit bei psychiatrischen Patienten – Eine Kontrollierte Vergleichsstudie. Fortschritte der Neurologie, Psychiatrie und Ihrer Grenzgebiete, 48(4), 224–33.

95 Teichman SL, Ferrick A, Kim SG, Matos JA, Waspe LE, Fisher JD (1987). Disopyramidepyridostigmine interaction: selective reversal of anticholinergic symptoms with preservation of antiarrhythmic effect. J Am Coll Cardiol, 10(3), 633–41.

96 Blom M, Dawidson I, Angmar-Mansson B (1992). The effect of acupuncture on salivary flow rates in patients with xerostomia. Oral Surg Oral Med Oral Pathol, 73(3), 293–8.

97 Rydholm M, Strang P (1999). Acupuncture for patients in hospital-based home care suffering from xerostomia. J Palliat Care, 15(4), 20–3.

98 Blom M, Dawidson I, Fernberg JO, Johnson G, Angmar-Mansson B (1996). Acupuncture treatment of patients with radiation-induced xerostomia. Eur J Cancer B Oral Oncol, 32B(3), 182–90.

99 Johnstone PA, Peng YP, May BC, Inouye WS, Niemtzow RC (2001). Acupuncture for pilocarpineresistant xerostomia following radiotherapy for head and neck malignancies. Int J Radiat Oncol Biol Phys, 50(2), 353–7.

100 Jedel E (2005). Acupuncture in xerostomia – a systematic review. J Oral Rehabil, 32(6), 392–6.

101 Johnstone PA, Niemtzow RC, Riffenburgh RH (2002). Acupuncture for xerostomia: clinical update. Cancer, 94(4), 1151–6.
102 Walsh B (2001). Control of infection in acupuncture. Acupunct Med, 19(2), 109–11.
103 Hamada T, Nakane T, Kimura T, et al. (1999). Treatment of xerostomia with the bile secretionstimulating drug anethole trithione: a clinical trial. Am J Med Sci, 318, 146–51.
104 Bagheri H, Schmitt L, Berlan M, Montastrue JL (1997). A comparative study of the effects of yohimbine and anetholtrithione on salivary secretion in depressed patients treated with psychotropic drugs. Eur J Clin Pharmacol, 52, 339–42.
105 Fox PC, Cummins MJ, Cummins JM (2001). Use of orally administered anhydrous crystalline maltose for relief of dry mouth. J Altern Complement Med, 7(1), 33–43.
106 Grisius MM (2001). Salivary gland dysfunction: a review of systemic therapies. Oral Surg Oral Med Oral Pathol Oral Radiol Endod, 92(2), 156–62.
107 Sugano S, Takeyama I, Ogino S, Kenmochi M, Kaneko T (1996). Effectiveness of formula ophiopogoins in the treatment of xerostomia and pharyngoxerosis. Acta Otolaryngol, Suppl 522, 124–9.
108 Haila S, Koskinen A, Tenovuo J (2005). Effects of homeopathic treatment on salivary flow rate and subjective symptoms in patients with oral dryness: a randomized trial. Homeopathy, 94, 175–81.
109 Weiss WW Jr, Brenman HS, Katz P, Bennett JA (1986). Use of an electronic stimulator for the treatment of dry mouth. J Oral Maxillofac Surg, 44(11), 845–50.
110 Strietzel FP, Martin-Granizo R, Fedele S, et al. (2006). Electrostimulating device in the management of xerostomia. Oral Dis, 13(2), 206–13.
111 Wong RK, Jones GW, Sagar SM, Babjak A-F, Whelan T (2003). A phase I-II study in the use of acupuncture-like transcutaneous nerve stimulation in the treatment of radiation-induced xerostomia in head-and-neck cancer patients treated with radical radiotherapy. Int J Radiat Oncol Biol Phys, 57(2), 472–80.
112 Duxbury AJ, Thakker NS, Wastell DG (1989). A double-blind cross-over trial of a mucin-containing artificial saliva. Br Dent J, 166, 115–20.
113 Wiesenfeld D, Stewart AM, Mason DK (1983). A critical assessment of oral lubricants in patients with xerostomia. Br Dent J, 155, 155–7.
114 Olsson H, Axell T (1991). Objective and subjective efficacy of saliva substitutes containing mucin and carboxymethylcellulose. Scand J Dent Res, 99, 316–19.
115 Epstein JB, Stevenson-Moore P (1992). A clinical comparative trial of saliva substitutes in radiationinduced salivary gland hypofunction. Spec Care Dentist, 12(1), 21–3.
116 Wynn RL, Meiller TF (2000). Artificial saliva products and drugs to treat xerostomia. Gen Dent, 48(6), 630–6.
117 Vissink A, 's-Gravenmade EJ, Panders AK, et al. (1983). A clinical comparison between commercially available mucin- and CMC-containing saliva substitutes. Int J Oral Surg, 12(4), 232–8.
118 Visch LL, 's-Gravenmade EJ, Schaub RM, Van Putten WL, Vissink A (1986). A double-blind crossover trial of CMC- and mucin-containing saliva substitutes. Int J Oral Maxillofac Surg, 15(4), 395–400.
119 Epstein JB, Emerton S, Le ND, Stevenson-Moore P (1999). A double-blind crossover trial of Oral Balance gel and Biotene toothpaste versus placebo in patients with xerostomia following radiation therapy. Oral Oncol, 35(2), 132–7.
120 Shahdad SA, Taylor C, Barclay SC, Steen IN, Preshaw PM (2005). A double-blind, crossover study of Biotene Oralbalance and BioXtra systems as salivary substitutes in patients with post-radiotherapy xerostomia. Eur J Cancer Care, 14(4), 319–26.
121 Tenovuo J (2002). Clinical applications of antimicrobial host proteins lactoperoxidase, lysozyme and lactoferrin in xerostomia: efficacy and safety. Oral Dis, 8(1), 23–9.
122 Andersson G, Johansson G, Attstrom R, Edwardsson S, Glantz PO, Larsson K (1995). Comparison of the effect of the linseed extract Salinum and a methyl cellulose preparation on the symptoms of dry mouth. Gerodontology, 12(1), 12–17.
123 Rhodus NL, Bereuter J (2000). Clinical evaluation of a commercially available oral moisturizer in relieving signs and symptoms of xerostomia in postirradiation head and neck cancer patients and patients with Sjogren's syndrome. J Otolaryngol, 29(1), 28–34.
124 Vissink A, Gravenmade EJ, Panders AK, et al. (1984). Artificial saliva reservoirs. J Prosthet Dent, 52(5), 710–15.

125 Vissink A, Huisman MC, Gravenmade EJ (1986). Construction of an artificial saliva reservoir in an existing maxillary denture. J Prosthet Dent, 56(1), 70–4.

126 Robinson PG, Pankhurst CL, Garrett EJ (2005). Randomized-controlled trial: effect of a reservoir biteguard on quality of life in xerostomia. J Oral Pathol Med, 34(4), 193–7.

127 Frost PM, Shirlaw PJ, Walter JD, Challacombe SJ (2002). Patient preferences in a preliminary study comparing an intra-oral lubricating device with the usual dry mouth lubricating methods. Br Dent J, 193(7), 403–8.

128 Herod EL (1994). The use of milk as a saliva substitute. J Public Health Dent, 54, 184–9.

129 Kusler DL, Rambur BA (1992). Treatment for radiation-induced xerostomia. An innovative remedy. Cancer Nurs, 15, 191–5.

130 Walizer EM, Ephraim PM (1996). Double-blind cross-over controlled clinical trial of vegetable oil versus Xerolube for xerostomia: an expanded study abstract. ORL Head Neck Nurs, 14, 11–12.

131 Greenspan D (1990). Management of salivary dysfunction. NCI Monogr, 9, 159–61.

132 Furumoto EK, Barker GJ, Carter-Hanson C, Barker BF (1998). Subjective and clinical evaluation of oral lubricants in xerostomic patients. Spec Care Dent, 18, 113–18.

133 Klestov AC, Webb J, Latt D, et al. (1981). Treatment of xerostomia: a double-blind trial of 108 patients with Sjogren's syndrome. Oral Surg Oral Med Oral Pathol, 51(6), 594–9.

134 Van Drimmelen J, Rollins HF (1969). Evaluation of a commonly used oral hygiene agent. Nurs Res, 18(4), 327–32.

135 Sweeney P (2005). Oral hygiene, in Davies A, Finlay I (eds) Oral Care in Advanced Disease, pp. 21–35. Oxford University Press, Oxford.

第 22 章

味覚障害

Carla Ripamonti, Fabio Fulfaro

はじめに

　味覚は味蕾を介してもたらされる。味蕾はおおむね 10,000 個あり、舌の粘膜、軟口蓋、口蓋垂、咽頭、食道上部 3 分の 1、喉頭蓋、喉頭、口唇、頬に位置している [1、2]。

　味蕾は、味孔を介して口腔内へ交通している [1]。「見張り番（gate keeper）」タンパクが口腔からの唾液／味物質の味孔および味蕾への通過・到達を制御する。味蕾は、特殊な味細胞を含む約 50 個の味覚細胞から構成されている。味覚細胞は、味孔に突出した味覚受容体をもつ微絨毛を有する。味覚細胞は、求心性の感覚神経線維につながるシナプスも有する。味細胞はターンオーバーを繰り返している（味細胞の生存期間は約 10 日間である）。

　味蕾は、およそ 50 個の神経線維の支配を受け、そしておのおのの神経線維は約 5 つの味蕾から入力を受けている [1]。味覚情報は、第 V、VII、IX、X 脳神経を経由して延髄孤束核へ伝達され、視床後腹側核へ向かい、それから頭頂葉中心後回へ向かう。

　ヒトによって識別可能な 4 つの主な味覚は、苦味、塩味、酸味、甘味である。しかし、そのほかにグルタミン酸に関連した味覚であるうま味というほかの味覚も識別可能である [1]。一般的な認識に反して、4 つの主要な味覚は舌の全領域で識別可能であり、舌に各味覚に関する特定の領域はない [1]。

　味覚の遺伝的な多様性は集団内である程度存在する。たとえば、6-n-プロピルチオウラシルの苦味を識別する能力によって、「味盲」、「テイスター（taster：味覚識別者）」、「スーパーテイスター（super taster：超味覚識別者）」に分類することができる。「味盲」は苦味を識別できず、「テイスター」は苦味を識別でき、「スーパーテイスター」は、苦味感覚を最も鋭敏に感じる [3]。

　言葉の定義として、味（taste）は、味の質（苦味、塩味、酸味、甘味）による特定の感覚に関連しているが、一方で、風味（flavor）は味覚、におい、口腔体性感覚（触覚、温覚、痛覚）の複合的なものであるということに注意が必要である [4]。

定義

　味覚障害は、味覚の減退（味覚鈍麻）、味覚の消失（味覚障害）、味覚のゆがみ（味覚異常）の結果として発症する [5]。

疫学

　味覚障害の有病率は、がん患者群において 31 〜 35%[6、7] であり、進行がん患者群においては 44 〜 50% と報告されている [8、9]。味覚障害は、頭頸部がん患者で比較的一般的であり [10]、とくに頭頸部の放射線療法を受けた患者では一般的である [11]。

病因

一般に味覚障害の原因は多様である [2]。加齢は一つの代表的な原因になりうる。健康な老年者は味覚閾値に著明な変化を有しうる [12]。同様にがん患者でも味覚障害の原因は多様で異なる（**Box 22.1**）。

Box 22.1 ―がん患者における味覚障害の原因

- ◆ がん自体の関連
  - ・特異的影響：味蕾／脳神経系（V、VII、IX、X）／中枢神経系の損傷
  - ・非特異的影響
- ◆ がん治療関連
  - ・局所手術
  - ・局所放射線療法
  - ・全身化学療法
- ◆ 口腔内の問題
  - ・唾液腺機能障害
  - ・口腔衛生状態の不良
  - ・口腔感染症
  - ・そのほかの口腔内の病理的要因
  - ・歯科補綴（「義歯」）
- ◆ 神経性の問題
  - ・脳神経の損傷（V、VII、IX、X）
  - ・中枢神経系の損傷
- ◆ 代謝の問題
  - ・低栄養
  - ・亜鉛の欠乏
  - ・腎機能障害
  - ・肝機能障害
  - ・内分泌機能障害
- ◆ その他
  - ・加齢
  - ・閉経
  - ・薬物治療
  - ・内分泌機能障害
  - ・喫煙
  - ・ほかの慢性疾患

放射線療法

　がん治療の中で放射線療法は、味覚障害に明らかに関連するものの一つである。多くの患者は、頭頸部がんの放射線療法に先んじて味覚の問題が現れるが、ほとんどすべての患者において、頭頸部放射線療法の間に味覚障害が進行する [10、13]。味覚障害は治療開始後すぐに現れ（最初の影響は、1週間程度である）、治療の初期段階の間に進行していく（影響が最大となるのは、3～4週である）[14]。

　最近の研究において、患者が訴える放射線療法後のさまざまな味覚の変化が報告されている。それには、味覚の消失（16％）、苦味（8％）、塩味（5％）、酸味（4％）、甘味（5％）、金属味（10％）、その他の関連した味覚（例：「胡椒」、「脂肪」、「石鹸」、「粉っぽい」、「化学的な」）が含まれている [15]。以前の研究では、患者の中には放射線療法後に味覚が亢進した人もいたと報告されている [16]。

　症例の中には、味覚障害の改善が治療後、1、2週または1、2ヵ月以内に起きるものがある一方、多くの場合では味覚の問題が治療後長期間にわたって持続する。たとえば、Maesらは、放射線療法後12ヵ月の時点で患者の50％の患者が味覚障害を自覚していたと報告している [10]。同様に、Mossmanは、患者の中には放射線療法後、7年間、他覚的な味覚障害がある人がいたと報告している [17]。

　味覚障害は、味蕾の損傷／唾液腺機能障害の結果である。しかし、患者の中には口腔感染の発症といったほかの要因の関連が深いこともありうる [18]。これらの要因の寄与の程度は、人それぞれで多様であると思われる。唾液腺機能障害は、持続性の問題をもつこうした患者において、最も重要な要因である（唾液腺機能障害は頭頸部放射線療法における長期的な合併症である）。

化学療法

　味覚の変化と関連のある抗悪性腫瘍薬として、ブレオマイシン、カルボプラチン、シスプラチン、シクロフォスファミド、ドキソルビシン、5-FU、ゲムシタビン、レバミゾール、メソトレキサートが挙げられる [19]。Bernhardsonらは、化学療法を受けているさまざまな患者群を対象として、味覚の変化の多様性を報告している [20]。味覚の変化は、本質的には一時的であり、治療終了後から3.5ヵ月以内に落ち着いた [20]。シスプラチンは、金属味の出現に関与しており、それは投薬終了後、数時間から3週間程度継続しうる [19]。

薬物治療

　さまざまな薬剤が味覚障害の原因となると報告されている [2]。ある種の薬剤は、とくに問題がありそうであり、それには、抗炎症薬や抗菌薬が含まれる [21]。いくらかの薬剤は、それ自体が味覚障害の原因となる一方で、間接的なメカニズムのものもある（例：唾液腺機能障害の誘発）。

亜鉛の欠乏

　亜鉛不足は、妊娠女性、高齢者、がん患者 [22]、その他の慢性疾患の患者（例：腎障害）[23] における味覚機能の障害に関連がある。さらに、スルホヒドリル基を含む薬剤は、亜鉛とキレートし、味覚障害に関連する（例：D-ペニシラミン）[24]。

　味覚の制御に特異的な亜鉛の役割はわかっていない [14]。亜鉛は、味蕾膜に最も豊富に含まれる酵素、アルカリフォスファターゼの補助因子である。さらに、亜鉛（とその他金属）は、味孔や味蕾を通じて、口腔から味物質が移動するのを制御する「見張り役（gate keeper）」タンパク質の構造を制御している。

臨床像

　味覚障害は、ほかの身体的、精神的、社会的問題を誘発し、これらは生活の質のさらなる悪化を招く [25]。**Box 22.2** は味覚障害に関連する問題にスポットを当てた患者からの発言を引用したものである [26]。

　患者は、味覚の問題単独（例：すべての食べ物への味覚障害）、または味覚の問題の組合せ（例：ある食べ物への味覚鈍麻、ほかの食べ物への味覚異常）に苦痛を訴え得る。たとえば、進行がんを有する患者と味覚障害の研究において、40％は味覚障害、31％は味覚鈍麻、53％が味覚異常と報告された [27]。味覚鈍麻の患者は、さまざまに異なった感覚を訴えるが、一致して食べ物の味は不快だと訴える [28]。

　表28.3 は、進行がんの患者グループにおいて、味覚の問題の重症度を示している [29]。大多数の患者（70％）は、味覚障害が「中等度」、「重度」、「非常に重度」と訴えたと示されている。同様に、**表28.4** は、同一の進行がん患者の群において、味覚の問題によって引き起こされる苦痛を示したものである [29]。多くの患者（51％）が味覚障害は非常に苦痛であると訴えたと示されている。別の研究でも非常に似たような結果が報告されている [8、27]。

　味覚障害は、食欲不振 [30]、栄養摂取の減少 [25]、体重減少 [22、25] と関連している。味覚障害が重度であればあるほど、これらのほかの因子への影響も大きいようである [25]。味覚障害は、胃腸機能に影響を与えるという側面もある（例：唾液腺分泌の減少や胃腸運動の減退）[5]。

評価

　患者は一般的に、味覚障害を訴えない傾向にある [5]。患者が味覚障害を訴えない理由は不明である。しかし以下のような状況で患者は症状を訴えないのかもしれない。（1）避けられない症状だと思った、（2）症状に対する治療法がないと思った、（3）医療関係者がその症状を重要ではないと思っていると感じた、（4）別の症状が優位である [31]。そのため、患者に明確に味覚障害について尋ねることが重要である。

　味覚障害の評価は、病歴聴取、診査の施行、適切な検査を行うことがある [32]。しかし、味覚障害の客観的評価（例：味覚の鋭敏さを測定）を行うことまではたいてい必要ない。口腔内の問題の評価に関しては第3章で詳述している。

Box 22.2　味覚障害の患者の言葉からの引用 [26]

- 引用文 A：
「甘いものは嫌な味がするし、硬いものは舌が熱いし、刺すような痛みがある。炭酸入りの飲み物は、塩酸のように感じるよ。」

- 引用文 B
「私の誕生日を祝って、サーモンを準備し、家族とのディナーを楽しみにしていたんだ。味の変化に驚いたよ。食べ物の味はまったくせず、あるいは小麦粉の味がした。失望して、元気をなくしたし、自分を可哀想に思った。こんな機会なのに私は家族と幸せを共有することもできなかったんだ。」

- 引用文 C
「私は、素敵な食事、特製のニシンの塩漬けで、家族を驚かせたかった。本来なら、自信があったんだ。でも、味が分からなかったから、調味を全く失敗してしまった。塩を使いすぎて、食べられたものじゃなかった。とても決まりが悪かったよ。」

味覚の鋭敏さは、標準化された3点刺激滴定検査※1を使用して評価する。これは4つの主要味覚成分（苦味、塩味、酸味、甘味）について、閾値の検出および認知を測定するものである [33]。閾値の検出とは、患者が最も低濃度の溶質と水を区別できるかどうか、閾値の認知とは患者が正確に最も低濃度の溶質を認識できるかということである。

管理・マネジメント

味覚障害のマネジメントには、以下のようなものがある。(1) 根本的な原因の治療、(2) 食事療法、(3) 亜鉛療法、そして (4) そのほかの治療。

根本的な原因の治療

場合によっては、味覚障害の根底にある原因を治療することが可能なことがある。例：唾液腺機能障害。実際には、唾液分泌の刺激により、口腔乾燥症とそれに関連した味覚障害の両方を改善したことがいくつかの研究で示されている [34]（ただ、人工唾液は口腔乾燥症を改善するが、口腔乾燥に関連する味覚障害を改善しなかった [34]）。しかしながら、多くの場合において、味覚障害の原因として背景にあるものを明らかにしたり、治療することは難しい。

食事療法

食事療法には以下のものがある。(1) 味の「美味しい」食べ物を利用、(2)「まずい」食べ物を避ける、(3) 食べ物の味を強める（塩や砂糖、その他の調味料を使用して）、(4) 食べ物の組成、におい、粘度、温度を提示する [35、36]。理想的には、食事療法では個人的なアプローチが必要なため、味覚障害の患者すべてにおいて、栄養士が評価をすべきである [37]。

亜鉛療法

味覚障害の患者において、最も多く研究されている治療が亜鉛療法である。放射線療法関連性の味覚障害の患者を対象とした研究では相反する結果が示された（**表 22.1**）。たとえば、味覚障害の患者における2つの小規模研究は、経口的な亜鉛補給が治療としての役割を果たすことができると示している [13、38]。同様に放射線療法を経験した患者における2つの小規模研究は、経口的な亜鉛補給が付加的な予防的役割を果たすと示している [39、40]。しかし、米国北中央がん治療グループ（North Central Cancer Treatment Group: NCCTG）による大規模研究は、亜鉛サプリメントの経口投与について、明らかな予防的効果および治療的効果はないと報告している [15]。

別の患者集団を対象とした研究でも、相反する結果が出ている。たとえば、特発性／病因が複数ある味覚障害患者におけるいくつかの大規模研究は、亜鉛療法について否定的な効果を報告している [41、42]。対照的に、腎臓病の患者を対象とした、より小規模の研究では、肯定的な効果が示された [23、43]。このように、亜鉛はいくらか効果があるかもしれないが、味覚障害の原因はそれがすべてではない。特筆すべきこととして、放射線療法以外の要因に続発する味覚障害を有するがん患者を対象とした研究はなされていないことを挙げておく。

経口の亜鉛サプリメントは、消化不良や腹痛を引き起こしうるが、一般には患者の苦痛をそれほど伴わずに行うことができる。その他の治療オプションがなければ、口腔内の亜鉛補充の施行を味覚障害患者に提供することは、理にかなっているように思える。

表 22.1　がん患者への亜鉛投与に関する研究

研究	デザイン	投与量	結果
Mossman 1978 [13]	症例対照研究（n=7；頭頸部放射線療法後の味覚障害の患者）	投与量に違いをつけている 25か100mg/日の亜鉛を2〜6ヵ月	他覚的味覚障害の改善
Silverman, Thompson 1984 [38]	症例対照研究（n=30；放射線療法後の味覚障害の患者）	投与量に違いをつけている 100〜150mg/日の亜鉛を少なくとも1ヵ月	味覚障害の自覚の改善（37%の患者）
Silverman ら 1983 [39]	ランダム化比較試験 vs プラセボ（n=19；頭頸部放射線療法前の患者）	放射線療法期間中18mgの亜鉛を1日4回投与	放射線療法中の他覚的味覚障害について2群間の差はない。治療群では、味覚障害の自覚症状がより早期に回復した（64% vs 22% 治療後3週間の患者）。
Ripamonti ら 1998 [40]	ランダム化比較試験 vs プラセボ（n=18；頭頸部放射線療法中で味覚障害のある患者）	放射線療法後1月までに味覚障害の自覚があれば45mgの硫化亜鉛を1日3回投与	治療群において放射線療法中の他覚的味覚障害は少なかった。治療群では他覚的味覚障害は早期に回復した。
Hakyard ら 2007 [15]	ランダム化比較試験 vs プラセボ（n=169；頭頸部放射線療法前の患者）	放射線療法後1月までに放射線療法（7日以内）の着手があれば45mgの硫化亜鉛を1日3回投与	味覚障害の自覚症状について2群間の差はない。味覚障害の自覚症状改善について両群間の差はない。

その他の治療

その他の治療として、銅 [44]、ニッケル [45]、副腎皮質ステロイド [35]、さまざまな補充療法 [46] が味覚障害の治療に用いられている。しかし、それらの効果／忍容性についてのエビデンスは限られている。

訳者註

[※1] 本邦では濾紙ディスク法として普及している。検査味質は、4種類（甘味：精製白糖溶液、塩味：塩化ナトリウム溶液、酸味：酒石酸溶液、苦味：塩酸キニーネ溶液などを用いる）各5濃度で行う。この濾紙を大錐体神経支配領域、舌咽神経支配領域、鼓索神経支配領域に味覚刺激を与えることで検査する。

（大賀則孝、北川善政）

（訳：中村　心、曽我賢彦、大賀則孝、北川善政）

参考文献

1. Ganong WF (2003). Review of medical physiology, 21st edn, pp. 191–4. Lange Medical Books, New York.
2. Schiffman SS (1983). Taste and smell in disease (first of two parts). New Engl J Med 1983, 308(21), 1275–9.
3. Bartoshuk LM (2000). Comparing sensory experiences across individuals: recent psychophysical advances illuminate genetic variation in taste perception. Chem Senses, 25(4), 447–60.
4. Duffy VB, Fast K, Lucchina LA, Bartoshuk LM (2002). Oral sensation and cancer, in Berger AM, Portenoy RK, Weissman DE (eds) Principles and Practice of Palliative Care and Supportive Oncology, 2nd edn, pp. 178–93. Lippincott Williams & Wilkins, Philadelphia.

5. De Conno F, Sbanotto A, Ripamonti C, Ventafridda V (2003). Mouth care, in Doyle D, Hanks G, Cherny N, Calman K (eds) Oxford Textbook of Palliative Medicine, 3rd edn, pp. 673–87. Oxford University Press, Oxford.
6. Portenoy RK, Thaler HT, Kornblith AB, et al. (1994). Symptom prevalence, characteristics and distress in a cancer population. Qual Life Res, 3(3), 183–9.
7. Chang VT, Hwang SS, Feuerman M, Kasimis BS, Thaler HT (2000). The Memorial Symptom Assessment Scale Short Form (MSAS-SF). Cancer, 89(5), 1162–71.
8. Tranmer JE, Heyland D, Dudgeon D, Groll D, Squires-Graham M, Coulson K (2003). Measuring the symptom experience of seriously ill cancer and noncancer hospitalized patients near the end of life with the Memorial Symptom Assessment Scale. J Pain Symptom Manage, 25(5), 420–9.
9. Shorthose K, Davies A (2003). Symptom prevalence in palliative care. Palliat Med, 17(8), 723–4.
10. Maes A, Huygh I, Weltens C et al. (2002). De Gustibus: time scale of loss and recovery of tastes caused by radiotherapy. Radiother Oncol, 63(2), 195–201.
11. Ruo Redda MG, Allis S (2006). Radiotherapy-induced taste impairment. Cancer Treat Rev, 32(7), 541–7.
12. Ng K, Woo J, Kwan M, et al. (2004). Effect of age and disease on taste perception. J Pain Symptom Manage, 28(1), 28–34.
13. Mossman KL, Henkin RI (1978). Radiation-induced changes in taste acuity in cancer patients. Int J Radiat Oncol Biol Phys, 4(7–8), 663–70.
14. Ripamonti C, Fulfaro F (1998). Taste alterations in cancer patients. J Pain Symptom Manage, 16(6), 349–51.
15. Halyard MY, Jatoi A, Sloan JA, et al. (2007). Does zinc sulfate prevent therapy-induced taste alterations in head and neck cancer patients? Results of phase III double-blind, placebo-controlled trial from the North Central Cancer Treatment Group (N01C4). Int J Radiat Oncol Biol Phys, 67(5), 1318–22.
16. Bonanni G, Perazzi F (1965). Il comportamento della sensibilita' gustativa in pazienti sottopositi a trattamento radiologico con alte energie per tumori del cavo orale. Nunt Radiol, 31(4), 383–97.
17. Mossman KL, Shatzman AR, Chencharick JD (1982). Long-term effects of radiotherapy on taste and salivary function in man. Int J Radiat Oncol Biol Phys, 8(6), 991–7.
18. Fernando IN, Patel T, Billingham L, et al. (1995). The effect of head and neck irradiation on taste dysfunction: a prospective study. Clin Oncol (R Coll Radiol), 7(3), 173–8.
19. Wickham RS, Rehwaldt M, Kefer C, et al. (1999). Taste changes experienced by patients receiving chemotherapy. Oncol Nurs Forum, 26(4), 697–706.
20. Bernhardson B-M, Tishelman C, Rutqvist LE (2007). Chemosensory changes experienced by patients undergoing cancer chemotherapy: a qualitative interview study. J Pain Symptom Manage, 34(4), 403–12.
21. Schiffman SS, Zervakis J, Westall HL, et al. (2000). Effect of antimicrobial and anti-inflammatory medications on the sense of taste. Physiol Behav, 69(4–5), 413–24.
22. DeWys WD, Walters K (1975). Abnormalities of taste sensation in cancer patients. Cancer, 36(5), 1888–96.
23. Atkin-Thor E, Goddard BW, O'Nion J, Stephen RL, Kolff WJ (1978). Hypogeusia and zinc depletion in chronic dialysis patients. Am J Clin Nutr, 31(10), 1948–51.
24. Willoughby JM (1983). Drug-induced abnormalities of taste sensation. Adverse Drug React Bull, 100, 368–71.
25. Hutton JL, Baracos VE, Wismer WV (2007). Chemosensory dysfunction is a primary factor in the evolution of declining nutritional status and quality of life in patients with advanced cancer. J Pain Symptom Manage, 33(2), 156–65
26. Rydholm M, Strang P (2002). Physical and psychosocial impact of xerostomia in palliative cancer care: a qualitative interview study. Int J Palliat Nurs, 8(7), 318–23.
27. Davies AN, Kaur K (1998). Taste problems in patients with advanced cancer. Palliat Med, 12(2), 482–3.
28. Shapiro SL (1974). Abnormalities of taste. Eye Ear Nose Throat Mon, 53(7), 293–6.
29. Davies AN (2000). An investigation into the relationship between salivary gland hypofunction and oral health problems in patients with advanced cancer [Dissertation]. King's College: University of London.
30. Stubbs L (1989). Taste changes in cancer patients. Nurs Times, 85(3), 49–50.
31. Shorthose K, Davies AN (2003). Symptom prevalence in palliative care. Palliat Med, 17(8), 73–4.
32. Birnbaum W, Dunne SM (2000). Oral diagnosis: the clinician's guide. Wright, Oxford.
33. Henkin RI, Schechter PJ, Hoye R, Mattern CF (1971). Idiopathic hypogeusia with dysgeusia, hyposmia and dysosmia. A new syndrome. J Am Med Assoc, 217(4), 434–40.
34. Davies AN, Singer J (1994). A comparison of artificial saliva and pilocarpine in radiation-induced xerostomia. J Laryngol Otol, 108(8), 663–5.
35. Twycross RG, Lack SA (1986). Control of alimentary symptoms in far advanced cancer. Churchill Livingstone, Edinburgh.

36 Komurcu S, Nelson KA, Walsh D (2001). The gastrointestinal symptoms of advanced cancer. Support Care Cancer, 9(1), 32–9.
37 Davidson I, Richardson R (2003). Dietary and nutritional aspects of palliative medicine, in Doyle D, Hanks G, Cherny N, Calman K (eds) Oxford Textbook of Palliative Medicine, 3rd edn, pp. 546–52. Oxford University Press, Oxford.
38 Silverman S Jr, Thompson JS (1984). Serum zinc and copper in oral/oropharyngeal carcinoma. A study of seventy-five patients. Oral Surg Oral Med Oral Pathol, 57(1), 34–6.
39 Silverman JE, Weber CW, Silverman S Jr, Coulthard SL, Manning MR (1983). Zinc supplementation and taste in head and neck cancer patients undergoing radiation therapy. J Oral Med, 38(1), 14–16.
40 Ripamonti C, Zecca E, Brunelli C, et al. (1998). A randomized, controlled clinical trial to evaluate the effects of zinc sulfate on cancer patients with taste alterations caused by head and neck irradiation. Cancer, 82(10), 1938–45.
41 Henkin RI, Schecter PJ, Friedewald WT, Demets DL, Raff M (1976). A double blind study of the effects of zinc sulfate on taste and smell dysfunction. Am J Med Sci, 272(3), 285–99.
42 Sakai F, Yoshida S, Endo S, Tomita H (2002). Double-blind, placebo-controlled trial of zinc picolinate for taste disorders. Acta Otolaryngol Suppl (Stockh), (546), 129–33.
43 Mahajan SK, Prasad AS, Lambujon J, Abbasi AA, Briggs WA, McDonald FD (1980). Improvement of uremic hypogeusia by zinc: a double-blind study. Am J Clin Nutr, 33(7), 1517–21.
44 Henkin RI, Keiser HR, Jafee IA, Sternlieb I, Scheinberg IH (1967). Decreased taste sensitivity after D-penicillamine reversed by copper administration. Lancet, 2(7529), 1268–71.
45 Henkin RI, Bradley DF (1970). Hypogeusia corrected by Ni++ and Zn++. Life Sci II, 9(12), 701–9.
46 Peregrin T (2006). Improving taste sensation in patients who have undergone chemotherapy or radiation therapy. J Am Diet Assoc, 106(10), 1536–40.

第 23 章

口臭
Stephen Porter

定義
　口臭（halitosis）は、口腔あるいは鼻、上顎洞、咽頭のような体腔からの悪臭と定義されている [1]。この状態を説明するほかの用語として、oral malodour：口臭、「foetor oris：口の悪臭」、「foetor ex ore：口から生じる悪臭」、そして「bad breath：口臭」が挙げられる [2]。

疫学
　口臭は誰もがたまに直面する問題であるが、頻繁に口臭の問題を有する人々もいる [3]。客観的な慢性口臭の有病率は一般的な集団において 2.4 〜 30% と報告されている [4]。嗅覚で明らかに強く感じる口臭の有病率が低い一方で「不快な」程度の口臭の有病率が高いことに留意すべきである。客観的な口臭の有病率はがん患者については報告されていない。それでもやはり口臭は、頭頸部がんというような特定のがん患者集団における重要な問題であり、個々のがん患者にとっての潜在的な問題でもある。

病因
口腔の原因
　覚醒時の口臭（朝起床時の息：morning breath あるいは朝の口臭：morning halitosis）はあらゆる人において時々生じることで、寝室が暖かく乾燥していたり、あるいは鼻閉塞の問題があればより強くなりやすい [5]。ある種の食物、喫煙、飲酒は、文化圏によってはとくに異常あるいは不快とは認識されないかもしれないが、息のにおいを変えると予想される [6]。

　長期にわたる口臭は、ほとんどは口腔疾患の結果（表 23.1）である [7]。食物残渣の蓄積や、歯面および舌への口腔清掃不良によるプラーク（bacterial plaque）の蓄積、その結果としての歯肉炎や歯周炎は口臭の主な原因である [8]。すべてのプラーク関連歯肉炎とプラーク関連歯周炎は口臭を引き起こす可能性があるが、急性壊死性潰瘍性歯肉炎（Vincent's disease：ワンサン病あるいは trench mouth：塹壕口腔炎など）や侵襲性歯周炎（慢性好中球減少症に伴う場合など）はとくに不快な口臭を引き起こすことがある [9]。長期間の口腔乾燥や重度歯肉炎の結果、口臭が生じることもある [10、11]。義歯性の口臭についても報告されている [11、12]。

　口腔由来の口臭は食物残渣、上皮細胞、唾液、血液に由来する物質が、微生物によって代謝されることによって生じる。関連する口腔細菌は、グラム陰性菌であり、*Prevotella（Bacteroides）melaninogenica*、*Treponema denticola*、*Porphyromonas gingivalis*、*Porphyromonas endodontalis*、*Prevotella intermedius*、*Bacteroides loescheii*、*Enterobacteriaceae*、*Tannerella forsythensis（Bacteroides forsythus）*、*Centipeda periodontii*、*Eikenella corrodens*、*Fusobacterium nucleatum vincentii*、*Fusobacterium nucleatum nucleatum*、*Fusobacterium nucleatum polymorphum*、*Fusobacterium*

表 23.1　口臭の原因 [5]

分類	例
揮発性の食品由来成分	ニンニク
	タマネギ
口腔疾患	食物の圧入
	口腔衛生不良
	口腔乾燥
	歯周病
	智歯周囲炎
	ドライソケット[※1]
	口腔潰瘍
	悪性腫瘍
呼吸器疾患	副鼻腔炎
	扁桃炎
	気管支拡張症
	肺膿瘍
	異物
	悪性腫瘍
胃腸疾患	咽頭および食道の憩室
	ヘリコバクター・ピロリ菌の胃内感染
	逆流性食道炎
	胃流出路閉塞
	胃腸閉塞
	腹部大動脈吻合
肝臓疾患	肝不全（肝性口臭）
腎臓疾患	腎不全
血液疾患	白血病
内分泌疾患	糖尿病性ケトアシドーシス
	（月経に伴う口臭）
代謝疾患	トリメチルアミン（魚臭症候群）血症
	高メチオニン血症
服薬	飲酒
	喫煙
	溶剤の乱用（Solvent abuse）
	硝酸塩
	フェノチアジン
	アンフェタミン
	抱水クロラール
	ジスルフィラム
	パラアルデヒド

periodontium などが挙げられる [9、13]。しかし、口臭と特定の細菌感染との明らかな関連性は見出せず、口臭はさまざまな口腔細菌種間の複雑な相互作用を反映しているものと考えられている。

口腔細菌の代謝は歯肉溝や歯周ポケットで、また舌背（舌背に存在している乳頭組織の表面は、口腔のデブリスや微生物を捉える環境を形成している）でも悪臭を発生させる [14]。自身の口腔内を清掃できない（あるいは舌を自由に動かせない）患者は、これらの部位にプラークが蓄積しやすい [15、16]。口臭の主な原因物質として、揮発性硫黄化合物（volatile sulphur compounds：VSCs）、ジアミン、短鎖脂肪酸などが挙げられる（表 23.2）[5]。

がん治療において、口臭は口腔や上気道が影響を受ける頭頸部腫瘍患者にとって共通した問題であり、組織の壊死、鼻閉塞、口腔衛生不良に伴って発生することが多い。白血病では、歯肉の炎症や好中球減少に伴う潰瘍（壊死に至ることもある）の結果として口臭が生じることがある [17]。放射線療法や化学療法は粘膜障害を引き起こし、口腔衛生不良となることで結果的に口臭が強くなる。さらに、粘膜障害における潰瘍や壊死組織そのものが不快臭を発生することもある。放射線療法に伴う口腔乾燥によって口腔粘膜に食物残渣が付着したままとなり、プラーク関連歯肉炎およびそれに起因する口臭が生じやすくなることもある。

全身的要因

呼吸器疾患は、口臭の全身的要因として最も一般的と思われる。結核、気管支拡張症、肺膿瘍、悪性腫瘍などの肺疾患はとくに不快な口臭の原因となっているが、上気道感染症、扁桃炎、扁桃結石も通常悪臭を引き起こす。その他全身由来の口臭原因は表 23.1 に示してある [5]。最近の報告では口腔経由のジメチルサルファイドと全身由来の口臭との関連が示唆されている [18]。

口臭があると強く訴えるものの、口臭が検出できない程度であるような集団が存在する。この状態は、多くの場合は、思い込み、または単一的な心気症（自己臭、あるいは口臭恐怖症）によるものである。罹患者はしばしば、他人の行動を、自分の息が不快であることを示唆するものと解釈し、その問題を最小限にするために自らの行動を変容させていく（たとえば、会話中に口を手で覆うとか、社会での人とのかかわりを避けるなど）[19]。

表 23.2　口臭を発生させる物質 [5]

分類	成分
揮発性硫黄化合物（VSCs）	メチルメルカプタン
	硫化水素
	ジメチルサルファイド
ジアミン	プトレシン
	カダベリン
短鎖脂肪酸	酪酸
	吉草酸
	プロピオン酸

臨床症状

口臭は小さな問題に見えるかもしれないが、それは、生活の質を下げる重要な要因になりうる。

嗅覚に障害を有しているか [20]、あるいは自身の口臭に慣れて耐性がついている [21] ため、口臭を自覚できないことがある。仮に自覚していたとしても、口臭があると申告することはあまりない。味覚障害（不快な味を感じる）を示す人々がいる一方で、口臭の根本原因に関連する症状を示す人々もいることに留意すべきである [20]。口臭は心理学的あるいは社会的に計り知れない影響を持ちうる [22]。口臭を恥じたり辛い思いをする人は、家族や友人といった他者とのかかわりを避けてしまう。同様に、相手の口臭が耐えがたいと感じる人は、その人との接触を避けるだろう。さらには、医療介護提供者が口臭の強い人とのかかわりを控えることになるかもしれない [23]。

検査法

臨床的に重篤な口臭の診断は簡単である。そのにおいは一般に、日常的な検査中に明らかにわかるからだ。口臭の正式な評価方法としては、種々の主観的な方法（臭気の強度や質評価）と、あまり一般的ではないが、客観的な方法（臭気物質や微生物の検知）[24] がある。

官能試験は臭気の強さを評価する。正式な訓練を必要としないので、日常の臨床診療に組み込むことができる。官能試験は、口からあるいは鼻からの息のにおいを比較し、官能スコアに応じてグレードを判定する（表 23.3）[25]。口腔由来であって鼻腔からは検出されない臭気はおそらく、口腔または咽頭由来である可能性が高い [24]。鼻腔のみに起因する臭気はおそらく、鼻腔や副鼻腔に由来する。鼻と口からの臭気が同程度の強度であった場合、全身的な要因に起因する可能性は低い。鼻腔や副鼻腔由来の臭気である場合もある。ヘドニック法では、臭気の質を評価する。正式な訓練を必要とするため、臨床の現場に日常的に組み込むことは難しい［しかし、橋渡し研究（translational research）においては有用な方法かもしれない］[26、27]。

息の含有成分の客観的測定は、臨床現場で日常的に適用されることはほとんどない。口腔経由の息の揮発性硫黄化合物は硫化物モニターを用いて推定することができるが、通常は臭気物質の組み合わせとして口臭が存在するので、この結果が口臭の原因あるいは強度を真に反映しているとはいえない [5]。メチルメルカプタンを検出するための光学センサーである「バイオスニファ（bio sniffer）」が開発されているが、臨床現場での使用価値があるかどうかはいまだ不明である [28]。ガスクロマトグラフを用いた口臭測定法はゴールドスタンダードと考えられているが、臨床用というより研究用の手法である。

表 23.3　官能試験評価分類 [25]

分類	内容
0：臭気無し	臭気検出不可
1：臭気があることを疑う	検査者には悪臭として感知されなかったが、臭気の検出は可能であった。
2：わずかな悪臭	臭気が悪臭と感じられる閾値を超えて検出された。
3：中程度の悪臭	明らかな悪臭が検出された。
4：強い悪臭	強い悪臭が検出されたものの、検査者によっては許容されうる程度である。
5：非常に強い悪臭	非常に強い悪臭が検出され、検査者によっては、許容できない程度である（思わず鼻をつまんでしまうほど）。

口臭患者のケアに臨床的に用いられていないとはいえ、口臭を引き起こす細菌は、さまざまな技術によって検量できる［ベンゾイル‐DLアルギニン‐ナフチルアミド（BANA）試験、暗視野顕微鏡法、リアルタイムポリメラーゼ連鎖反応（PCR）など］［29、30］。

治療

　口臭患者の多くは、簡単な口腔清掃の手順に従うことで症状の一部あるいは全部を解決することができる。口臭の大半は歯肉炎や歯周病に関連するプラークによって生じるので、治療の要は可能なかぎりプラークを除去することである［31］。ブラッシングやフロスの使用といった効果的な歯面清掃を実施することは口臭緩和に役立つ［9、32］。口臭が根強く残る場合、舌が主な原因かもしれず、舌清掃をすべきかもしれない。舌清掃は息に含まれる揮発性硫黄化合物を減少させうるが、一時的な効果にすぎないかもしれない［33、34］。ガムを噛むことは、口臭を一時的に減少させるだけのように思えるが［35］、モクレン樹皮抽出物を含有するガムは口臭に関連する口腔細菌を減少させるのかもしれない［36］。

　さまざまなうがい薬が口臭への対応として提案されており、細菌による負荷や口臭関連物質の減少効果がある［5］。残念ながら、これらのうがい薬の効果についてはランダム化比較試験がほとんど存在しない。グルコン酸クロルヘキシジンは、揮発性硫黄化合物を産生する微生物の数を減らし［37］、口腔衛生のみを実施するのに比べ、効果的に口臭を緩和する［38］。クロルヘキシジンと亜鉛の混合うがい薬は口臭に効果的だと報告されている［39］。同様に、クロルヘキシジン、塩化セチルピリジニウムおよび乳酸亜鉛の混合物は口臭を緩和させる［40］。しかしながら、不快な味、口腔粘膜の灼熱感、可逆的ではあるが歯の着色を生じる可能性があることから、患者はクロルヘキシジンの長期使用に消極的になるであろう。

　トリクロサンは、直接的な抗菌効果と抗揮発性硫黄化合物効果を有しており、歯磨き粉やうがい薬に混合させることで口臭を緩和させるかもしれない。トリクロサンの抗揮発性硫黄化合物効果は、トリクロサンをどのような物質に溶かすかによって変動するように思われる［41］。トリクロサンとフッ化ナトリウムの共重合体（Colgate Total®）は口臭緩和にとくに有効であると思われる［42～44］。

　二相性の油水洗口液（Dentyl$_{pH}$®）は数時間にわたって口臭を緩和させられる［45、46］。ほかの洗口液には塩化セチルピリジニウム［47］、二酸化塩素［48、49］、および塩化亜鉛［37、50］を含むものがあり、やはり数時間にわたり口臭を緩和することができる。0.454％に調整された第一スズ、フッ化ナトリウムヘキサメタリン酸配合歯磨剤は、口臭を緩和させるという最近の報告がある［51］。その一方、メトロニダゾール配合のうがい薬が有効かもしれないが、こちらはまだ確認されていない［52］。

　口臭緩和方法はさまざま提案されてきており、グリコシル化阻害剤（D-ガラクトサミン）［53］、口臭の原因となる微生物（*Streptococcus salivarius*など）を置き換える[※2]プロバイオティクス[※3]［54、55］、揮発性硫黄化合物産生微生物の活動を光照射によって阻害すること［56］、そして関連微生物を光殺菌すること［57］などが挙げられる。緑茶の摂取も、一時的な口臭緩和に有用であるといわれている［58］。

　全身疾患によって口臭が生じている患者は、その疾患が治療されることで口臭は軽減していく。口臭恐怖症では、患者が複雑な心理学的要因を有していることが多いため、解決は難しい。さらに、こういった患者では必要な治療の流れ（心理学的あるいは精神医学的介入）に積極的に従おうとする者はほとんどいない［5］。

47 Borden LC, Chaves ES, Bowman JP, Fath BM, Hollar GL (2002). The effect of four mouthrinses on oral malodor. Compend Contin Educ Dent, 23(6), 531-40.
48 Frascella J, Gilbert R, Fernandez P (1998). Odor reduction potential of a chlorine dioxide mouthrinse. J Clin Dent, 9(2), 39-42.
49 Frascella J, Gilbert RD, Fernandez P, Hendler J (2000). Efficacy of a chlorine dioxide-containing mouthrinse in oral malodor. Compend Contin Educ Dent, 21(3), 241-8.
50 Tonzetich J (1978). Oral malodour: an indicator of health status and oral cleanliness. Int Dent J, 28(3), 309-19.
51 Farrell S, Barker ML, Gerlach RW (2007). Overnight malodor effect with a 0.454% stablized stannous fluoride sodium hexametaphosphate dentifrice. Compend Contin Educ Dent, 28(12), 658-61.
52 Louis J, Moyer J, Angelini J, Kagan SH (1997). Metronidazole oral rinse helps to alleviate odor associated with oral lesions. Oncol Nurs Forum, 24(8), 1331.
53 Sterer N, Rosenberg M (2002). Effect of deglycosylation of salivary glycoproteins on oral malodour production. Int Dent J, 52(Suppl 3), 229-32.
54 Burton JP, Chilcott CN, Tagg JR (2005). The rationale and potential for the reduction of oral malodour using Streptococcus salivarius probiotics. Oral Dis, 11(Suppl 1), 29-31.
55 Burton JP, Chilcott CN, Moore CJ, Speiser G, Tagg JR (2006). A preliminary study of the effect of probiotic Streptococcus salivarius K12 on oral malodour parameters. J Appl Microbiol, 100(4), 754-64.
56 Sterer N, Feuerstein O (2005). Effect of visible light on malodour production by mixed oral microflora. J Med Microbiol, 54(Pt 12), 1225-9.
57 Krespi YP, Slatkine M, Marchenko M, Protic J (2005). Lethal photosensitization of oral pathogens via red-filtered halogen lamp. Oral Dis, 11(Suppl 1), 92-5.
58 Lodhia P, Yaegaki K, Khakbaznejad A, et al. (2008). Effect of green tea on volatile sulfur compounds in mouth air. J Nutr Sci Vitaminol (Tokyo), 54(1), 89-94.

第24章

口腔顔面痛

Paul Farquhar Smith, Joel Epstein

はじめに

　国際疼痛学会（International Association for the Study of Pain: IASP）は、痛みを「実際の組織損傷や潜在的な組織損傷に伴う、あるいはそのような損傷の際に表現されるような、不快な感覚体験および情動体験」と定義している [1、2]。この定義は、痛みが本質的に主観的なものであり、痛覚（すなわち「神経における侵害刺激の信号化や伝達の過程」）と同義ではないことを表している [2]。

　痛みは、がん患者において頻繁に起こることであり、進行がん患者は、とりわけよく遭遇するものである [3]。当然ながら、口腔顔面痛は、頭頸部領域の構造を巻き込む原発／二次性がんを有するがん患者でもよくみられる。がん患者の痛みの原因は、本質的には構造的なものであるが、こうした患者群における痛みは、心理的、精神的、社会的な要因に影響されていることがある（「全人的苦痛─トータルペイン」という概念）[3]。痛みは、まさに生活の質に影響する。

解剖と生理

　ほとんどの口腔顔面の組織の知覚は、三叉神経（第Ⅴ脳神経）によって支配されている。上顎神経（V₂）は、上歯槽神経、大口蓋神経、小口蓋神経となり、口蓋および鼻咽腔の一部を支配する（図2.6）。口腔前庭および舌の前方3分の2は、頬神経、下歯槽神経、舌神経となる三叉神経の下顎枝（V₃）によって支配される。舌後方3分の1は、舌咽神経舌枝（第Ⅸ脳神経）と部分的に、迷走神経（第Ⅹ脳神経）から出る上喉頭神経の内側枝によって支配される。三叉神経の主要な求心性線維は、末梢から脳幹へ投射される。

　C線維やAδ線維は自由神経終末となっており、痛み刺激に反応する（侵害受容器）。これらの末梢線維では、腫瘍、組織損傷、免疫担当細胞、そして神経そのものが放出するメディエーターによる炎症や神経損傷に続き、可塑的変化（plastic change）が起こることがある（「末梢神経過敏症」）[4、5]。組織障害は、受容体の受容野や機能を変化させる神経成長因子、末梢の侵害受容器の活性化に影響を与えるその他のメディエーターの放出を誘導することがある。これらの変化は、自発痛や知覚過敏、アロデニアを引き起こす [6]。しかし、三叉神経の変化は、その他の脊髄神経の変化と比較して、大きな違いがある [7]。それは、三叉神経傷害に続発する交感神経系の関与がないことである [8]。

　侵害受容器の過敏、および受容野の変化は、下行性抑制系における変化に反応し起こることもある。三叉神経の侵害受容器は脳幹からの影響を受けている。三叉神経は、三叉神経主知覚核および三叉神経脊髄路核に存在する二次ニューロンのシナプスへ、求心的に刺激伝達をする。後者は3つの亜核に分類され、主に侵害情報を受容するのは、尾側亜核である［非常に多くのC線維およびAδ線維からなるシナプスが第Ⅰ、ⅡおよびⅤ層（laminae I、II、V）にあることが論拠である］[4、6]。また、尾側亜核は、N-メチル-D-アスパルテート（NMDA）などの脊髄神経の痛み（spinal pain mechanism）に関

連した受容体およびメデイエーターを発現しており、サブスタンス P などのニューロキニン／神経ペプチドといった神経伝達物質の受容体を発現している。

　二次神経終末は、特異的侵害受容ニューロン（nociceptive-specific neurons: NS；痛み刺激の入力によってのみ興奮する）あるいは広作動域ニューロン（wide-dynamic-range neuron: WDR；侵害刺激もそうでない入力も反応する）として機能する。三叉神経脳幹複合体（trigeminal brainstem complex）の二次神経終末は、末梢の炎症や損傷で過敏となる[4]。尾側亜核は、NMDA受容体の活性化を引き起こし、中枢神経の過敏化を引き起こす[9]。NSとWDRの閾値は低下し、痛み刺激に対する反応性が高くなるとともに、末梢の受容野が拡大する[4]。これらはまた、自発痛を招くことがある。

疫学

　口腔顔面痛は、頭頸部がんを有する患者が発症することがあり、さらにはほかのがん種を有する患者も発症することがある（下記参照）。痛みは、ある種の頭頸部がんにおいて頻繁に起こる訴えとして報告されている（例：鼻咽頭がん [10]）が、すべての種類の頭頸部がんで起こりうる。しかし、発症率は報告によって大きな幅がある [10、11]。

　ある診療録を調査した後向き研究は、口腔がん患者のわずか19％しか明白な痛みを訴えなかったことを示している [12]。口腔がんを対象とした別の研究では、痛みについて、患者が医学的助言を求めているような初期の症状ではないとしている [13]。しかし、がんに罹患して6ヵ月を超えた患者においては、おおよそ60％の患者において痛みの訴えがあった [13]。これは、がんの進行で痛みがより頻度が高くなることを意味している。事実、口腔扁平上皮癌の患者では、腫瘍の病期の進行に伴い痛みが生じる可能性が高い [14] が、必ずしも腫瘍の大きさの増大とは関連していない [15]。

　QOLスコアにおける痛みに関連した要素に基づくと、口腔腫瘍は、中咽頭領域の腫瘍よりも痛みの原因となる可能性が高い [16]。同様に、診断に際して、痛みは中咽頭腫瘍よりもむしろ口腔腫瘍において重要であり [17]、また喉頭腫瘍では主症状とならない [17]。痛みは、頭頸部がん再発の第一の指標となるかもしれない [18、19]。実際、少数ではあるが、頭頸部がん再発患者において、痛みはその他の疾患の進展／再発の診断指標に先行していたという報告もある [19]。

病因

　がん患者の口腔顔面痛は次のような要因がある：
- 腫瘍の直接的な影響
- 腫瘍の間接的な影響
- がん治療による影響（例：外科手術、放射線療法、化学療法）
- 合併症（例：顎関節痛、三叉神経痛、口腔灼熱症候群、歯痛）

腫瘍の直接的な影響による痛み

　頭頸部領域には血管や神経が密集しており、腫瘍は、体の他の部位よりも速く、これらの構造に侵入、進展していく。頭頸部にある神経の中には、骨性の構造体に包まれているものがあり、腫瘍そのものの侵襲や関連した炎症によって圧迫されやすいものがある。腫瘍が三叉神経の走行部位に近接していると、痛み（や神経症状）を引き起こす可能性がとりわけ高い。

リンパ腫や白血病のような全身的な悪性腫瘍では、組織浸潤、頬粘膜の潰瘍形成、二次感染（原発疾患による）による口腔顔面痛が起こることがある。リンパ腫は頭頸部悪性腫瘍の中で2番目に多く、いくつかの節外性リンパ腫の症例シリーズでは、50％以上の患者が痛みを呈したと報告している [20]。痛みはまた腫瘍随伴症候群（すなわち神経疾患）の影響によるものもある。

骨の原発性腫瘍（例：骨肉腫、軟骨肉腫）は比較的珍しいが、口腔顔面痛の原因となりうる[21]。しかし、ある小規模な症例シリーズ報告では、患者の誰も痛みを訴えなかった（長管骨の骨肉腫の研究とは明らかに異なるものである）[22]。しかし、三叉神経下顎枝領域における感覚障害はよくある。多発性骨髄腫は骨痛があることが多いが、頭頸部の多発性骨髄腫では、痛みが報告されないこともある [23]。しかし、これらの全身的な悪性腫瘍は「numb chin 症候群」、すなわち下歯槽神経（とその枝）の領域の神経性感覚の消失を引き起こすことがある。

顎骨骨転移はそれほど多くないが、重度の口腔顔面痛の原因となる。口腔内転移の 673 症例を対象とした近年のレビューでは、23％において原発腫瘍が診断されておらず、25％で口腔が初発の転移巣となったと示されている [24]。顎骨転移（ほとんどの場合、下顎）により、腫脹、疼痛、麻痺がみられる。女性において、顎骨転移の 40％が乳がんを由来とするが、口腔軟組織への転移においては、わずか 25％を占めるにすぎない。男性では、肺がんが顎骨（25％の症例）や口腔軟組織（31％の症例）への進展の最大の要因である。

がん治療の影響による痛み

外科手術、放射線療法、化学療法などによるがん治療は、急性痛および慢性痛のいずれの原因にもなる [25、26]。痛みは、がん生存者の生活の質や日常生活動作の低下に大きな影響を与える。たとえば、頭頸部がん治療後に、約 40％の患者が痛みが主な理由でもはや働けないとするものもある [27]。

外科手術

外科手術後の慢性痛はよく知られたものであり、いくつかのリスクファクターが見出されている [28]。手術後のペインスコアの調査で、口腔がんは、頭頸部領域のほかの部位のがんと比較して、よりスコアが高いことが報告されている [29]。

外科手術を受けた口腔がん患者を対象とした大規模調査において、中等度から重度の痛みのある患者は、調査症例の約 3 分の 1 であったと報告されている（術後 ≥6 ヵ月）[13]。最も頻繁に痛みが出現する部位は、順に、肩（31 ～ 38.5％）、頸部（4.9 ～ 34.9％）、顎関節（4.9 ～ 20.1％）、口腔（4.2 ～ 18.7％）、そして、顔面／その他（4.2 ～ 15.6％）であった [13]。実際のところ、痛みがない患者は 39.2％ にとどまった。注目すべきは、鎮痛剤や理学療法（神経傷害性痛のメカニズムによると思われる）が慢性痛の治療に効果がないと思われることである。しかし、症状は経時的に改善し、術後 54 ～ 60 ヵ月の時点で痛みが持続している患者は少なくなっていた（14.9％）[13]。いずれにしても、長期的な頭頸部がん生存者は、正常な機能が回復する傾向があるにもかかわらず、そのほかの状況と比べて確かに痛みで苦しんでいる。[30、31]。

頸部郭清後の痛みは、神経傷害性の痛みと同時に骨格筋性のものもある [32]。改良された外科手技を用いれば、治療結果に不利な影響を与えることなく、慢性痛を減らすことに成功するかもしれない。たとえば、改良型／限局的な頸部郭清術は、痛みを含め、機能的問題を減らすことにつながる [33]。副神経を損傷すると、頭頸部外科手術後、慢性痛を発症させることになる [32、34]。脊髄副神経を残

すことは、痛みの減少につながる（肩の機能をより温存する）[32]。上手く術後痛のコントロールをすることは、急性痛を減らすために不可欠であり、慢性痛の発症を改善するかもしれない。興味深いことに、がん治療中または治療後の痛みの増加は、治療前の痛みの発生率の高さと相関がある [13]。

その他の治療

臨床的に、重度の口腔粘膜障害はがん治療でよくみられる合併症であり、とりわけ化学療法±全身放射線療法を受けた造血幹細胞移植（hematopoietic cell transplantation: HSCT）の患者（＞50％）や放射線療法±化学療法を受けた頭頸部がん患者（＞90％）でよくみられる。さらに、口腔粘膜障害は上皮細胞癌で化学療法を受けている患者において一般的にみられる（25％未満）。発症率は治療のプロトコールによって違う。（例：薬剤、用量、投与頻度）[35]。口腔粘膜障害については第15章で詳述している。

頭頸部がん患者を対象として追跡した研究では、放射線療法後、6〜12ヵ月間、口腔粘膜の不快症状が持続したと報告されている（おそらく神経性のもの）[36]。HSCT後の移植片対宿主病（graft-versus-host-disease: GVHD）は、粘膜の潰瘍や疼痛を引き起こす原因となりうる [37]。慢性のGVHDでは口腔内にも頻繁に症状が現れる。実際、口腔の慢性GVHDを有する患者の80％が、口腔内の痛みのためにある種の食物の摂取を避けている [38]。

臨床像

腫瘍の浸潤（または転移）による組織破壊は、炎症や神経損傷を誘導し、急性痛を伴い、場合によっては慢性痛につながることがある。

口腔やその周囲組織の腫瘍は、会話、咀嚼、嚥下時の痛みと関連することがある [13]。たとえば、口腔扁平上皮癌の患者では、痛みは、自発的というよりは口腔機能によって誘発される可能性が高い [15]。

口腔顔面のがん性疼痛は、ほかの原因による疑似的な痛みであることがあり、このことは診断を困難にさせる（例：歯痛、顎関節症、三叉神経痛、口腔灼熱症候群）[39]。その結果、こうした非悪性の痛みが、がん患者に対して、疾患の再発の不安を誘発することがある（そして、痛みの経験や痛みの挙動に影響する）。

顎関節症による痛み

顎関節症（temporomandibular disorder: TMD）による痛みは、比較的よくある非悪性の口腔顔面痛である。診断基準の違いが、TMDによる痛みの程度を測ることを難しくしているが、TMDを示唆する症状は10%程度に至る人で起こる [40]。頭頸部がんは、同様の痛みの訴えの原因となる。たとえば、ある研究において、鼻咽頭がん患者の7人（52人のうち）がTMDと似たような症状を示した [10]。TMDの症状は、運動時の関節雑音、運動制限、顎関節痛、咀嚼筋痛である。TMD関連痛は、決まって咀嚼時に増悪する。TMD痛は、頸部の痛みや頭痛と関連がある。

三叉神経痛

特発性三叉神経痛（trigeminal neuralgia: TN）は、100,000人に4人の発生率であり、50代で多い [41]。TNの原因の一説は、血管系による神経根の圧迫である [41]。そのため、三叉神経を腫瘍が圧迫するこ

とが、同様の痛みの原因となることは、不思議ではない。実際、2,972人のTNと診断された患者群において、約10%の痛みが、結局は悪性腫瘍（ほとんど髄膜腫や後頭蓋窩腫瘍）に起因しているとわかった[42]。

たいてい、痛みは突発的で、三叉神経の下顎枝または上顎枝の分布域において、古典的には「刺すような」、または電撃痛と表現され、そして「トリガー」（例：口腔顔面の刺激）によって引き起こされることが多い[41]。悪性疾患を有する患者は、好発年齢がより若くなる傾向にあり、しばしば三叉神経の知覚が消失した際に診断が下される[42]（知覚消失のような異常な神経症状は、特発性TNでは生じない）。

カルバマゼピンが一般的にTNに効果的であり、治療への反応性が診断を確かなものにする。その他の薬剤、たとえばオクスカルバゼピンは、カルバマゼピンに忍容性がない場合、代用して使用される[43]。悪性腫瘍のある患者では、カルバマゼピン治療に対する反応性がより限定的／短期間であることが示されている。

口腔灼熱症候群

口腔灼熱症候群（burning mouth syndrome: BMS）は、臨床的な組織の異常所見がなく、全身の基礎疾患もなしに、口腔粘膜、ほとんどの場合で舌、口蓋、口唇に両側性、多発的に起きる持続性の灼熱痛と定義されている。

BMSの発症率は3.7%であり、その病因は生物学的、心理学的に多様である[44]。しかし、患者において感覚テストに異常がある場合は、そのメカニズムとして三叉神経痛の類型を支持し[45]、実際、クロナゼパムの局所応用が40%かそれ以上の患者で効果的であった[44]。

灼熱感は、味覚の変化や口腔乾燥の訴えを随伴する。非悪性の口腔顔面痛のタイプであっても、非定型的（例：片側性）で治療に対する反応性が低ければ、悪性疾患の疑いを強めるべきである。

口腔粘膜障害

口腔粘膜障害はたいてい、化学療法の5～7日後に発症する。放射線療法における典型例では、治療開始後2週間で粘膜障害が発症し、治療開始後5週間でピークとなる[46]。粘膜障害の主症状は痛みであり、嚥下が難しくなったり（栄養面で悪影響を及ぼす）や口腔衛生を維持することが難しくなる[47]。口腔粘膜障害は第15章で詳述する。

管理・マネジメント

マネジメントにあたってはしっかりとしたアセスメント・評価が必要であり、その評価方法は、頭頸部がん以外のがんの痛みの評価と本質的に同様で、既往歴の聴取、診査、適切な検査からなる[48]。がんによる口腔顔面痛の治療は、多職種連携でかつさまざまな次元からなされるべきである：治療戦略としては、現存する腫瘍の治療、促進／増悪因子の治療、非薬物療法の使用、薬物療法の使用、麻酔薬／神経外科手技の応用などがある。その後のマネジメントにあたっては、しっかりとした再評価を行う必要がある。その評価方法は、頭頸部がん以外のがんの痛みの評価とやはり本質的に同様で、すべての介入の効果や忍容性に加えて、痛みの変化を再評価すべきである。定期的に患者の経過観察を行うことが重要である：経過観察のタイミングは、痛みの重症度や日常生活動作への影響度に左右される。

口腔衛生管理は、口腔の痛みの治療にあたって、細菌を減少させる抗菌性の洗口液を用いても用いな

第 25 章

ほかのさまざまな口腔内の問題
Andrew Davies

唾液分泌過多（Sialorrhoea）

　Sialorrhoea は「唾液分泌過多」と定義されている。唾液分泌過多は流涎と同義ではない（下記参照）が、唾液分泌過多の患者は流涎も経験しうる。

　唾液分泌過多は、がん患者において（唾液分泌機能低下と比較して）それほど一般的ではない。それにもかかわらず、流涎はがん患者の多くにおいて問題となる。

　Box 25.1 は、一般的な集団における唾液分泌過多の主な原因を示している [1、2]。その他の特殊な流涎の原因として、腫瘍随伴性の脳症 [3] や化学療法（5-フルオロウラシル、イリノテカン）[4、5] が挙げられる。

　唾液分泌過多は、身体的、精神的、社会的に不快な症状である [1]。最も重大な身体的合併症は誤嚥であり、その結果、喉頭炎や気管支炎、肺炎（そして、嗄声や「窒息」感、咳の持続）を引き起こす。睡眠障害の原因となり、日中の眠気や疲労感を引き起こす。また、（唾液と共に）空気を飲むことを繰り返すことで、腹部膨満感を引き起こす。

　唾液分泌過多への対処は原因療法と対症療法で、後者は、流涎に対する対処と同様である（下記参照）。

流涎（Drooling）

　流涎（Drooling）は「口腔から口唇、オトガイ、衣服への異常な唾液の流出」と定義されている [6]。上述の通り、流涎は唾液分泌過多と同義ではない。実際、唾液分泌過多よりむしろ唾液腺機能低下をきたしている流涎の患者が多く存在する [7]。

　流涎は、ほかの慢性疾患（例：パーキンソン病、運動ニューロン疾患）の患者と比較して、がん患者ではそれほど一般的ではない [7]。それにもかかわらず、流涎はある種特定のがん患者（頭頸部がん、食道がん、脳腫瘍）の多くで問題となっている。流涎は通常、唾液分泌過多との関連はないが、（顔面筋の脱力や先天異常に続発して）口腔内に唾液を維持することや、（嚥下障害に続発して）口腔から唾液を除くことが困難であることと関連がある。

　流涎は、身体的、精神的、社会的に不快な症状である [7、8]。身体的な合併症として、口周囲皮膚の融解、口周囲皮膚の二次感染、普遍化した悪臭が挙げられる。さらに、唾液の漏出は、唾液腺機能低下と同様の問題を引き起こす（例：咀嚼困難、嚥下困難）。精神的な合併症としては、自尊心の低下やうつ状態がある。社会的な合併症としては、社会的な孤立や経済的影響（例：洗濯代・衣服代の増加）が挙げられる。

　一般的な患者集団を対象として、流涎の制御のため、さまざまな方法が採られてきた（**表 25.1** 参照）[9～15]。がん患者における流涎の制御として報告されている方法には、薬剤（下記参照）[16～22]、ボツリヌス毒素A[23]、副交感神経切除 [24]、唾液腺管の移設 [25] がある。治療の選択は、患者のパフォー

参考文献

1. Boyce HW, Bakheet MR (2005). Sialorrhea. A review of a vexing, often unrecognized sign of oropharyngeal and esophageal disease. J Clin Gastroenterol, 39(2), 89–97.
2. Schubert MM, Izutsu KT (1987). Iatrogenic causes of salivary gland dysfunction. J Dent Res, 66 (Spec Iss), 680–8.
3. Tonomura Y, Kataoka H, Hara Y, et al. (2007). Clinical analysis of paraneoplastic encephalitis associated with ovarian teratoma. J Neurooncol, 84(3), 287–92.
4. Laufman LR, Brenckman WD, Stydnicki KA, et al. (1989). Clinical experience with leucovorin and 5-fluorouracil. Cancer, 63(6), 1031–5.
5. Dodds HM, Bishop JF, Rivory LP (1999). More about: irinotecan-related cholinergic syndrome induced by coadministration of Oxaliplatin. J Natl Cancer Inst, 91(1), 91–2.
6. Brodsky L (1993). Drooling in children, in Arvedson JC, Brodsky L (eds) Pediatric Swallowing and Feeding: Assessment and Management. Singular Publishing Group, San Diego.
7. Meningaud J-P, Pitak-Arnnop P, Chikhani L, Bertrand J-C (2006). Drooling of saliva: a review of the etiology and management options. Oral Surg Oral Med Oral Pathol Oral Radiol Endod, 101(1), 48–57.
8. Kilpatrick NM, Johnson H, Reddihough D (2000). Sialorrhea: a multidisciplinary approach to the management of drooling children. J Disab Oral Health, 1(1), 3–9.
9. Van der Burg JJ, Didden R, Jongerius PH, Rotteveel JJ (2007). Behavioral treatment of drooling. A methodological critique of the literature with clinical guidelines and suggestions for future research. Behav Modif, 31(5), 573–94.
10. Moulding MB, Koroluk LD (1991). An intraoral prosthesis to control drooling in a patient with amyotrophic lateral sclerosis. Spec Care Dentist, 11(5): 200–2.
11. Jongerius PH, van Tiel P, van Limbeek J, Gabreels FJ, Rotteveel JJ (2003). A systematic review for evidence of efficacy of anticholinergic drugs to treat drooling. Arch Dis Child, 88(10), 911–14.
12. Benson J, Daugherty KK (2007). Botulinum toxin A in the treatment of sialorrhea. Ann Pharmacother, 41(1), 79–85.
13. Borg M, Hirst F (1998). The role of radiation therapy in the management of sialorrhea. Int J Radiat Oncol Biol Phys, 41(5), 1113–19.
14. Goode RL, Smith RA (1970). The surgical management of sialorrhea. Laryngoscope, 80(7), 1078–89.
15. Wong V, Sun JG, Wong W (2001). Traditional Chinese medicine (tongue acupuncture) in children with drooling problems. Pediatr Neurol, 25(1), 47–54.
16. De Simone GG, Eisenchlas JH, Junin M, Pereyra F, Brizuela R (2006). Atropine drops for drooling: a randomized controlled trial. Palliat Med, 20(7), 665–71.
17. Olsen AK, Sjogren P (1999). Oral glycopyrrolate alleviates drooling in a patient with tongue cancer. J Pain Symptom Manage, 18(4), 300–2.
18. Rashid H, Long JD, Wadleigh RG (1997). Management of secretions in esophageal cancer patients with glycopyrrolate. Ann Oncol, 8(2), 198–9.
19. Lucas V (1998). Use of enteral glycopyrrolate in the management of drooling. Palliat Med, 12(3), 207–8.
20. Tassinari D, Poggi B, Fantini M, Tamburini E, Sartori S (2005). Treating sialorrhea with transdermal scopolamine. Exploiting a side effect to treat an uncommon symptom in cancer patients. Support Care Cancer, 13(7), 559–61.
21. Zeppetella G (1999). Nebulized scopolamine in the management of oral dribbling: three case reports. J Pain Symptom Manage, 17(4), 293–5.
22. Doyle J, Walker P, Bruera E (2000). Nebulized scopolamine. J Pain Symptom Manage, 19(5), 327–8.
23. Laskawi R, Ellies M (2007). The role of botulinum toxin in the management of head and neck cancer patients. Curr Opin Otolaryngol Head Neck Surg, 15(2), 112–16.
24. Parisier SC, Blitzer A, Binder WJ, Friedman WF, Marovitz WF (1978). Tympanic neurectomy and chorda tympanectomy for the control of drooling. Arch Otolaryngol, 104(5), 273–7.
25. Cohen IK, Holmes EC, Edgerton MT (1971). Parotid duct transplantation for correction of drooling in patients with cancer of the head and neck. Surg Gynecol Obstet, 133(4), 663–5.
26. British Columbia Cancer Agency website: http://www.bccancer.bc.ca/
27. Anonymous (2000). Practical management of motor neurone disease: speech pathology, 3rd edn. Bethlehem Hospital Inc, Caulfield.
28. Newall AR, Orser R, Hunt M (1996). The control of oral secretions in bulbar ALS/MND. J Neurol Sci, 139 (Suppl), 43–4.
29. Forbes K (1997). Palliative care in patients with cancer of the head and neck. Clin Otolaryngol Allied Sci, 22(2), 117–22.
30. Shedd DP, Carl A, Shedd C (1980). Problems of terminal head and neck cancer patients. Head Neck Surg, 2(6), 476–82.

31. National Cancer Institute website: http://www.cancer.gov/cancertopics/pdq/supportivecare/ oralcomplications/ HealthProfessional
32. Perreira J, Phan T (2004). Management of bleeding in patients with advanced cancer. Oncologist, 9(5), 561–70.
33. Sadler GR, Stoudt A, Fullerton JT, Oberle-Edwards LK, Nguyen Q, Epstein JB (2003). Managing the oral sequelae of cancer therapy. Medsurg Nurs, 12(1), 28–36.
34. Seaman S (2006). Management of malignant fungating wounds in advanced cancer. Semin Oncol Nurs, 22(3), 185–93.
35. Regnard CF (1991). Control of bleeding in advanced cancer. Lancet, 337(8747), 974.
36. Dean A, Tuffin P (1997). Fibrinolytic inhibitors for cancer-associated bleeding problems. J Pain Symptom Manage, 13(1), 20–4.
37. Seto AH, Dunlap DS (1996). Tranexamic acid in oncology. Ann Pharmacother, 30(7-8), 868–70.
38. Hoskin PJ (2004). Radiotherapy in symptom management, in Doyle D, Hanks G, Cherny N, Calman K (eds) Oxford Textbook of Palliative Medicine, 3rd edn, pp. 239–55. Oxford University Press, Oxford.
39. Witz M, Korzets Z, Shnaker A, Lehmann JM, Ophir D (2002). Delayed carotid artery rupture in advanced cervical cancer: a dilemma in emergency management. Eur Arch Otorhinolaryngol, 259(1), 37–9. Upile T, Triaridis S, Kirkland P, et al. (2005). The management of carotid artery rupture. Eur Arch Otorhinolaryngol, 262(7), 555–60.
40. Upile T, Triaridis S, Kirkland P, et al. (2005). The management of carotid artery rupture. Eur Arch Otorhinolaryngol, 262(7), 555–60.
41. Sesterhenn AM, Iwinska-Zelder J, Dalchow CV, Bien S, Werner JA (2006). Acute haemorrhage in patients with advanced head and neck cancer: value of endovascular therapy as palliative treatment option. J Laryngol Otol, 120(2), 117–24.
42. Chou WC, Lu CH, Lin G, et al. (2007). Transcutaneous arterial embolization to control massive tumor bleeding in head and neck cancer: 63 patients' experiences from a single medical center. Support Care Cancer, 15(10), 1185–90.
43. Warren FM, Cohen JL, Nesbit GM, Barnwell SL, Wax MK, Andersen PE (2002). Management of carotid ,blowout' with endovascular stent grafts. Laryngoscope, 112(3), 428–33.
44. Desuter G, Hammer F, Gardiner Q, et al. (2005). Carotid stenting for impending carotid blowout: suitable supportive care for head and neck cancer patients? Palliat Med, 19(5), 427–9.
45. British Committee for Standards in Haematology (2003). Guidelines for the use of platelet transfusions. Br J Haem 122(1), 10–23.
46. British Committee for Standards in Haematology (2004). Guidelines for the use of fresh-frozen plasma, cryoprecipitate and cryosupernatant. Br J Haem, 126(1), 11–28.
47. Baglin TP, Keeling DM, Watson HG (2006). Guidelines on oral anticoagulation (warfarin): third edition – 2005 update. Br J Haem, 132(3), 277–85.
48. Baglin T, Barrowcliffe TW, Cohen A, Greaves M (2006). Guidelines on the use and monitoring of heparin. Br J Haem, 133(1), 19–34.
49. Lovel T (2000). Palliative care and head and neck cancer. Br J Oral Maxillofac Surg, 38(4), 253–4.
50. Gagnon B, Mancini I, Pereira J, Bruera E (1998). Palliative management of bleeding events in advanced cancer patients. J Palliat Care, 14(4), 50–4.

第26章
小児がん患者における口腔ケア
Alessandra Majorana, Fulvio Porta

はじめに

　小児期のがんは、すべてのがんの約2%と言われている。協力施設の小児科からのデータによると小児におけるがんの罹患率は1973年から1988年の間で4.1%まで上昇しており、1年に約1%の割合で上昇している。しかしながら、良い報告のみを基にしているかもしれないし、がんの罹患率は不規則に変動するものであることを知っておかなければならないため、これらのデータを使用する際は注意が必要である。アメリカ合衆国では、1999年に生まれた子どもの20歳の時点でのがんの罹患率は300〜333人に1人であると報告している（男児：1：300、女児：1：333）[1]。

　小児期におけるがんのタイプは、成人とは大きく異なり、罹患率の高い血液疾患は、急性リンパ性白血病、急性骨髄性白血病、脳腫瘍、神経芽細胞腫、非ホジキンリンパ腫、ホジキン病、ウィルムス腫瘍、横紋筋肉腫、網膜芽細胞腫、骨肉腫、ユーイング肉腫である（**図26.1**）[2]。これらの病態についての詳細は、この章での論点ではないため、小児がんについてのテキストを参照してほしい [3、4]。

　多くの小児がんの生存率は治療の進歩により上昇している [1]。実際に、小児がんの治癒率は全体の70%を超えており、最も治癒率の高いものは、急性リンパ性白血病、リンパ腫、肉腫である。生存率の上昇は、がん治療の向上だけでなく、サポーティブケアの改善も関連している（サポーティブケアとは、がんの診断、治療、治療後の身体的、精神的な症状や副作用のマネージメントを行うことである）。それにもかかわらず、がんは子どもの死亡の原因の第1位である。

　小児がんの生物学的特性は成人のがんと異なっていることからも、治療のスケジュールもまた成人のものとは大きく異なっている。たとえば、急性リンパ性白血病の治療スケジュールは、量を低濃度にした薬剤を組み合わせ、寛解導入療法、地固め療法、維持療法からなる（治療期間は約18ヵ月）。造血幹細胞移植は、急性リンパ性白血病、高リスクの急性骨髄性白血病、ステージ4の横紋筋肉腫、ステージ4の神経芽細胞腫の患者に行うことが多い。

　口腔内の副作用は、化学療法中に、頭頸部の放射線照射を行った患者や、造血幹細胞移植の患者にみられることが多い。実際に、成人より小児あるいは思春期の患者に急性あるいは慢性の口腔内における副作用がみられることが多い（発症率としては30〜100%）[5]。口腔内の副作用は、致死率などに影響することが多い。一般的な口腔内の副作用は、次の章で述べる（同様に関連する章を参照）。

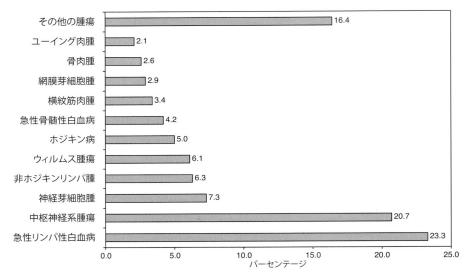

図26.1　15歳以下の小児におけるがん診断の相対分布
出典：Gurney JG, Severson RK, Davis S, Robinson LL (1995). Incidence of cancer in children in the United States. Sex-, Race-, and 1-year age-specific rates by histologic type. Cancer,75: 2186

口腔内の副作用

初期の副作用

口腔粘膜障害

　がん治療による口腔粘膜障害の発症は、小児の40〜80％にみられ、とくに骨髄破壊的化学療法や全身放射線療法を伴う造血幹細胞移植患者でみられることが多い[5〜10]。成人と比較して小児や青年期の子どもにおける口腔粘膜障害のリスクが高い理由として、血液腫瘍の罹患率が高いこと、より集約した治療プロトコールが使われること、上皮細胞の分裂が速いことなどが挙げられる。

　口腔粘膜障害は、小児のがん治療の遂行を妨げる因子の一つである。臨床症状は、成人と類似している（第15章）。子どもたち（訴えることができる子ども）は、初期にはヒリヒリする、チクチクするなどの症状を訴え、続いて食べ物に過敏になる。飲み込みができなくなった子どもたちではよだれが見られるようになる。小児期の口腔粘膜障害の重篤度は、麻薬性鎮痛剤の使用、非経口栄養剤の使用、抗菌薬の使用、重篤な感染症、100日の死亡統計率、費用の高いケア[5〜8、11〜15]と明らかに関連している。小児の口腔粘膜障害は、成人と比べて早期に軽快する。

　口腔粘膜障害の管理・マネジメントの多くは対症療法であり、予防することは難しい。このことは、成人と類似している（第15章）。嘔吐反射の消失の結果として起こる誤嚥のリスクを避けるために、局所麻酔剤の使用を小児において推奨する場合がある。

口腔感染症

　小児では、免疫機構と粘膜のバリアーが脆弱であるため、口腔感染のリスクは高い[5〜7]。

真菌の感染—カンジダ、アスペルギルス症（真菌の日和見感染症）、ムコール菌症（接合菌感染症）[16〜19] 口腔内の真菌の感染は、全身的な化学療法（好中球の減少に伴う）と頭頸部の放射線照射下で起こることが多い。全身的な感染を防ぐために真菌の堆積を防ぎ、局所の感染を抑えることが、（きわめて）重要である。口腔内の真菌の感染については、第18章で詳しく述べる。

細菌の感染 細菌の感染リスクは歯肉組織を含めたすべての軟組織にある。口腔の粘膜感染は発熱を引き起こすことが多く、結果として菌血症を起こす。感染は、乳歯の脱落や永久歯の萌出に伴うことが多い。口腔内の菌の感染については、第19章で詳しく述べる。

ウイルス感染 [20、21]　単純ヘルペスは、がんの子どもに最も多く発症する。このウイルスの感染では、口腔内外の発赤や外皮を伴う潰瘍形成という臨床症状を呈する。がんの子どもにおいて急激な広範囲のヘルペス性口内炎がみられることは珍しいことではない。口腔内のウイルス感染についての詳細は、第20章で述べる。

唾液腺の機能障害

唾液腺の機能障害は、化学療法、頭頸部の放射線療法、造血幹細胞移植などの際に起こることが多い[5、6、22]。化学療法による唾液線の機能障害は、一般的には一過性のものであり、投与後48時間で元の状態に戻る。放射線療法によるものは、一般的に恒久的なものである。しかしながら、唾液線の腺房に対する放射線照射によって引き起こされたダメージにかかわらず、小児では、放射線療法後2〜12ヵ月で改善傾向が認められる場合がある。

唾液線の機能障害に伴う臨床症状は、成人と非常に似ている（第21章）。小児患者では、唾液流量の減少は口腔細菌叢の変化を引き起こし、齲蝕を引き起こしたり日和見感染を起こすことがある。

唾液線の機能障害の治療は、主として対症療法であり、成人と同様である（第21章）。唾液腺の機能障害をもつ小児の急激な齲蝕の進行を防ぐためには、集中的な口腔ケア、局所的なフッ化物の応用、フィッシャーシーラント、糖質制限などが推奨される。

味覚障害

がんの治療では味の識別が困難になったり、味覚に変化が生じることがしばしば起こる[5〜7、23]。しかしながら、小児の場合では、がんの治療終了後、1〜3ヵ月程度で味覚が元に戻ることが多い。このような続発症は、患者に苦痛を生じさせ、栄養摂取を減少させ成長発育を妨げる。栄養摂取状況は、食欲不振、嘔気、嘔吐、口腔粘膜炎、胃炎などのような、一般的な治療によって起こる問題にも影響を与える。

現在の管理プロトコールでは、食物の外見、におい、歯ごたえなどを改善することに焦点を置いている。子どもや青年期の若者が好むような典型的な食べ物（スナックや栄養ドリンクなど）を選ぶことを勧めている。いくつかのケースでは、亜鉛のサプリメントが味覚の改善に効果があったという報告がある。

味覚障害についての詳細は第22章で述べる。

口腔内出血

がんの治療中の小児における口腔内出血の頻度は、6〜42%である。最も一般的な危険因子として、血小板減少症、血液の凝固異常、粘膜の感染、粘膜の外傷、乳歯の動揺、矯正器具による粘膜損傷、口腔清掃不良が挙げられる。持続的な出血は血小板数が5万/mm^{3}以上であればまれであり、口腔内出血の頻度と重篤度は血小板が2万/mm^{3}以上が維持されている場合には減少する。口腔内出血は、歯肉の微細な毛細血管性出血から粘膜出血までさまざまである。重篤な血小板減少症において、粘膜の損傷や感染が起きた場合、臨床的に大変問題となる。口腔内出血の管理は成人と同様である。（第25章）。

晩期合併症

歯の発育異常

歯の形成期に行われた化学療法や放射線療法は、さまざまな歯の異常を起こす [5〜7、24〜29]。これらの合併症は、小児の年齢とがんの治療の開始時期（5歳以前にがんの治療を受けた場合、リスクは高くなる）、歯の発育段階、治療のプロトコールに関係する。がんの治療中の混合歯列期の小児は、歯の異常が起こる頻度が非常に高く、おそらくこの時期に起こっている、急速で重大な歯胚の変化によるものと考えられる。放射線による歯の異常は、照射部位に限局して起こる。歯の発育段階のかなり初期の段階での高い放射線量は、歯胚の細胞を破壊し歯の欠損を引き起こす（図26.2、図26.3）。矮小歯、エナメル質形成不全、石灰化不全、歯根の発育不全や先細りなどの形態異常（図26.4）は、低い放射線量の場合、あるいは歯の発育段階の後期に放射線療法が始まった場合に起こる。放射線療法に関連する変異や損傷は、歯髄、歯根膜、隣接する骨に同時に起こる。

化学療法では、発育途上の歯原性細胞に損傷を与え、矮小歯や、形成不全、歯髄腔の拡大、歯根の異常（円錐状の根、V字状の根など：図26.5）などの歯の発育不全を引き起こす。化学療法に用いられる薬剤は、通常局所的な歯の障害を引き起こす。下顎前歯あるいは小臼歯に変化が起こることが多い。集中的に繰り返し化学療法が行われたとしても歯の欠損はまれである。また化学療法は、エナメル質形成不全と白斑の増加に関係しており、歯冠の形成期におけるエナメル芽細胞に対する障害によって起こる（図26.6—カラーページ参照）。

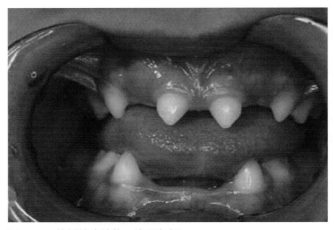

図26.2　放射線療法後の歯牙欠損

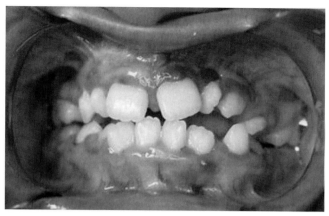

図 26.3　放射線療法後の歯牙欠損

がんの治療中の小児において歯の萌出遅延が起こり、上顎犬歯の埋伏の頻度が増加する。短根は歯槽骨の短小化を伴い、下顎の垂直的な高さを減少させる。さらに治療による顎骨の成長に対する損傷は、下顎骨のサイズや可動域の減少をもたらす（図 26.7）[30]。

齲蝕

小児がん患者は多くの因子によって齲蝕リスクが高くなっている [5 ～ 7、24、31 ～ 34]。放射線療法や化学療法の薬剤による唾液腺の障害は、唾液流量を減少させ口腔内環境を齲蝕ができやすい環境に変化させてしまう。がんの治療によるエナメル質形成不全は齲蝕のリスクを増加させる（前項参照）。齲蝕を増加させるその他の要因として口腔清掃不良、炭水化物を多く含んだ食事、砂糖が含まれた小児用の薬剤、吐気（酸蝕症を引き起こす）、長引く入院期間、心理的な要因などが挙げられる。

齲蝕の詳細は第 19 章で述べる。

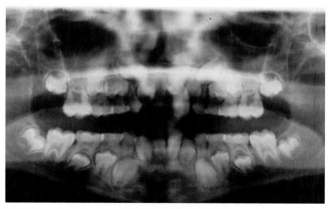

図 26.4　パノラマエックス線による短根歯

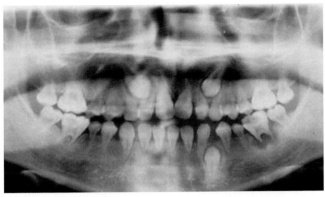

図 26.5　パノラマエックス線によるV字状を呈する歯根

開口障害

　頭頸部への高線量放射線照射は、咀嚼筋の線維化を引き起こし開口障害を発症する [5、35]。この状態の予防あるいは改善においては、放射線療法中と治療後の3～6ヵ月間における毎日の口のストレッチが勧められる。

　開口障害の詳細については第11章で述べる。

口腔移植片対宿主病（Graft-versus-host disease: GVHD）

　同種造血幹細胞移植後のGVHDの発症頻度は、通常小児は成人と比較して低い。口腔内には、急性および慢性の双方がみられる。臨床症状は成人と類似している（第14章参照）[5～7、36]。口腔GVHDは、通常さまざまな病態が認められるが、多くの患者では、初期段階で兆候が認められることが多い。治療に関しては成人と同様である（第15章参照）。

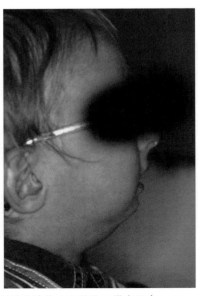

図 26.7　放射線療法後の下顎骨の発育不全

二次性悪性腫瘍

　造血幹細胞移植後の長期生存者が直面する最も深刻な口腔合併症の一つに口腔扁平上皮細胞癌や非ホジキンリンパ腫のような二次性の悪性腫瘍の発症がある [5 〜 7、36]。GVHD はこの合併症における最も重要なリスク因子として現れるものである。二次性の口腔悪性腫瘍は、化学療法や頭頸部の放射線療法を受けた患者にも起こる [37]。

小児歯科医の役割

　がんの治療を受けている小児患者への口腔内管理において、歯科医療関係者は重要な役割を果たす。小児歯科医と歯科衛生士は基本的な口腔内および歯のケアを行い、口腔内の状況を評価し、応急処置を行い、がん治療による口腔内合併症の管理を行うことによって、腫瘍チームを支援しなければならない。歯科チームの最終的な目標は、口腔内合併症の発症と重篤度を減じることであり、がんの治療中の患者を楽にし、患者のがんの治療成果を改善し、治療の全体のコストを減じる手助けをすることである [5 〜 7、38 〜 42]。

　がん治療の術前評価は、最初の重要なステップである（第 5 章参照）。歯科チームは、口腔内における感染源で明らかなものと可能性のあるものについて評価するとともに減少させる。このように、治療前に口腔内の感染源を除去しておくことで、口腔あるいは全身的な合併症の発症と重篤度を減じることができる。とくに、齲蝕は必ず可能なかぎりがんの治療前に治療をしておかなければならない。最終修復を行うことが最良であるが、暫間的な修復によって短期間で安定した状態までにしておくことも可能である。初期の齲蝕は、再石灰化を促すフッ化物の使用やフィッシャーシーラントによって回復させる。さらに歯科チームは、口腔内の外傷についても現時点および可能性のあるものを見極め、評価しなければならない。

　口腔ケアのタイミングを調整するために医師と継続して話し合うことが重要である。がんの治療が開始する前に、通常の歯科治療が完了し損傷が治癒していることが必要である。通常の歯科治療は、患者が免疫抑制下にある場合は行ってはならない。口腔ケアチームの重要な役割は、患者と両親に口腔ケアの重要性を理解させ、必要な口腔衛生状態の評価を受けることができるようにサポートをすることである。

　患者の口腔内は、がんの治療期間中、適切な口腔衛生状態で維持されなければならない。両親は、口腔清掃の手順および最も効果的な方法を理解しなければならない。さらに両親は、そのときの子どもの年齢に応じた最適な方法を学び、さらに齲蝕にならない食事を与えるようにしなければならない。歯や歯肉からプラークを除去する方法は局所の感染や出血のような歯科的合併症のリスクを減少させるためにきわめて重要である。歯肉の外傷のリスクを減少させるために小児ではウルトラソフトあるいはソフトな歯ブラシを使用することが推奨される。歯磨きは、必ず両親のどちらかが、スタッフのアドバイスのもと行う。デンタルフロス、爪楊枝、水の洗浄の器械などは、組織の外傷を避けるために慎重に使用することが必要である。

　フッ化物添加歯磨き粉やフッ化物添加研磨剤、フッ化物入りの洗口液やゲルは、がんの治療期間を通して齲蝕のリスクが高い小児へ推奨される。定期的な抗菌剤含有洗口剤の使用は、議論の余地がある。しかしながら、クロルヘキシジンは、器械的なプラークの除去が不可能な場合あるいは歯肉の炎症や感染が著しい場合に用いられる。アルコールや香料の入った処方箋なしで購入できる洗口剤は、粘膜炎や口内炎のある子どもには避けるべきである。これらの薬品はやけどのような痛みやチクチクするような痛みが起こることがある。

頻繁に歯科を受診し予防処置を受けることは、がんをもつ子どもにおいて侵襲的な歯科治療の必要性を減じるかあるいは必要のないようにすることができる。さらに、フォローアップは、後に発症する治療の影響を早期に発見し治療することが可能となる。患者が完全に回復した際に免疫的にも安定したとき、歯科治療を開始することができ、矯正治療（少なくとも2年の治療期間がかかる）も可能となる。

（訳：仲野道代）

参考文献

1. Surveillance, Epidemiology and End Results (National Cancer Institute) website: http://seer.cancer.gov/
2. Gurney JG, Severson RK, Davis S, Robinson LL (1995). Incidence of cancer in children in the United States. Sex-, Race-, and 1-year age-specific rates by histologic type. Cancer, 75: 2186.
3. Pizzo PA, Poplack DG (2005). Principles and practice of pediatric oncology, 5th edn. Lippincott Williams & Wilkin, Philadelphia.
4. Pinkerton C, Plowman N, Pieters R (2004). Paediatric oncology, 3rd edn. Hodder Arnold, London.
5. Hong CH, da Fonseca M (2008). Considerations in the Pediatric Population with Cancer. Dent Clin N Am, 52 (1), 155–181.
6. Belfield PM, Dwyer AA (2004). Oral complications of childhood cancer and its treatment: current best practice. Eur J Cancer. 40(7), 1035–41.
7. Majorana A, Schubert MM, Porta F, Ugazio AG, Sapelli PL (2000). Oral complications of pediatric hematopoietic cell transplantation: diagnosis and management. Support Care Cancer, 8(5), 353–65.
8. Cheng KK, Chang AM, Yuen MP (2004). Prevention of oral mucositis in paediatric patients treated with chemotherapy: a randomised crossover trial comparing two protocols of oral care. Eur J Cancer, 40(8), 1208–16.
9. Gandemer V, Le Deley MC, Dollfus C, et al (2007). Multicenter randomized trial of chewing gum for preventing oral mucositis in children receiving chemotherapy. J Pediatr Hematol Oncol, 29 (2), 86–94.
10. Peterson DE (2006). New strategies for management of oral mucositis in cancer patients. J Support Oncol, 4 (2 Suppl 1), 9–13.
11. Oliveira Lula EC, Oliveira Lula CE, Alves CM, Lopes FF, Pereira AL (2007). Chemotherapy-induced oral complications in leukemic patients. Int J Pediatr Otorhinolaryngol, 71(11),1681–5.
12. Scully C, Sonis S, Diz PD (2006). Oral mucositis. Oral Dis, 12(3), 229–41.
13. D'Hondt L, Lonchay C, Marc A, Canon JL (2006). Oral mucositis induced by anticancer treatments: physiopathology and treatments. Therapeutics and Clinical Risk Management, 2 (2), 159–68.
14. Redding SW (2005). Cancer therapy-related oral mucositis. Dent Educ, 69(8), 919–29.
15. Epstein JB, Schubert MM (2004). Managing pain in mucositis. Semin Oncol Nurs, 20(1), 30–7.
16. Gozdasoglu S, Ertem M, Buyukkececi Z, et al. (1999). Fungal colonization and infection in children with acute leukemia and lymphoma during induction therapy. Med Pediatr Oncol, 32(5), 344–8.
17. Gonzalez Gravina H, Gonzalez de Moran E, Zambrano O, et al. (2007). Oral candidiasis in children and adolescents with cancer. Identification of Candida spp. Med Oral Patol Oral Cir Bucal, 12(6), E419–23.
18. Alberth M, Majoros L, Kovalecz G, et al. (2006). Significance of oral Candida infections in children with cancer. Pathol Oncol Res, 12(4), 237–41.
19. Grigull L, Beier R, Schrauder A, et al. (2003). Invasive fungal infections are responsible for one-fifth of the infectious deaths in children with ALL. Mycoses, 46(11–12), 441–6.
20. Sepulveda E, Brethauer U, Rojas J, Fernandez E, Le Fort P (2005). Oral ulcers in children under chemotherapy: clinical characteristics and their relation with Herpes Simplex Virus type 1 and Candida albicans. Med Oral Patol Oral Cir Bucal, 10(Suppl 1), E1–8.
21. Carrega G, Castagnola E, Canessa A, et al. (1994). Herpes simplex virus and oral mucositis in children with cancer. Support Care Cancer, 2(4), 266–9.
22. Bagesund M, Winiarski J, Dahllof G (2000). Subjective xerostomia in long-term surviving children and adolescents after pediatric bone marrow transplantation. Transplantation, 69(5):822–6.
23. Skolin I, Wahlin YB, Broman DA, Koivisto Hursti UK, Vikstrom LM, Hernell O (2006). Altered food intake and taste perception in children with cancer after start of chemotherapy: perspectives of children, parents and nurses. Support Care Cancer, 14(4):369–78.

24 Alberth M, Kovalecz G, Nemes J, Math J, Kiss C, Marton IJ (2004). Oral health of long-term childhood cancer survivors. Pediatr Blood Cancer, 43(1), 88–90.
25 Vaughan MD, Rowland CC, Tong X, et al. (2005). Dental abnormalities after pediatric bone marrow transplantation. Bone Marrow Transplant, 36(8), 725–9.
26 Minicucci EM, Lopes LF, Crocci AJ (2003). Dental abnormalities in children after chemotherapy treatment for acute lymphoid leukaemia. Leuk Res, 27(1), 45–50.
27 Estilo CL, Huryn JM, Kraus DH, et al. (2003). Effects of therapy on dentofacial development in longterm survivors of head and neck rhabdomyosarcoma: the Memorial Sloan-Kettering Cancer Center experience. J Pediatr Hematol Oncol, 25(3), 215–22.
28 Cetiner S, Alpaslan C (2004). Long-term effects of cancer therapy on dental development: a case report. J Clin Pediatr Dent, 28(4), 351–3.
29 Zarina RS, Nik-Hussein NN (2005). Dental abnormalities of a long-term survivor of a childhood hematological malignancy: literature review and report of a case. J Clin Pediatr Dent, 29(2), 167–74.
30 Dahllof G (1998). Craniofacial growth in children treated for malignant diseases. Acta Odontol Scand, 56(6), 378–82.
31 Wogelius P, Dahllof G, Gorst-Rasmussen A, Sorensen HT, Rosthoj S, Poulsen S (2008). A populationbased observational study of dental caries among survivors of childhood cancer. Pediatr Blood Cancer, 50(6), 1221–6.
32 Avsar A, Elli M, Darka O, Pinarli G (2007). Long-term effects of chemotherapy on caries formation, dental development, and salivary factors in childhood cancer survivors. Oral Surg Oral Med Oral Pathol Oral Radiol Endod, 104(6), 781–9.
33 Cubukcu CE, Gunes AM (2008). Caries experience of leukemic children during intensive course of chemotherapy. J Clin Pediatric Dent, 32(2), 155–8.
34 Dahllof G, Bagesund M, Ringden O (1997). Impact of conditioning regimens on salivary function, caries-associated microorganisms and dental caries in children after bone marrow transplantation. A 4-year longitudinal study. Bone Marrow Transplant, 20(6), 479–83.
35 Dijkstra PU, Kalk WW, Roodenburg JL (2004). Trismus in head and neck oncology: a systematic review. Oral Oncol, 40(9), 879–89.
36 Treister NS, Woo SB, O'Holleran EW, Lehmann LE, Parsons SK, Guinan EC (2005). Oral chronic graft-versus-host disease in pediatric patients after hematopoietic stem cell transplantation. Biol Blood Marrow Transplant, 11(9), 721–31.
37 National Cancer Institute website: http://www.cancer.gov/
38 American Academy of Pediatric Dentistry website: http://www.aapd.org/media/Policies_Guidelines/G_Chemo.pdf
39 Meraw SJ, Reeve CM (1998). Dental considerations and treatment of the oncology patient receiving radiation therapy. J Am Dent Assoc, 129(2), 201–5.
40 Glenny AM, Gibson F, Auld E et al. (2004). A survey of current practice with regard to oral care for children being treated for cancer. Eur J Cancer, 40(8), 1217–24.
41 da Fonseca MA (2003). Dental care of the pediatric cancer patient. Pediatr Dent, 26(1), 53–7.
42 Yamagata K, Onizawa K, Yoshida K, et al. (2006). Dental management of pediatric patients undergoing hematopoietic stem cell transplant. Pediatr Hematol Oncol, 23(7), 541–8.

第 27 章
口腔支持療法と高齢がん患者

Ira R. Parker, Joanne E. Mortimer, Joel Epstein

はじめに

　がんは米国で85歳以下の死因第1位であり、85歳以上の死因においても心疾患に次ぐものである(**図1.1、表27.1、表27.2**) [1、2]。2018年までに、がんはすべての世代で心疾患の発症率を超えると予想されている。米国で65歳以上の人口は著しく増加しており、2030年までに米国人口の21%に達すると予想されている。80歳以上の人口は最も高い割合で増加している。現在、高齢者は米国全人口の12%を占めるが、がんと診断される人の60%、がんで死亡する人の71%が65歳以上である。世界的な調査で、高齢化が進むにつれて一般的ながんの罹患率は増加することが明らかになっている。

　悪性腫瘍の臨床経過は、高齢者において独特である（たとえば、血液悪性腫瘍はより侵襲的な傾向を示す）。臨床試験において、高齢者の結果があまり示されることはないが [3、4]、高齢者のがん患者は若年者と比較して、治療成績が悪い傾向にある [5～8]。年齢に関連した合併症と年齢特有の心理社会的なストレス因子がしばしばがんの管理を難しくする。さらに、「ケアへのアクセス」についての問題が、高齢者におけるがん治療の質の向上を妨げている（例：公共政策、保健福祉財政・医療費の償還、ケア提供者への教育・訓練）。

　適切ながん口腔支持療法を高齢がん患者に提供する能力は、以下の影響を受ける。(1) 口腔の「正常な加齢変化」、(2) 医学的な合併症罹患率の増加、(3) 虚弱と「生理学的予備能」の減少、(4) 機能的または心理社会的なストレスの増加、そして (5) 限られた公共政策、公衆衛生、ケア提供者への教育、そして、年齢に焦点を絞った研究計画、といった影響である。

　本章の目的は、患者中心主義と、2つの医学／歯学の専門分野（すなわち老年歯学、老年腫瘍学）を活用して、高齢がん患者への口腔支持療法の提供に関係する問題を調べることである。口腔支持療法の提供と、老年に特徴的ながんケアマネジメントの、両者間に焦点を当てた研究はきわめて少ないことも注目される [9、10]。

老年歯学／老年腫瘍学

　老年歯学は、高齢者に特有な病因と患者／医療提供者の意思決定過程に焦点を当てた歯科医学の専門分野である。地域に暮らす健常な高齢者の口の健康の維持、および虚弱な高齢者（例：認知機能や肉体面で衰えた高齢者群や、老人介護施設で介助が必要な高齢者群）の疾患コントロールならびに口腔のQOLの最適化がこの専門分野の重要な目的である。

表 27.1　2005 年 乳がん、大腸がん／直腸がん、および前立腺がんの年齢調整罹患率および死亡率（人口 100,000 人対）[1]

癌種	年齢層			
	50～64 歳	≥65 歳	65～74 歳	≥75 歳
乳がん				
罹患率	275.267	406.956	399.215	415.426
死亡率	46.377	105.215	79.381	133.484
大腸がん／直腸がん				
罹患率（女性）	62.165	217.531	163.537	276.611
死亡率（女性）	16.900	87.669	49.439	129.501
罹患率（男性）	86.232	283.008	212.297	360.381
死亡率（男性）	25.545	126.075	80.430	176.021
前立腺がん				
罹患率	296.910	805.507	855.067	751.277
死亡率	10.021	182.480	69.138	306.500

　老年歯学の発展は、老年医学の発展を密接に反映している（ただし、規模の大きさや総合的な影響力は全く及ばない）。老年歯学は、「合理的なデンタルケア」の供給という考え方に基づいている。Ettinger の意思決定と供給モデルは「歯科医師側の供給源」（たとえば、技術的な能力や設備の利用）と「患者側の供給源」の双方を利用する [11]。患者側の供給源には、患者の余命、医科治療歴、服薬歴、精神状態、器用さ／機能性／活動性、経済的な資力、そして患者またはその介護者からの委任のレベルが含まれる。

表 27.2　2005 年 口腔および咽頭がん、喉頭がんの年齢調整罹患率および死亡率（人口 100,000 人対）[1]

がん種	年齢層			
	50～64 歳	≥65 歳	65～74 歳	≥75 歳
口腔および咽頭がん				
罹患率（女性）	11.104	24.509	21.695	27.589
死亡率（女性）	2.186	7.563	5.230	10.116
罹患率（男性）	37.562	55.083	50.701	59.877
死亡率（男性）	8.394	17.455	15.379	19.727
喉頭がん				
罹患率（女性）	2.682	5.199	6.051	4.267
死亡率（女性）	0.868	2.496	2.390	2.612
罹患率（男性）	12.599	29.322	28.167	30.585
死亡率（男性）	3.899	12.216	10.773	13.795

老年腫瘍学は、血液学／腫瘍学に含まれる比較的新しい学問である。老年腫瘍学の考え方は、老化の生物学と包括的な高齢者評価、患者中心型医療の供給を融合したものである。この学問は、がん医療のすべてを含んでいる（すなわち、予防から早期発見、がん治療および緩和治療／終末期医療）。そして個々のがん患者のQOLと総合的な機能面に重点を置いている。

基本的な臨床評価ツールとして、高齢者総合的機能評価（Comprehensive geriatric assessment: CGA）がある。CGAの２つの有用性として、（1）患者の総合的な健康状態の評価を可能とすること、（2）患者の余命およびストレスに耐える能力をより評価する医療従事者を提供できることが挙げられる。CGAの基本的な構成要素は、（1）機能的な要素、（2）併存疾患、（3）認知機能、（4）栄養状態、（5）心理的状態／社会的サポート、（6）社会的状態／経済状態、（7）投薬状況である [13～15]。

多くの固形腫瘍で、高齢者に対するがん治療は若年者と同様の効果をもたらす [16]。しかし、高齢者においては、正常組織に対する毒性がより高頻度かつ重度に現れる [17]。CGAを利用し実年齢と生理学的な年齢を区別することは、がん治療の副作用と利益のバランスを考慮した患者に適した治療計画の立案においてきわめて重要である。

口腔支持療法

口腔支持療法の第一の目的は、局所的あるいは全身的ながん治療によって起こる短期的または長期的な口腔に関連する合併症を予防する、もしくは最小限に抑えるということである。がん患者の治療計画において、中咽頭器官の機能性の維持は、患者の総合的な健康状態とQOLを考えるうえで不可欠である。

外科療法や放射線療法、化学療法といった長期にわたるがん治療において、口腔内の合併症と支持療法の必要性が調査されてきた。より新しいがん治療では、副産物として相応のレベルの口腔内合併症がみられる。分子標的薬治療、化学放射線療法、造血幹細胞移植、およびビスホスホネートなどの薬剤の使用などが含まれる。

加齢変化は、口腔内のさまざまな組織や器官（後の章参照）の構成および機能へ影響を及ぼす。この加齢変化ががん治療による口腔合併症に及ぼす影響については、これまで積極的に調査されていない。それにもかかわらず、通常の老化、生理学的な予備能の低下ががん治療による合併症の頻度や重症度を増加させると考えられている。

口腔の支持療法の研究（加齢による組織変化について）が進んでいないのは、（1）こうした領域の研究者の不足、（2）年齢・世代の対象を絞った臨床介入、機器、薬剤の研究が限られていることによるものであろう。歴史的に高齢者（そして医学的に虚弱である者）が臨床試験において除外されてきたことも、研究不足につながっている。それゆえ、「加齢変化」と頭頸部合併症の関連を知るために、多くの学問領域による集学的な研究が必要である。

口腔粘膜障害

現在のところ、高齢のがん患者とそうでないがん患者を比較して、発症頻度、病理生物学、重症度、あるいは治療成績における量的あるいは質的な違いを検討した研究はない。

骨壊死（放射線療法後、ビスホスホネート関連）

　年齢に関連した変化が上顎骨では著明なものがない一方、下顎骨では大きな変化が起きる。年齢を重ねると、細胞数・血管数が減少し、骨密度は上昇するが脆弱性が増す。骨小窩中の骨細胞数が減少し、グリコプロテインが増加する。コラーゲン基質内では著明な変化が起こり、びまん性の石灰化が起こる。Lyeらはこうした加齢変化が放射線照射後の骨壊死（post-radiation osteonecrosis: PRON）の発症に影響を及ぼすかを検討した [18]。それによると、鼻咽頭がんで放射線療法を過去に受けた40名を対象として、抜歯後の放射線照射後の骨壊死の発症に関係する有意な因子は「年齢」のみであった。放射線照射後の骨壊死については第12章で詳細に論じられている。顎骨壊死はビスホスホネート製剤の長期静脈内投与によっても引き起こされる（bisphosphonate-related osteonecrosis: BRON；ビスホスホネート製剤関連顎骨壊死）。BRONの発症リスクは、対象によっては高齢者で高まることが示唆されている（例：ビスホスホネートの静脈内投与の治療を受けている多発性骨髄腫の患者）。BRONについては第16章で詳細に論じられている。

唾液腺機能障害

　唾液腺における加齢変化には、腺房細胞の減少、血管の減少、線維化の増加、脂肪組織の増加、タンパク合成量の減少、構造的に異常なタンパク質の増加がある [19]。それにもかかわらず、高齢者と若年者の間で、安静時および刺激時唾液量では両者の間に明白な違いはないことが事実として確立されてきた。しかしながら、多くの高齢者は唾液分泌を減少させる抗コリン薬を処方されており、その結果、老年層では「口腔乾燥症」が広くみられる結果となっている。唾液の流出の継続的な抑制は、口腔の機能低下を招く。唾液腺機能障害については、第21章で詳しく論じられている。

味覚障害

　加齢によって塩味および苦味に対する閾値が高まることが研究により明らかにされている（一方で、甘味と酸味では変化はない）[21]。味覚障害については第22章で詳細に論じられている。

嚥下障害

　加齢により、嚥下に要する時間は25〜50％増加する [22]。この時間の増加は、がん治療に伴う唾液量の減少、唾液粘稠度の増加、そして筋の線維化により、さらに悪化する。嚥下障害は栄養摂取に不利に働き、誤嚥性肺炎のリスクを増加させる [23]。

口腔支持療法の障壁

　高齢者は、総人口においてある程度の部分を構成するものであるが、利用可能ながん口腔支持療法へのアクセスと利用において、相応の障壁があるとみられる。この障壁は、「個人レベルの問題」と「社会的／制度上の障壁」として理解することにより、最もよく示される。

個人レベルの問題

　個人レベルの問題としては次のような要素が挙げられる。（1）個々の生理学的、機能的、認知 [24]、心理社会的な水準、（2）口腔内のQOLを維持するのに必要な事を遂行できる能力、（3）個々に対する（指導、援助、奨励、補強を提供する）サポート体制などである。それゆえ、虚弱、疲労・倦怠感、運動障

害、認知障害、知覚異常、うつといったこれらすべてが高齢がん患者の能力を減弱させうる。

　患者が行う口腔支持療法についての潜在的な障壁が見いだされた際、患者の健康増進への作業をしやすくするための戦略が必要である。医療供給者主導の介入例としては、個人にあった歯ブラシの持ち手やフッ化物トレーの作成（図6.1）、キューカード、リマインダーとしてのカレンダー、そして記録用紙の使用（認知機能障害のある患者に対して）、リスクのある患者に対する医療者ベースの監督強化、がん患者の口腔支持療法を支援する介護者を（公式でも非公式でも）見つけ／集め／トレーニングするなどがある。

社会的／制度上の障壁

　高齢のがん患者に口腔支持療法を実施していくうえで、社会的または制度上障壁となる例として、(1) 口腔支持療法に関する歯科保険および政策制度の適用範囲が限定的である（医療者の報酬も）、(2) 適切な訓練を受けた口腔支持療法の供給者の不足、そして (3) がん医療施設における口腔支持療法の専門的知識あるいはサービスの利用不足（がん口腔支持療法の供給源の配分に無理があることも含めて）などがある。

　米国では、65歳以上の無職の人または退職者が、歯科保険の適用範囲から外れることになっている。その理由は、(1) 一般的に前雇用者の退職者向けの医療給付内容に歯科治療が含まれていないこと、(2) 連邦政府管轄の公的医療制度であり、障害をもつ人または65歳以上を対象とした医療制度（メディケア Title 18）において、歯科領域では患者または医療供給者に補償制度がないこと、(3) 低所得者を対象とした公的医療制度（メディケイド Title 19）では、制度を必要としている人に対して、歯科領域が適用範囲にない（結果としてほとんどの州において、歯科領域での補償制度はない）ことによる。さらに、歯科領域について補償対象としている州であっても、がん治療を受けている患者が必要としているような複雑な治療に対して補償ができるほどのものではない。

　メディケアの制度の下では、口腔支持療法の適用範囲は限定的である。がん治療前の口腔検査や医学的・外科的な歯科処置については、いくつかのケースでは認められている（例：口腔内の感染管理、放射線療法前の抜歯処置など）。しかし、歯科修復処置、補綴処置、予防処置、歯周治療、口腔内のスクリーニング、放射線療法の必要な患者に対する「齲蝕予防」のためのフッ素塗布用トレーの作製といった処置に関してはメディケアの保険適用外（自費診療）ということになっている。メディケアが適用範囲とするおのおのの医療上の処置・介入は科学的論拠により証明されたものであり、質の高い口腔支持療法に関する研究がすみやかになされる必要がある（そして法律を制定する支持が広がる必要がある）。米国医学研究所の報告やほかの複数の総説は、頭頸部の放射線療法および白血病患者における化学療法前の口腔ケアについて、保険の適用範囲とするに十分なエビデンスがあるとの結論を出している [25、26]。

　「ケアにアクセスする」ための障壁として、歯科の専門教育・研修に関連したものも明らかに存在する。アメリカのすべての歯学部において、「歯科の口腔ケアは医学的に必要である」という概念を座学で教育している。しかし、臨床において口腔支持療法を必要としているがん患者の見学や管理をする機会があった歯学生はとても少ない。卒後歯科研修プログラムも同様に、がん口腔支持療法を研修カリキュラムに組み込むよう要求されてはいない。さらに、米国国立衛生研究所（National Institute of Health）／米国歯科医師会による国家規模での取り組みはたくさんあるものの、生涯研修の提供にかかわる立場からは、がん口腔支持療法のパラダイムにおける歯科の役割に焦点を当て推進する提案に対しては興味が低いことを示している [27]。このような歯科卒後研修カリキュラム／生涯研修プログラムの不足が、

がん口腔支持療法のために名目上準備された米国の歯科医療界という現状をきたしている。

総合的ながん医療の提供体制もまた、患者が適切な口腔支持療法にアクセスするにあたり重要な役割を果たす。Epsteinらはアメリカとカナダの総合的ながんセンターを対象に、それぞれの施設における口腔支持療法のポリシーと提供体制を調査した。米国国立衛生研究所関連のがんセンターのうち44%が組織的な歯科／口腔支持療法を提供していないと回答した。それゆえ、口腔支持療法は、多くの場合がんセンターのスタッフによって、時には地域の歯科医師によって提供されていた。カナダのがんセンターは、ケアの文章化された基準が概して不足しており、口腔支持療法にかかわる歯科スタッフへの組織としての援助が限られていると回答した。大多数のカナダのがんセンターは、がん患者の口腔ケアが必要な場合、患者をかかりつけの歯科医師に紹介するか、地域医療を担っている歯科医師に紹介すると回答した[28, 29]。Barkerらは、がん支持療法における専門家を対象に国際的な調査を行った。統合された歯科医療が提供されているのは関連する施設の25%に過ぎないと報告されている。口腔支持療法が必要な患者の大多数は、地域の歯科医療関係者に再紹介されている[30]。

アメリカの老人保健施設に入所するがん患者は増加しており、2002年において、アメリカの老人保健施設に入所した〜11%ががんの診断を有していた。こうした患者は、看護あるいは医療スタッフに、ほかに類をみない臨床的な挑戦を提示している[31]。積極的ながん治療を受けている老人保健施設の入所者を対象として口腔疾患や口腔支持療法の必要性を質的あるいは量的に示した疫学的なエビデンスはない。しかし、老人保健施設における口腔ケア・歯科医療の提供と質に焦点を当てた研究は多数ある。そのデータは、入居者の口腔衛生状態（そして老人保健施設における歯科口腔ケアサービスの提供）が適切なレベルに達していないことを示唆しており、患者自身によるセルフケア実施の能力が限られること、医療提供者の態度や振る舞い、医療提供者の研修や能力の度合い、介護人員のマンパワー上の制約、そして医療保険の問題などによると考えられている[32]。介護施設に入所するがん患者／がんサバイバーの数は増加すると予想され、これは現在の好ましくない状況をいっそう悪化させるのみとなりそうである。

まとめ

世界的な高齢者人口の増加は医療供給体制に相当なインパクトを与え、それには包括的ながん患者へのケアおよび口腔支持療法の要素が含まれることであろう。予想される口腔支持療法への提供の要求の拡大は、臨床家、研究者、公衆衛生の専門家、がん医療機関の管理者、政策立案者、そしてケアへの障壁の克服を唱える人々の努力とともに、関連する諸問題に対する意識の向上を必要とする。

高齢者の口腔支持療法の研究、とくにがん治療、患者の基礎疾患、口腔組織の老化の進行、がん治療に関連した口腔内の合併症の関係を実証することに視点を当てた研究の機会は十分にある。臨床能力や労働力、そしてケアへのアクセスといった問題は、医療関係者の研修、そして口腔支持療法への保険医療給付の拡大を通して扱われる必要がある。

高い質の口腔支持療法の供給は、老年がん患者に対する包括的なアプローチにおいて不可欠な要素の一つである。がん医療提供体制は、無数の健康あるいは医学的に虚弱な高齢者によって影響を受けるため、この拡大している患者層に、より改善された治療方法と供給方法をもって、より良く提供されなければならない。

（訳：中村　心、曽我賢彦、柏崎晴彦）

参考文献

1. Surveillance Epidemiology and End Results website: http://seer.gov/
2. National Cancer Institute website: http://cancer.gov/
3. Kemeny MM, Peterson BL, Kornblith AB, et al. (2003). Barriers to clinical trial participation by older women with breast cancer. J Clin Oncol, 21(12), 2268-75.
4. Wyld L, Reed MW (2003). The need for targeted research into breast cancer in the elderly. Br J Surg, 90(4), 388-99.
5. Rao AV, Seo PH, Cohen HJ (2004). Geriatric assessment and comorbidity. Semin Oncol, 31(2), 149-59.
6. Satariano WA, Silliman RA (2003). Comorbidity: implications for research and practice in geriatric oncology. Crit Rev Oncol Hematol, 48(2), 239-48.
7. Extermann M (200). Measurement and impact of comorbidity in older cancer patients. Crit Rev Oncol Hematol, 35(3), 181-200.
8. Janssen-Heijnen ML, Houterman S, Lemmens VE, Louwman MW, Maas HA, Coebergh JW (2005). Prognostic impact of increasing age and co-morbidity in cancer patients: a population-based approach. Crit Rev Oncol Hematol, 55(3), 231-40.
9. Epstein JB, Lunn R, Le ND, Stevenson-Moore P, Gorsky M (2005). Patients with oropharyngeal cancer: a comparison of adults living independently and patients living in long-term care facilities. Spec Care Dentist, 25(2), 124-30.
10. Ingram SS, Seo PH, Sloane R, et al. (2005). The association between oral health and general health and quality of life in older male cancer patients. J Am Geriatr Sac, 53(9), 1504-9.
11. Ettinger RL (1984). Clinical decision making in the dental treatment of the elderly. Gerodontology, 3(2), 157-65.
12. Hamermann D (1999). Toward an understanding of frailty. Ann Intern Med, 130(11), 945-50.
13. Balducci L (2006). Management of cancer in the elderly. Oncology (Williston Park), 20(2), 135-43.
14. Hurria A, Lachs MS, Cohen HJ, Muss HB, Kornblith AB (2006). Geriatric assessment for oncologists: rationale and future directions. Crit Rev Oncol Hematol, 59(3), 211-17.
15. Extermann M, Aapro M, Bernabei R, et al. (2005). Use of comprehensive geriatric assessment in older cancer patients: recommendations from the task force on CGA of the International Society of Geriatric Oncology (SIOG). Crit Rev Oncol Hematol, 55(3), 241-52.
16. Jiang P, Choi M, Smith D, Heilbrun L, Gadgeel SM (2006). Characteristics and outcomes of cancer patients ≥80 years treated with chemotherapy at a comprehensive cancer center. J Clin Oncol, 24(18S), 8548.
17. Repetto L (2003). Greater risks of chemotherapy toxicity in elderly patients with cancer. J Support Oncol, 1(4 Suppl 2), 18-24.
18. Lye KW, Wee J, Gao F, Neo PS, Soong YL, Poon CY (2007). The effect of prior radiation therapy for treatment of nasopharyngeal cancer on wound healing following extractions: incidence of complications and risk factors. Int J Oral Maxillofac Surg, 36(4), 315-20.
19. Ferguson DB (1987). The aging mouth. Karger AG, Basel.
20. Turner MD, Ship JA (2007). Dry mouth and its effects on the oral health of elderly people. J Am Dent Assoc, 138(Suppl), 15S-20S.
21. Weiffenbach JM, Baum BJ, Burghauser R (1982). Taste thresholds: quality specific variation with human aging. J. Gerontol, 37(3), 372-7.
22. Sonies BC, Stone M, Shawker T (1984). Speech and swallowing in the elderly. Gerodontology, 3(2), 115-23.
23. Palmer JL, Metheny NA (2008). Preventing aspiration in older adults with dysphagia. Am J Nurs, 108(2), 40-8.
24. Extermann M (2005). Older patients, cognitive impairment, and cancer: an increasingly frequent triad. J Natl Compr Canc Netw, 3(4), 593-6.
25. Field MJ, Lawrence RL, Zwanziger L (2000). Extending Medicare coverage for preventive and other services. National Academy Press, Washington DC.
26. Patton LL, White BA, Field MJ (2001). Extending Medicare coverage to medically necessary dental care. J Am Dent Assoc, 132(9), 1294-9.
27. Silverman S Jr (2005). Controlling oral and pharyngeal cancer. Can dental professionals make a difference? J Am Dent Assoc, 136(5), 576-8.
28. Epstein JB, Parker IR, Epstein MS, Gupta A, Kutis S, Witkowski DM (2007). A survey of National Cancer Institute-designated comprehensive cancer centers' oral health supportive care practices and resources in the USA. Support Care Cancer, 15(4), 357-62.
29. Epstein JB, Parker IR, Epstein MS, Stevenson-Moore P (2004). Cancer-related oral health care services and resources: a survey of oral and dental care in Canadian cancer centres. J Can Dent Assoc, 70(5), 302-4.
30. Barker GJ, Epstein JB, Williams KB, Gorsky M, Raber-Durlacher JE (2005). Current practice and knowledge of oral care for cancer patients: a survey of supportive health care providers. Support Care Cancer, 13(1), 32-41.

31 Rodin MB (2008). Cancer patients admitted to nursing homes: what do we know? J Am Med Dir Assoc, 9(3), 149-56.
32 Kiyak HA, Grayston MN, Crinean CL (1993). Oral health problems and needs of nursing home residents. Community Dent Oral Epidemiol, 21(1), 49-52.

第 28 章
進行がん患者に対する口腔ケア
Andrew Davies

はじめに

　進行がんとは、「原発巣とは異なる部位に広がることで、治療による治癒や状態の安定化がほとんど見込めない状態のがん」と定義されている [1]。英国では、多くの進行がん患者が専門家による緩和ケアを受けており、実際に、緩和医療を受けている患者の大半が進行がん患者である（例：2006 年において、緩和医療を受けている在宅患者あるいは入院患者の 93% 近くが進行がん患者である）［英国緩和ケア協会、私信］。本章では、いくらか情報が限られているものの、緩和ケアでの口腔内の問題や口腔ケアにかかわる情報について述べる [2]。

疫学

　進行がん患者において口腔の症状は非常によくみられるものである（**表 28.1**）[3～8]。大半の患者は少なくとも一つの症状を有しており、多くの患者は複数の症状を有している。口腔の症状はまた、進行がん患者のほかの症状と関連して起こることがよくある [7、8]。実際に、口腔乾燥症（ドライマウス）は、進行がん患者における 5 つの典型的な症状の一つにいつも含まれている [7～10]。

　進行がん患者を対象とした調査で、口腔の症状があると記録された頻度と、実際に口腔症状が生じていた頻度が異なることが明らかにされている [11]。この違いは、診査方法の要因（例：不適切な口腔内の評価）、診査者の要因（例：口腔の症状を重要視しない）、および患者の要因（例：ほかの症状のほうがより重要であるとする認識）によるものと思われる [12]。**表 28.1** に示した全容について特筆すべきは、患者の自発的な口腔の症状の訴えに基づくものではなく、患者に対して明確に口腔症状の有無について尋ねた研究に基づいているという点である。

　口腔感染もまた、進行がん患者でよくみられる症状である。進行がん患者における口腔カンジダ症について多くの研究結果が報告されており（**表 28.2**）[3、4、13～17]、口腔カンジダ症を有することと日常の活動度（performance status）の低さとの間に関連が示されている [16、17]。一方、進行がん患者で口腔カンジダ症以外の口腔感染症について報告した研究はきわめて少ない。それでもやはり、齲蝕は進行がん患者の 20～35% で発生し [4、5]、歯肉炎は 36% で発生する [3] と報告されている。口腔単純ヘルペスウイルス感染も進行がん患者において比較的よくみられる感染症である [18]。

　義歯に関連した問題も、進行がん患者においてよく生じる問題である。無歯顎の進行がん患者のうち、45～86% の患者が義歯に関連した主観的な問題を有しており [3～5]、57～83% の患者が客観的な問題を有していると報告されている [3～5]。これらの問題の大半は、義歯の適合不良に関連するもの（例：口腔の不快感、口腔の潰瘍、義歯下への食渣圧入など）である。義歯に関連した真菌感染（すなわち義歯性口内炎、口角炎）も進行がん患者でよく生じる問題である。無歯顎の進行がん患者で、義歯性口内炎および口角炎について調べたところ、義歯性口内炎のみを有する患者が 22%、口角炎のみを有する患者が 4%、両者を併発する患者が 22% であった [7]。

表 28.1 進行がん患者における口腔症状の有病率

研究	対象集団/サイズ	口腔症状の有病率					
		口腔乾燥（ドライマウス）	口腔不快感	味覚障害	咀嚼困難	嚥下困難	発語困難
Gordon ら、1985 [3]	ホスピス入院患者 (n = 31)	62%	55%	31%	52%	No data	59%
Aldred ら、1991 [4]	ホスピス入院患者 (n = 20)	58%	42%	26%	No data	37%	No data
Jobbins ら、1992 [5]	ホスピス入院患者 (n = 197)	77%	33%	37%	No data	35%	No data
Oneschuk ら、2000 [6]	進行がん患者 (n = 99)	88%	16%*	No data	No data	No data	No data
Davies ら、2000 [7]	入院患者および外来患者 (n = 120)	78%	46%	44%	23%	23%	31%
Tranmer ら、2003 [8]	入院患者 (n = 66)	82%	No data	50%	No data	24%	No data

* 口腔不快感というよりは口腔の痛みを調査している。

表 28.2　進行がん患者における口腔カンジダ症の有病率

研究	対象集団／サイズ	口腔カンジダ症の有病率
Boffs ら、1961 [13]	入院患者 (n = 90)	14%
Rodu ら、1984 [14]	入院患者 (n = 52)	8%
Gordon ら、1985 [3]	ホスピス入院患者 (n = 31)	10%
Clarke ら、1987 [15]	ホスピス入院患者 (n = 46)	83%
Aldred ら、1991 [4]	ホスピス入院患者 (n = 20)	70%
Davies ら、2001 [16]	病院のサポートチームの対象患者 (n = 120)	30%
Davies ら、2008 [17]	ホスピスのデイセンターに通う患者 (n = 390)	13%

病因

　進行がん患者における口腔の問題は、(1) がんからの直接的な（解剖学的な）影響、(2) がんからの間接的な（生理的な）影響、(3) がん治療による影響、(4) がんに併発した疾患の影響、(5) がんに併発した疾患に対する治療の影響、あるいは (6) これらの要因の複合によって生じると思われる [19]。

　進行がん患者における口腔の問題の主な原因は、がんによる間接的な影響である[19]。患者がしばしば抱える身体的な問題（例：倦怠感）は、患者自身による口腔衛生の妨げになることがある。さらに、不安などの心理的な問題（例：うつ）や、認知機能の問題（例：混乱状態）などの問題をしばしば抱え、このことは口腔衛生を行う能力や気持ちに影響することがある。

　特筆すべきことに、口腔乾燥、味覚障害、口腔カンジダ症、齲蝕などといった口腔の問題の多くは、唾液腺障害に関連している[20]。唾液腺障害は緩和ケア患者において非常によくみられ（**表28.1**）、たいてい薬物療法に続発する[21、22]。事実、唾液腺障害は支持療法／緩和ケアで用いられる薬剤の副作用であることが多い（例：鎮痛薬や制吐薬）[21、23]。唾液腺障害は第21章で詳しく論じられている。

臨床像

　口腔の問題は緩和ケア患者の健康状態に相応の直接的な影響を与える。**表 28.3** に進行がん患者における口腔の症状の重症度を示し、**表 28.4** に口腔の症状に起因するストレスの程度を示す [7]。さらに、口腔の問題は患者の身体的状態の低下を引き起こすことがあり、その結果、心理的な状態の低下をも引き起こす [24]。口腔の問題は終末期患者の死亡率にも間接的に影響を与える（例：口腔内細菌感染が全身的な感染を引き起こす）[25、26]。

　唾液腺障害は、進行がん患者を対象に幅広く調査されている数少ない口腔の問題の一つである [20〜22、24、27]。当然ながら進行がん患者のデータは、一般的な集団やほかの疾患の患者のデータと類似したところがある [28]。

表 28.3　進行がん患者における口腔症状の重症度 [7]

症状 (n = 120)	軽度	中程度	重度	非常に重度
口腔乾燥 (n = 93)	14%	37%	33%	16%
口腔不快感 (n = 55)	40%	29%	22%	9%
味覚の変化 (n = 53)	30%	45%	19%	6%
発語困難 (n = 37)	40%	30%	19%	11%
嚥下困難 (n = 28)	46%	29%	14%	11%
咀嚼困難 (n = 27)	41%	41%	11%	7%
口腔の痛み (n = 17)	59%	35%	6%	0%

　進行がん患者において、口腔乾燥症の重症度は、口腔の不快感、無食欲症、味覚障害、咀嚼困難、嚥下困難、そして発語困難の重症度と関連していることが報告されている [21]。さらに、口腔乾燥は進行がん患者における口腔カンジダ症の発症と関連していることが示されている [16、17]。また、進行がん患者において、安静時の全唾液流量が異常に少ない（0.1 mL/分未満）ことは、口腔乾燥、口腔不快感、嚥下困難、発語困難と関連していた [22]。唾液腺障害は進行がん患者における心理的障害とも有意に関連していた（Box 28.1）[24]。
　進行がん患者における口腔カンジダ症が公に調査されている [13〜17]。口腔カンジダ症は単一ではなく、さまざまな症状が複合した症状を呈する（例：偽膜性カンジダ症、紅斑性カンジダ症、義歯性口内炎、口角炎）[29]。進行がん患者は何らかの病型の口腔カンジダ症を有することがあり、しばしば（25

表 28.4　進行がん患者における口腔症状に起因するストレス度 [7]

症状 (n = 120)	全くない	少しある	多少ある	かなり強い	とても強い
口腔乾燥 (n = 93)	16%	21%	23%	26%	14%
口腔不快感 (n = 55)	16%	31%	18%	26%	9%
味覚の変化 (n = 53)	17%	32%	23%	21%	7%
発語困難 (n = 37)	3%	32%	24%	22%	19%
嚥下困難 (n = 28)	11%	28%	36%	14%	11%
咀嚼困難 (n = 27)	11%	44%	15%	30%	0%
口腔の痛み (n = 17)	18%	35%	18%	29%	0%

Box 28.1 唾液腺障害を有する進行がん患者の言葉からの引用 [24]

◆ 引用A：

「乾燥感やねばつき感、および口腔内のくっつき感がひどく、時折開口することすら難しい。」

◆ 引用B：

「甘い食べ物の味が悪く感じ、刺激の強い食べ物は舌のうえで灼熱感やひりひり感を生じさせる。果汁炭酸飲料はまるで塩酸のように感じる。」

◆ 引用C：

「食事には長い時間がかかり、周囲が食べ終わった後も30〜45分は食卓についたままである。飲み込む前に水を少しずつ飲まなきゃいけないから、最終的に1リットル飲む。」

◆ 引用D：

「私の誕生日を祝って、サーモンを準備し、家族とのディナーを楽しみにしていたんだ。味の変化に驚いたよ。食べ物の味はまったくせず、あるいは小麦粉の味がした。失望して、元気をなくしたし、自分を可哀想に思った。こんな機会なのに私は家族と幸せを共有することもできなかったんだ。」

◆ 引用E：

「私は、素敵な食事、特製のニシンの塩漬けで、家族を驚かせたかった。本来なら、自信があったんだ。でも、味が分からなかったから、調味を全く失敗してしまった。塩を使いすぎて、食べられたものじゃなかった。とても決まりが悪かったよ。」

◆ 引用F：

「合唱の準備をしていたが、声が非常に小さく、乾いた声しか出なかったため、最近は歌えておらず、まったく合唱に参加できなくなった。そのため、あらゆることを避けて家にいることを好むようになった。情けなく、落胆した気持ちでいる。」

〜31%）複数の病型の口腔カンジダ症を同時に有している（**表28.5**）[16, 17]。進行がん患者において、口腔カンジダ症はしばしば広範に、あるいは多発的にみられ、また、しつこく繰り返す問題である。

評価・アセスメント

口腔の問題を評価することは、ほかの医学的問題を評価することと類似している。病歴をとり、診査を行い、適切な検査を行う [30]。緩和ケアで用いられる口腔の評価方法の多くは臨床における信頼性が保証されたものではない（そして実際のところ、臨床で用いるには不適当である）[31]。口腔の問題の評価・アセスメントについては、第3章で詳細に論じられている。

日頃の臨床ではさまざまな検査が適用されている [30] が、そのうち進行がん患者に対して適しているものは一部のみである（例：微生物学的検査）。調査を実施することを決定するかどうかは、問題の本質（重要であるか否か）、検査の性質（侵襲的であるか否か）、予想される検査結果（管理・マネジメントがその結果によって変化するか否か）、そして、患者の状況や予後に依存して決定される [31]。

表 28.5　進行がん患者における口腔カンジダ症の種類 [17]

口腔カンジダ症の種類	患者数 (n = 51)
偽膜性カンジダ症	23
義歯性口内炎	6
口角炎	5
紅斑性カンジダ症	4
偽膜性カンジダ症 ＋義歯性口内炎	6
偽膜性カンジダ症 ＋口角炎	1
偽膜性カンジダ症 ＋紅斑性カンジダ症	1
偽膜性カンジダ症 ＋義歯性口内炎 ＋紅斑性カンジダ症	1
義歯性口内炎 ＋口角炎	2
口角炎 ＋紅斑性カンジダ症	1

管理・マネジメント

　口腔の問題の管理・マネジメントは、十分な評価、適切な治療、十分な再評価によって成功に導かれる。評価・アセスメントの目的は、問題の本質を突き止め、治療法の選択に影響を与える要因を突き止めることである。不適切な評価・アセスメントは、非効果的な、あるいは不適切な介入につながってしまう。再評価の目的は、治療に対する反応を調べることである（例：治療効果、治療に耐えられるか）。不適切な再評価は、効果の薄い、あるいは不適切な介入の継続という結果をまねく（そして、口腔の問題が続く）。

　口腔の問題の治療とは、問題の管理・マネジメントの最たるもの（「治癒」）、対症的な管理・マネジメント（「緩和」）、問題の原因の管理・マネジメント、そして、問題による合併症の管理・マネジメントが含まれる。日常臨床における管理・マネジメントには幅広い選択肢があるものだが、進行がん患者における管理・マネジメントでは選択肢が少なくなるかもしれない。治療を行うかについては、多くの要因、すなわち問題の本質、治療の性質、治療の適用可能性、全身的な健康状態および全身状態、そして、とりわけ患者の希望）によって決定される。

　ケースによっては、進行がん患者に対する最も適切な治療が、早期がん患者（あるいはがんでない患者）と同じであることがある。口腔の問題に対する積極的な治療はしばしば、口腔の問題を緩和させる。進行がん患者に対して待機的治療を行うことは正当化されない。しかし、患者が進行がんを有するということに鑑み、治療は（適宜）変更する。たとえば、義歯の適合が非常に不良であれば、標準的な治療として義歯の新製が含まれるであろう。しかし、全身状態が悪い・日常活動度が低い患者においては、義歯を新製するよりは、旧義歯のリライニングを行うべきときもあるだろう [32]。

多職種連携

　口腔ケアや口腔の問題は緩和ケア多職種連携コアチームの関心事であるべきである。しかし、口腔ケ

アはしばしば看護師に任せられ、若手の看護師が実施する [33]。報告によれば、大半の看護師は教育課程で口腔ケアに関して最低限の教育しか受けておらず、適切な口腔ケアを行うためにはさらなる、そして継続した教育が必要である [34]。同様に、大半の医師も教育研修過程で口腔ケアについて最低限の教育（もしあったとすれば）しか受けていない。

歯科の専門家は、緩和ケア多職種連携チームの重要なメンバーである（例：歯科医師、歯科衛生士）[35]。彼らが果たす多くの重要な役割として、（1）多職種連携チームを構成するほかのメンバーの教育、（2）口腔特有の問題の管理・マネジメント（例：齲蝕）、そして（3）複雑な要素による口腔の問題の管理・マネジメント（多職種連携チームを構成する多のメンバーとの連携で）が挙げられる。多くの歯科処置は在宅やホスピスといった環境下でも行うことが可能であるが、このような「訪問歯科診療」には専門的な技術や適した器具が必要ではある[32]。

緩和ケア多職種連携チームのほかのメンバーは、当然ながら、特定の口腔の問題の維持管理に対して主要な役割がある（例：言語聴覚士や栄養士）。

緩和ケアにおける口腔ケア

緩和ケアにおける口腔ケアは頻繁に、研究に基づくエビデンスより、過去の伝承に基づいて行われている [36]。したがって、多くの患者は口腔の問題に対して比較的非効率的な治療を受け続けており（例：口腔乾燥に対する氷の使用）、さらには、口腔の問題に対してまったく無効な治療を受けている患者さえいる（例：口腔乾燥症に対するパイナップルの塊の使用）[37]。

とはいえ、進行したがん患者の口腔の問題の管理・マネジメントに関する、エビデンスに基づいたガイドラインが作られてきている [2、18]。これらのガイドラインのエビデンスは、異なる患者集団に対する研究を根拠としており、進行がん患者に対する研究を多くは参考にしている（下記参照）。これらのガイドラインは、この種の患者における個別化されたケアの重要性を強調している。

唾液腺障害の管理・マネジメントについては、進行がん患者を対象としたいくつかの臨床試験に焦点が当てられたものである。唾液分泌刺激に関するランダム化比較試験の結果を**表28.6**に示す [38、39] とともに、唾液代替剤に関するランダム化比較試験の結果を**表28.7**に示す [38〜40]。唾液腺障害の管理・マネジメントは、第21章で詳細に論じられている。

口腔カンジダ症の管理・マネジメントもまた、進行がん患者に対するいくつかの臨床試験に焦点を当てている。報告によれば、最近はアゾール系（例：フルコナゾール、イトラコナゾール）に耐性であることが一般的である一方、ポリエン系（例：アムホテリシン、ナイスタチン）への耐性は一般的でなく、とりわけイースト菌が進行がん患者の口腔内でコロニー形成をした場合、このような傾向がある [41、42]。アゾール系に対する耐性の増加は、アゾール系薬剤の使用増加と、*Candida albicans* 以外の種（例：*C. glabrata*、*C. dubliniensis*）が進行がん患者の口腔内にコロニー形成をすることが多いためと考えられている [43]。

終末期における口腔ケア

終末期において口腔ケアが顕著に行われることがしばしばある。口腔ケアはいわゆる統合的ケアパス（integrated care pathways）[「看取り」に関するパス（Care of the Dying Pathway）] の主要な構成内容である [44]。

表 28.6 終末期ケアにおける唾液分泌刺激効果に関するランダム化比較試験

研究	治療	治療の効果	治療の副作用	備考
Daviesら、1998 [38]	ピロカルピン 5 mg 1日3回	口腔乾燥の改善 ◆ 90%の対象者	副作用 ◆ 84%の対象者 ◆ 発汗、めまい、流涙	ランダム化比較試験：ムチンを主成分とした人工唾液使用群とピロカルピン使用群を比較した。対象者の76%はピロカルピンの使用継続を希望し、ムチンを主成分とした人工唾液よりも効果的であった。
Daviesら、2000 [39]	ガム咀嚼 1～2粒を1日4回	口腔乾燥の改善 ◆ 90%の対象者	副作用 ◆ 22%の対象者 ◆ 口腔の不快感、嘔気、不快な味覚	ランダム化比較試験：ムチンを主成分とした人工唾液使用群とガム咀嚼群を比較した。対象者の86%がガム咀嚼の継続を希望し、ムチンを主成分とした人工唾液よりも効果的であった。

　しかしながら、こういった状況における口腔ケアの方法はエビデンスに基づいてはおらず、また、残念な結果が報告されている [45]。

　ある著者は、1～2時間ごとに終末期の患者に口腔ケアをするよう推奨している [46]。これは、患者（あるいは家族）にとっては、「やりすぎ」で、対応するスタッフが消費する時間が激しい。こういった頻繁な口腔ケアが必要な患者もいるだろうが、多くの患者は、これほどまでに頻繁に口腔ケアをしなくとも、快適な口腔状態は維持できる。口腔ケアの頻度は、決められた方法に従うよりは、個人の状態にあわせて決めるべきである。

　口腔ケアは、終末期においては家族に任されることがしばしばある [47]。口腔ケアを喜んで実施する家族もときにいるが、難しい、あるいは苦痛であると感じる家族もいる。適切であるなら、家族が口腔ケアを実施する機会を与えられることは重要である。さらに、専門家が十分に指導を行い、支持、指導を行うことで、家族が適切に口腔ケアを実施できるようにしなければならない。

　口腔粘膜の乾燥が、患者にとって主要な不快症状の一つである。家族（および専門家）はしばしば、口腔不快感の原因であると気付いているが、意識のない患者においては、対応されないこともある。口腔ケアの方法はしばしば、水を定期的に与えることが推奨されている。しかし、この方法の多くは非効率的である。なぜなら、水はすみやかに流れ去り、嚥下されたり蒸発したりするからである。より効果的な介入方法は、定期的に、水を基本とした湿潤ゲル（例：KY® jelly、Oral Balance® gel）を用いることである。

　終末期ケアは、患者の快適さの維持に重きを置くべきである [48]。意識のある患者における口腔ケアの利点を見いだすことは比較的簡単である。医療関係者は、常に患者に口腔ケアについて尋ねるべきである（すなわち口腔ケアで気持ちが良くなったかどうか、口腔ケアで何か問題が発生したかどうか、など）。その一方で、意識のない患者における口腔ケアを何のために行い、どのような利点があるかを見いだすことは、はるかに難しい。口腔ケアによる介入で何かしらの患者の苦痛が生じるのであれば、介入による利点が感じられるかどうかにかかわらず、介入は打ち切られるべきである。

（訳：町田達哉、曽我賢彦）

表 28.7 終末期ケアにおける唾液代用品に関するランダム化比較試験

研究	治療	治療の効果	治療の副作用	備考
Sweeney ら、1997 [40]	ムチンを主成分とした人工唾液（必要時）	口腔乾燥の改善 ◆ 60%の対象者	副作用 ◆ 報告なし	ランダム化比較試験：ムチンを主成分とした人工唾液使用群とプラセボスプレー使用群を比較 対象者の93%はムチンを主成分とした人工唾液の使用継続を希望した。
Davies ら、1998 [38]	ムチンを主成分とした人工唾液（1日4回）	口腔乾燥の改善 ◆ 73%の対象者	副作用 ◆ 31%の対象者 ◆ 嘔気、下痢、口腔の不快感	ランダム化比較試験：ムチンを主成分とした人工唾液使用群とピロカルピン使用群を比較 対象者の64%はムチンを主成分とした人工唾液の使用継続を希望した。
Davies AN ら、2000 [39]	ムチンを主成分とした人工唾液（1日4回）	口腔乾燥の改善 ◆ 89%の対象者	副作用 ◆ 19%の対象者 ◆ 嘔気、不快な味覚、口腔の不快感	ランダム化比較試験：ムチンを主成分とした人工唾液使用群とガム咀嚼群を比較 対象者の74%はムチンを主成分とした人工唾液の使用継続を希望した。

第 29 章
生活の質と医療経済学
Jennifer Beaumont, David Cella, Joshua Epstein

生活の質（Quality of Life: QOL）とは何か？

QOL（生活の質）とは生活におけるあらゆる状況を包含する主観的な概念であり、個人の資源や環境・社会的状況、健康状態とそれが日常生活に及ぼす影響の度合い、幸福な感情と生活における満足感などが含まれる [1]。

健康関連 QOL（Health-related quality of life: HRQOL）とは、「健康状態や疾病の治療により影響を受ける、日常のもしくは予期される身体的、心理的、社会的な満足の指標」である [2]。HRQOL は QOL の以下の見地－身体的、感情的、社会的な見地－これら個人の健康へ直接的・間接的に影響を及ぼす要素からなっている。

QOL は、本質的に主観的な概念であり、患者から情報を得ることが肝要である。つまり、たとえ現状を客観的な尺度で測ることが可能であるとしても、その状況の完全な理解には患者の感じ方を反映させることが必須である。たとえば、臨床における口腔粘膜障害の評価は、評価者の潰瘍を評価する能力によるところが非常に大きいものの [3]、状況変化のすみやかな検知にはつながらないのかもしれない。事実、最近のパリフェルミンの第Ⅲ相試験においては、評価者が観察する口腔粘膜障害の発症、ピークや痛みの消退といった変化を患者自身が 1 ～ 3 日ほど早く自覚していると報告している [4]。

生活の質をどのように評価するか？

QOL を評価するため多くの方法が存在する。口頭での聞き取り、質問用紙による自己回答、電話（機械音声）による聞き取り、インターネットでの回答、そしてコンピューター適応型テストによる回答方法などがある。どの手法（および回答方法）を選択するかは対象者集団や、関心事の特徴によって決まる。

包括的健康関連 QOL の評価ツール

包括的な評価方法では、特定の健康状態の有無にかかわらず、すべての人に該当する質問を行う。包括的な評価方法では疾患の状態のみならず健康関連 QOL（HRQOL）の状況を比較でき、個人間、集団間や一般住民を含めた比較が可能である。

一般的に用いられる総合的な HRQOL の指標は Medical Outcomes Study 36-item Short Form Health Survey（SF-36）である [5]。SF-36 は 8 つの領域［身体機能、日常役割機能（身体）、体の痛み、全体的健康感、活力、社会生活機能、日常役割機能（精神）、心の健康］から構成される。個人のスコアは身体的側面および精神的側面の QOL サマリースコアを組み合わせることによって測定される。

がん患者に用いるために開発された包括的尺度がある（例：FACT-G、EORTC-QLC-C30）が、他疾患患者群や一般健常者に対してはほとんど改変することなく用いられてきた。Functional Assessment of Cancer Therapy-General（FACT-G）は身体的、社会・家族的、感情的・機能的な幸福を評価する 27 項

目の HRQOL 質問表である [6]。European Organization for Research and Treatment of Cancer Quality of Life Questionnaire（EORTC-QLQ-C30）は役割、認知、感情的および社会的機能を、個々の自覚症状（例：倦怠感、嘔気や嘔吐、疼痛）の有無や包括的な健康状態とともに評価する 30 項目の質問表である [7]。

米国国立衛生研究所（National Institute of health: NIH）によって設立された Patient Reported Outcomes Measurement Information System（PROMIS）チームのもと、質的手法と心理的手法を幅広く採り入れて発展した包括的評価方法が新たに開発されていった [8, 9]。このようなツールによって、包括的評価に比べて高精度かつ対象を絞った QOL 尺度を研究者らは利用できるようになる。

照準的健康関連 QOL の評価ツール

対象を絞った評価方法が必要で、疾患、症状、治療に特異的な質問内容が開発されている。疾患特異的尺度においては心配事、症状、ある特定の疾患（例：頭頸部がん）に対する治療特有の副作用に着目している。症状特異的尺度においては特徴的な症状や種々の疾患に共通する障害（例：倦怠感、うつ症状など）に注目している。治療特異的尺度においては特定の治療（例：放射線療法）に伴う心配な事象に注目する。特異的な尺度はしばしば感度が高いが、健康状態のすべての面をとらえることはない。このため多くの臨床家や研究者は全般的な尺度と特異的な尺度を上手く組み合わせた手法を選択している。

疾患特異的尺度

1. FACT-Head and Neck（FACT-HN）スケールは、FACT-Gに頭頸部がんに特異的な項目を加えた自己回答式の評価法である[10]。頭頸部がんに特異的な10項目は、食事摂取、口腔乾燥、呼吸状態、発声の質、声量、容姿に関する心配事、嚥下能力、そして口、喉や頸部の痛みから構成される。
2. FACT-HN Symptom Index（FHNSI）は、FACT-HNから専門家が進行頭頸部がん治療において重要とする症状を絞りこんだ10項目で構成される評価法である[11]。10項目は、疼痛、摂取栄養量の不足、嚥下能力、顔面部や頸部の痛み、呼吸障害、コミュニケーション能力、嘔気、固形食の摂食能力、状態悪化に対する不安感と現在のQOLに対する満足度である。
3. EORTC-QLQ-H&N35は、頭頸部がんとその治療に伴うQOLを評価するもので、疼痛、嚥下、発声、特殊感覚、社会的摂食、社会とのコンタクト、性欲といった項目からなる[12]。EORTC-QLQ-H&N35はすべての頭頸部がんとすべての治療法に適用できる。
4. University of Washington Quality of Life scale（UW-QOL）は、ほかのすべてのHR-QOLやQOLと同様に頭頸部がん患者に対して使用する目的で作成され、HR-QOLの12領域で評価される[13]。12領域は、疼痛、容姿、活動、休養、嚥下、咀嚼、発声、肩症状の問題、味覚、唾液、気分と不安感である。

症状特異的尺度

1. EORTCという口腔症状や機能を評価するスケールは、顔面・口腔の疼痛、歯痛、口腔機能（例：咀嚼、嚥下）、および放射線療法後の変化を測るQLQ-C30に付随する評価尺度である[14]。この尺度は、治療期間中や治療後のフォロー期間中の変化をよく反映することが示されている[15]。
2. Oral Mucositis Daily Questionnaire（OMDQ）は毎日の評価を目的とした10の質問項目で構成されている。全般的な健康状態とともに口腔、喉の痛みと生活機能の制限（すなわち睡眠、嚥下、飲

水、食事と会話）を測定する。
3. Oral Mucositis Weekly Questionnaire – Head and Neck Cancer（OMDQ-HN）はOMDQを基にしている。そのため、口と喉の疼痛や生活機能の制限を評価する[16]。

治療特異的尺度
1. McMaster University Head and Neck Radiotherapy Questionnaire（HNRQ）は22の質問からなり、6つの領域（口腔、喉、肌、消化、栄養、心理社会的）の症状を評価する[17]。
2. Quality of Life-Radiation Therapy Instrument/Head and Neck companion module（QOL-RTI/H&N）は疾患と治療法の両者に特異的な尺度である。QOL-RTI/H&Nは39項目の自己回答式質問評価法である。QOL-RTIの全般的な質問25項目と頭頸部領域の14の基本項目（疼痛、唾液、粘膜、味覚、咀嚼、嚥下、発声、容姿、咳）からなる。この質問は頭頸部領域に放射線療法を受ける患者にとくに関連性が高くなるよう作成されている[18]。

口腔合併症がQOLへ及ぼす影響とは？
頭頸部放射線療法

多くの研究で、放射線療法を受けた頭頸部がん患者の症状やHRQOLが報告されている。一般的に、口腔症状とHRQOLの悪化は放射線療法に先行して存在し、治療中に悪化し、時に治療前の状況に回復するが、必ずしも健常者レベルではない。信頼性のある研究の内容のいくつかについて紹介する。

放射線療法を受ける138人の頭頸部がん患者に対して無作為抽出、二重盲検比較試験を行い、抗菌薬トローチ使用群とプラセボ群に分けて口腔粘膜障害の予防と治療の効果を調べた[19]。患者は調査期間中、EORTC QLQ-C30と本調査のみに用いた評価項目を測定した。患者は放射線療法前において、倦怠感や疼痛、睡眠障害といった疾患特異的な問題とともに、軽度の感情的、社会機能的な問題があると回答した。全般的QOLも治療前に損なわれていた。放射線療法期間中、患者は咀嚼能力の中等度悪化を経験し、口腔と咽頭痛の顕著な悪化そして食事中の口腔内の疼痛を自覚していた。口腔乾燥は放射線療法ですぐに症状が悪化し、治療後回復しなかった。それゆえ患者は放射線療法後に役割機能スコア（role-functioning score）の中等度の低下がみられた。

頭頸部がん患者に対する別の調査では、EORTC QLQ-C30で調べた全般的なQOLが放射線療法中に悪化し、治療後半年経過しても改善されたのは一部だけであった[15]。同様の傾向がEORTC QLQ-C30の多くの領域で観察されている。

放射線化学療法もしくは放射線療法単独の治療中の頭頸部がん患者75人がOMWQ-HNとFACT-HNを5回回答した調査がある[16]。この調査において時期を追ってすべての尺度スコアが悪化し、さらにその悪化は特定の生活機能制限の増加と一致していた。

前述のとおり、HRQOLの低下は治療完了後数ヵ月にわたってみられる。Epsteinら[14]は放射線療法を6ヵ月以上前に完了した原発性頭頸部がん患者65人に対して調査を行なった。EORTC QLQ-C30とEORTC口腔症状・生活機能尺度を用い、HRQOLを測定した。口腔乾燥は最も多い回答であり、患者の92%が経験していた。患者が回答したその他の症状としては味覚の変化（75%）、嚥下困難（63%）、咀嚼困難（43%）、食事時の口腔内の疼痛（40%）が挙げられる。患者の大部分は何らかの疼痛（58%）を経験しており、17%は中等度もしくは重度の疼痛と回答した。患者の約半数は緊張、不安、いらだち、あるいはうつ症状を回答している。加えて、患者は機能面での問題として、長時間歩行や集中を要

する事柄への取り組みに対する困難さ（43%）、および仕事や家事での制限（42%）を回答した。事実、15% の患者は働くことができていなかった。がんやその治療は患者の家族（45%）や社会活動（60%）、個人資産（57%）へも影響を与えた。

化学療法と QOL

ほかの研究グループが腫瘍患者の口腔粘膜障害とほかの領域の HRQOL について調べている。Sonis ら [20] は、固形がんで骨髄抑制を伴う化学療法を受けた患者において粘膜障害の発症群（9%）のほうが未発症群（5%）よりも倦怠感の回答率が高いことを報告した。

Cella ら [3] は、口腔粘膜障害の主観的尺度と客観的尺度を用いて 323 人の急性・慢性白血病、リンパ腫、多発性骨髄腫患者を対象に調査した。化学療法に伴う口内炎に対するイセガナン治療群とプラセボ群にランダムに振り分けた。治療開始後の最初の 3 週間は、おのおのの週に 3 回の頻度で評価した。医療者が National Institute Common Toxicity Criteria を用いて口腔粘膜障害と嚥下障害を客観的に評価した。主観的と客観的尺度いずれにおいても口腔粘膜障害は調査が進むにつれて増加し、さらに研究期間を経るにつれて減少した。ほとんどの患者は、口内痛のピークを口内炎のピークの頃の 2 日間と回答した（57%）。一方で、症状の現れない患者もおり、それらの項目は口内痛で 29%、口内炎で 19%、そして嚥下障害で 24% であった。口内痛スコアの最大値は、口内炎のピークと相関した（r=0.69）。

造血幹細胞移植と QOL

口腔粘膜障害を評価し、それが HR-QOL に与える影響を調査する対象として、造血幹細胞移植（hematopoietic cell transplantation: HSCT）が挙げられる。パリフェルミンのプラセボ対象試験による OMDQ と FACT-G の報告がある [4]。パリフェルミン使用群では口腔や喉の疼痛が 38% 減少した。同様に嚥下時、飲水時、食事中、会話時、および睡眠時に症状が改善した。FACT の身体的スコアと機能的幸福感のスコアがパリフェルミン使用群で高値となり、FACT の感情的スコアと社会／家族的幸福感のスコアでは、両群に差はなかった。

医療経済学とは何か？

医療経済学とは、医療資源を社会にどのように配分するのかを論ずる学問である [21、22]。

新たな医療技術の安全性と効果の両面が明らかになると、意思決定者は、決まって以下の 2 点を自問する：（1）新技術を導入する経済的な余裕、（2）新技術に新たな費用をかける価値についてである。医療経済学の分野ではこの問いに答えるための特定の方法を発展させてきた。意思決定者は、限られた資金から充てるべき費用を決める際にそれら合理的評価を用いて判断できる。

全世界の多くの国において医療費が国内総生産の大きな割合を占め続けているため、医療経済学の重要性が増しつつある。事実、多くの政府が医療技術の費用対効果を評価するための公式機関を設立している。たとえばイギリスでは、国立医療技術評価機構（National Institute for Health and Clinical Excellence: NICE）が設立されている。

どのように医療経済を評価するか？

　医療経済学の分析はどのような視点でなされるのか理解する必要がある。典型的には、病院や消費者の視点から、あるいは社会的視点から分析される。病院や消費者の視点では、一般的に関心事は直接医療費のみとなる。直接医療費とは消費者が受ける医療の対価であり、入院や提供されたケア（例：栄養サポートや薬剤による治療）などの費用である。社会的視点での分析は、典型的には政府レベルでの決定がなされる際に行われる。この際は、直接医療費と間接的な生産費の両者が評価される。間接的生産費の例としては、障害あるいは早世による収入喪失である。特記しておくが、社会的視点からの直接費で最も適切なのは、消費者が支払った費用を調べたものであり、病院や医療者によって支払われた費用について調べたものではない[21]。

　疾患を対象とした研究では、罹患状態での現在の標準的な医療に関連する費用を調べる。このような研究でよく用いる手法は、病院のデータベースあるいは保険会社への請求のデータベースを後方視的に調べる。一方、このような情報を前向き研究で調べることも可能である。

　疾患を対象とした現在の傾向が示された後、そしていまだ対処されていない需要が新たな医療技術で満たされることがわかった後、医療経済学者は新医療技術のなしうる経済的なインパクトについて評価したいと考える。経済的なインパクトモデルは新治療により利益を受けるであろう多くの患者を推計して構築することができ、追加費用がその治療・技術にかかわるほかの部分で相殺されるかを検討する。

　もし、新技術が現行の標準的な治療よりもコストを要する場合、意思決定者は新規治療でさらにかかるコストの「価値」があるか知っておきたいであろう。費用についての評価はさまざまな異なった尺度に対して行うことができる。

1. 費用効果分析（cost-effectiveness analysis: CEA）―CEAは、費用と特定のアウトカムの比較方法である。疾患の予防、入院の回避、保たれた生存年数（life years saved: LYS）などをアウトカムとする。このような効果の判定には、ステークホルダーが理解しやすく、同疾患のほかの治療法と比較しやすいことが必要である。CEAの欠点はほかの疾患との比較が容易でないことである（異なる尺度での効果判定がなされているかもしれないため）。

2. 費用効用分析（cost-utility analysis: CUA）―CUAは、新規治療と疾患の状態を比較するにあたり、一般的な健康の尺度で利用可能なものを使用する方法である。この尺度は質調整生存年（Quality Adjusted Life years: QALY）と呼ばれる。QALYは人生を質的および量的な両者で評価する。質的な重みは1年の生存が完全に健康である場合を1、死亡を0として評価される。すなわち5年間完全に健康な状態でいれば5 QALYとされる。もし健康状態にあれば0.5 quality weightが与えられ、5年間この状態であれば2.5 QALYとみなされる。これまでのところ、治療にかかる費用が5万ドル／QALYを下回っていれば、この閾値については議論があるところではあるが、費用対効果があるとされる。

3. 費用便益分析（Cost-benefit analysis: CBA）―CBAは、費用と便益の両者を通貨単位で評価する分析法である。便益はその便益に対して費やすことを望む金額で評価され、ドル（あるいはほかの通貨単位）で価値づけされる。CBAはあまり使われず、それは通貨単位で健康の価値づけをすることが困難であるためである。

口腔合併症に関する経済的指標には何が用いられるのか？
口腔がんのコスト

　口腔がん治療にかかる費用について多くの研究が報告されている（下記参照）。一般に、口腔がん治療には多額の費用がかかるとされ、その費用は腫瘍のステージにより増加し、さらに、がん治療中の合併症によって費用が増すと報告されている。

　患者の診療記録に基づくがん患者の治療費に関する分析は、治療にかかるすべての費用が少なく見積もられており、その見積もられた費用は合併症の記載の程度や、ほかの医療資源投入者によってなされるケア（例：歯や口腔のケア）といった事柄に影響されるという見解がある。

　オランダの研究者は、1994年から1996年にかけて同国の2つの大学病院において、頭頸部がん患者の診断、治療、2年のフォローアップにかかる費用は21,858ユーロ（1996年）であると計算した[23]。現在のインフレの影響もあり、頭頸部がん患者の治療費は非常に高額になっている。

　Funkら[24]は、ある大学病院の患者支払記録を用い、頭頸部がん患者が1年間に費やす医療費の中央値がほぼ32,000ドル（1983年アメリカドル）であると算出した。本調査では、医療費の推測に重要な因子は、第一にがんのステージ、次いで実施された治療の種類であった。

　Zavrasら[25]も腫瘍のステージが医療費に関連すると報告した。彼らは診療記録を調べ、口腔がん患者が入院治療中にかかる費用を報告し、ステージ1が3,662ドル、ステージ2が5,867ドル、ステージ3が10,316ドル、ステージ4が11,467ドル（2001年アメリカドル）であった。本調査の治療費が比較的低額なのは、ギリシャの医療体系の特殊性によるものであろう。

　同様にイギリスの2病院の診療記録を用いた後方視的調査から、口腔がん患者の3年間の診療費用は病期に伴って増加することが明らかとなった[26]。前がん状態とステージ1～4までの診療費用は、おのおの1,869ポンド、4,914ポンド、8,535ポンド、11,883ポンド、13,513ポンドであった。

　上記調査は1～2つの病院の患者診療記録のみを分析し調査されたものである。一方、ほかの病院で受けた治療、あるいは病院外で受けた医療（プライマリケアや社会的なケアの費用）については調査に含まれていない。病院内すべての記録を用いた費用調査法のもう一つの限界として、機会費用の見積りとしてはより適切とされている患者が支払った費用よりもむしろ病院が患者へ請求した金額を研究者らが用いていることが挙げられる。

　Langら[27]は頭頸部がんの診断を受けてから1年以内のメディケアの医療費負担（1998年アメリカドル換算）の平均について、同性、同年代のがん以外の患者よりも22,589ドル高いことを報告した。彼らは腫瘍のステージと5年間の医療費（非がん対照：37,434ドル、限局性：42,698ドル、リンパ節転移：58,387ドル、遠隔転移：53,741ドル）の関係についても報告した。さらに、頭頸部がん患者の5年以上のメディケア医療費を2億5千万ドル以上と見積もった。薬剤費用はメディケアの補償範囲に含まれないため、調査期間中の薬剤費用を集計できないことと、さらに追加費用も調査できていないことを指摘しておく。

　Epsteinら[28]はメディケイドの請求に関するデータベースを基にして調査を行い、口腔・咽頭がん患者の1年間の医療費（治験薬含む）の中央値は早期の病期であれば22,658ドルであるのに対して、進行した病期においては27,665ドルであることを明らかにした。実際の費用はこれよりも高額であると思われ、その理由として、メディケイドの支払額は、個人契約の市販型医療保険プランよりも給付が低いかもしれないことと、患者が支払う直接費がこの評価に含まれていないことが挙げられる。

　上記の調査は病院や保険者の視点で費用を評価している。社会的視点で評価するためには、患者が負

担した費用を評価しなくてはならない。Yabroff ら [29] は、頭頸部がんの診断を受けた患者が1年間に費やす診察のための移動時間、診察の待ち時間、そして診療やケアの時間を平均2,268ドル相当と評価した。さらに、CDCP は1997年～2001年の期間において、口唇がん、口腔がんと咽頭がんによって82,863年の潜在的生存期間の損失があり、これは1.8兆ドルの損失に相当する [30]。

口腔がんスクリーニングの費用対効果

口腔がんスクリーニングプログラムは口腔がんの罹患率、生存率と費用の面の改善を目的に提唱されている。これは、原発腫瘍の再発と新規原発腫瘍の両方もしくは一方の発症リスクが高いことで知られている。上気道のがん治療を以前に受けた患者に対する経過観察でとりわけ有効である。

英国国営保健サービス（The UK National Health Service）の R&D Technology Assessment プログラムでは、さまざまな口腔がんスクリーニング戦略を進め、包括的で費用対効果に優れたモデルへと発展させていった。[26]。このプログラムによって40歳から60歳の口腔がんのハイリスク患者（喫煙および飲酒を行っている者）のスクリーニングが費用対効果の面で有効なことが明らかとなった（18,919ポンド／QALY）。

頭頸部がん治療の費用対効果

費用対効果モデルは、がん患者に最も費用対効果が高い治療についての情報発信に利用されてきた。日本の研究 [31] で、術中のナビゲーションツールとしてのセンチネルリンパ節放射能集積について11名の早期頭頸部がん患者を対象に評価し、この技術は現在の1,000例中7例の術中死亡の防止だけでなく、患側の頸部郭清術に比べ1,218ドルの費用を軽減することを示した。

Hopper ら [32] は、進行頭頸部がん未治療群と Foscan-mediated photodynamic therapy（Foscan-PDT）を用いた群を比較し、後者が費用の面での有効性を示した（すなわち14,206ポンド／LYS）。Foscan-PDT は緩和的化学療法や手術に比べて有効で安価なよりよい戦略であった（Foscan-PDT：5,741ポンド、緩和的化学療法：9,924ポンド、緩和的手術：16,912ポンド）。

頭頸部がん患者において陽子線治療は通法の放射線治療に比べて費用対効果が高いとされている [33]。研究者は65歳以上の患者において3,500スウェーデン・クローナ／QALY 費用有効的であると試算した。

がん治療に伴う口腔合併症の予防およびマネジメントの費用

がん治療に伴う口腔粘膜障害が発症すると、新規の入院や入院期間の長期化とさまざまな医療資源の投入が必要となるかもしれない。口腔粘膜障害による費用は、放射線療法や化学療法を受ける患者よりも造血幹細胞移植を受ける患者で増加し、口腔粘膜障害の重症度が費用の増加と関係していることが先行研究によって示されている。

Peterman ら [34] は頭頸部がんに対して放射線療法や化学療法を受けた患者45人の診療記録を後方視的に検討した。口腔粘膜障害をマネジメントするための費用は病院からの請求額と患者が支払った金額の両方を使って試算された。口腔粘膜障害による医療費の増加を試算すると、上限が4,037ドルで下限が2,949ドルであった。重症な口腔粘膜障害治療中に発症した患者の方が、総医療費が高額になる傾向にあった。上記のような粘膜障害に伴う費用は容易に上昇する一方で、ほとんどすべての患者がさまざまな化学療法レジメンの治療を受けている。

Eltingら[35]は、599人の固形腫瘍患者を対象として化学療法による口腔粘膜障害に要した費用を後向きに調査し、同様の結果を報告した。一般的な化学療法サイクル中に口腔粘膜障害が悪化した患者はそうでない患者に比べて入院期間が2日長かった。米国のメディケアでは、化学療法中に口腔粘膜障害がなかった場合の治療費（入院費）は3,893ドル／サイクルであり、口腔粘膜障害のあった場合では6,277ドル／サイクルと試算されている。さらに治療費の増加はNational Cancer Institute（NCI）グレード1～2の群では2,725ドルである一方、グレード3～4の群では5,565ドルであった。

　最近の調査でも口腔粘膜障害を発症する場合には治療費が増加すると報告されている。Nonzeeら[36]は、3つの大きな中核病院で放射線化学療法を受けた頭頸部がん患者について分析した。放射線化学療法の2ヵ月間の医療支払記録を調べ、支払費用の算出には一般的な負担割合を適用した。口腔粘膜障害を発症した患者の治療費の増加は中央値で17,244ドルと試算された。

　92人の造血幹細胞移植患者を対象とした国際的な調査[37]によって、口腔粘膜障害を発症した患者はそうでない者に比べて負担が43,000ドル増加することが示された。重回帰解析で分析され、粘膜障害のピーク時のOral Mucositis Assessment scale（OMAS）スコアが1ポイント増加すると重症感染症のリスクが倍になること、中心静脈栄養（total parenteral nutrition: TPN）が2.7日延長すること、注射薬による疼痛管理が2.6日延長すること、入院期間が2.6日延長すること、そして入院費が25,405ドル増加することが明らかになった。

　Vera-Llonchら[38]は、同種造血幹細胞移植を受けた281人の患者の診療記録を後向きに調査し、口腔粘膜障害が発症した際に要する費用を包括的に調査した。重症な口内炎のある者とない者を含めて専門的処置、薬剤、栄養を加味した考察をした結果、入院中の医療費は213,995～437,421ドルの範囲にあった。この調査においても中心静脈栄養の日数、注射薬による疼痛管理日数、入院日数、入院費と口腔粘膜障害の重症度には明らかな相関があった。

　口腔粘膜障害予防や管理についての意思決定の際には、口腔粘膜障害が発症すると高額な費用がかかることを考慮して検討するべきである。Eltingら[39]は212人の造血幹細胞移植患者を対象として口内炎予防目的にパリフェルミン使用群とプラセボ群のランダム研究を実施し入院治療費を試算した[40]。その結果、パリフェルミン使用群で73,938ドル、プラセボ群で77,533ドルという入院中の治療費を試算した。この費用の差に有意差はなかったが（p＝0.39）、著者は入院日数の短縮によりパリフェルミン投与のコストを相殺できると結論付けた（論文出版時において患者ごとにおおよそ8,250ドル）。

　ある研究では、放射線療法中の頭頸部がん患者54人を対象として、アミフォスチンの効果に関して評価している[41]。アミフォスチンに有害事象に対する有意な利点がみられず、アミフォスチン使用群は非使用群よりもより高額な医療費がかかったとしている。

（訳：小﨑弘貴、曽我賢彦、目黒道生）

参考文献

1　Cella D, Nowinski CJ (2002). Measuring quality of life in chronic illness: the Functional Assessment of Chronic Illness Therapy measurement system. Arch Phys Med Rehabil, 83(12Suppl 2), Sl0-7.
2　Cella DF (1995). Measuring quality of life in palliative care. Semin Oncol, 22 (2 Suppl 3), 73-81.
3　Cella D, Pulliam J, Fuchs H, et al. (2003). Evaluation of pain associated with oral mucositis during the acute period after administration of high-dose chemotherapy. Cancer, 98(2), 406-12.

4. Stiff PJ, Emmanouilides C, Bensinger WI, et al. (2006). Palifermin reduces patient-reported mouth and throat soreness and improves patient functioning in the hematopoietic stem-cell transplantation setting. J Clin Oncol, 24(33), 5186-93.
5. Ware JE, Snow KK, Kosinski M (2000). Sf-36 Health Survey: Manual and Interpretation Guide. Quality Metric Incorporated, Lincoln.
6. Cella DF, Tulsky DS, Gray G, et al. (1993). The Functional Assessment of Cancer Therapy scale: development and validation of the general measure. J Clin Oncol, 11(3), 570-9.
7. Aaronson NK, Ahmedzai S, Bergman B, et al. (1993). The European Organization for Research and Treatment of Cancer QLQ-C30: a quality of life instrument for the use in international trials in oncology. J Natl Cancer Inst, 85(5), 365-76.
8. Cella D, Yount S, Rothrock N, et al. (2007). The Patient-Reported Outcomes Measurement Information System (PROMIS): progress of an NIH Roadmap cooperative group during its first two years. Med Care, 45(5 Suppl), S3-11.
9. Reeve BB, Hays RD, Bjorner JB, et al. (2007). Psychometric evaluation and calibration of health-related quality of life items banks: plans for the Patient-Reported Outcome Measurement Information System (PROMIS). Med Care, 45(5 Suppl), S21-31.
10. List MA, D'Antonio LL, Cella DF, et al. (1996). The Performance Status Scale for Head and Neck Cancer Patients and the Functional Assessment of Cancer Therapy - Head and Neck Scale. A study of utility and validity. Cancer, 77(11), 2294-301.
11. Cella D, Paul D, Yount S, et al. (2003). What are the most important Symptom targets when treating advanced cancer? A survey of providers in the National Comprehensive Cancer Network (NCCN). Cancer Invest, 21(4), 516-35.
12. Bjordal K, Hammerlid E, Ahlner-Elmqvist M, et al. (1999). Quality of life in head and neck cancer patients: validation of the European Organization for Research and Treatment of Cancer Quality of Life Questionnaire - H&N35. J Clin Oncol, 17(3), 1008-19.
13. Rogers SN, Gwanne S, Lowe D, Humphris G, Yueh B, Weymuller EA (2002). The addition of mood and anxiety domains to the University of Washington quality of life scale. Head Neck, 24(6), 521-9.
14. Epstein JB, Emerton S, Kolbinson DA, et al. (1999). Quality of life and oral function following radiotherapy for head and neck cancer. Head Neck, 21(1), 1-11.
15. Epstein JB, Robertson M, Emerton S, Phillips N, Stevenson-Moore P (2001). Quality of life and oral function in patients treated with radiation therapy for head and neck cancer. Head Neck, 23(5), 389-98.
16. Epstein JB, Beaumont JL, Gwede CK, et al. (2007). Longitudinal evaluation of the Oral Mucositis Weekly Questionnaire -Head and Neck Cancer, a patient-reported outcomes questionnaire. Cancer, 109(9), 1914-22.
17. Browman GP, Levine MN, Hodson DI, et al. (1993). The Head and Neck Radiotherapy Questionnaire: a morbidity/quality-of-life instrument for clinical trials of radiation therapy in locally advanced head and neck cancer. J Clin Oncol, 11(5), 863-72.
18. Trotti A, Johnson DJ, Gwede C, et al. (1998). Development of a head and neck companion module for the Quality of Life - Radiation Therapy Instrument (QOL-RTI). Int J Radiat Oncol Biol Phys, 42(2), 257-61.
19. Duncan GG, Epstein JB, Tu D, et al. (2005). Quality of life, mucositis, and xerostomia from radiotherapy for head and neck cancers: a report from the NCIC CTG HN2 randomized trial of an antimicrobial lozenge to prevent mucositis. Head Neck, 27(5), 421-8.
20. Sonis ST, Elting LS, Keefe D, et al. (2004). Perspectives on cancer therapy-induced mucosal injury: pathogenesis, measurement, epidemiology, and consequences for patients. Cancer, 100(9 Suppl), 1995-2025.
21. Gold MR, Siegel JE, Russell LB, Weinstein MC (1996). Cost-effectiveness in health and medicine. Oxford University Press, New York.
22. Drummond MF, Sculpher MJ, Torrance GW, O'Brien BJ, Stoddart GL (2005). Methods for the economic evaluation of health care programmes. Oxford University Press, New York.
23. Van Agthoven M, van Ineveld BM, de Boer MF, et al. (2001). The costs of head and neck oncology: primary tumours, recurrent tumours and long-term follow-up. Eur J Cancer, 37(17), 2204-11.
24. Funk GF, Hoffman HT, Karnell LH, et al. (1998). Cost-identification analysis in oral cavity cancer management. Otolaryngol Head Neck Surg, 118(2), 211-20.
25. Zavras A, Andreopoulos N, Katsikeris N, Zavras D, Cartsos V, Vamvakidis A (2002). Oral cancer treatment costs in Greece and the effect of advanced disease. BMC Public Health, 2, 12-20.
26. Speight PM, Palmer S, Moles DR, et al. (2006). The cost-effectiveness of screening for oral cancer in primary care. Health Technol Assess, 10(14), 1-144.
27. Lang K, Menzin J, Earle CC, Jacobson J, Hsu MA (2004). The economic cost of squamous cell cancer of the head and neck. Arch Otolaryngol Head Neck Surg, 130(11), 1269-75.
28. Epstein JD, Knight TK, Epstein JB, Bride MA, Nichol MB (2008). The cost of care for early and late stage oropharyngeal cancer in the California Medicaid population. Head Neck, 30(2), 178-86.

29 Yabroff KR, Davis WW, Lamont EB, et al. (2007). Patient time costs associated with cancer care. J Natl Cancer Inst, 99(1), 14-23.
30 Centers for Disease Control and Prevention (2005). Annual smoking-attributable mortality, years of potential life lost, and productivity losses - United States, 1997-2001. MMWR Morb Mortal Wkly Rep, 54(25), 625-8. Last accessed on 11/3/2008 at: http://www.cdc.gov/mmwr/preview/mmwrhtml/mm5425a1.htm
31 Kosuda S, Kusano S, Kohno N, et al. (2003). Feasibility and cost-effectiveness of sentinel lymph node radiolocalization in stage N0 head and neck cancer. Arch Otolaryngol Head Neck Surg, 129(10), 1105-9.
32 Hopper C, Niziol C, Sidhu M (2004). The cost-effectiveness of Foscan mediated photodynamic therapy (Foscan-PDT) compared with extensive palliative surgery and palliative chemotherapy for patients with advanced head and neck cancer in the UK. Oral Oncol, 40(4), 372-82.
33 Lundkvist J, Ekman M, Ericsson SR, Jonsson B, Glimelius B (2005). Proton therapy of cancer: potential clinical advantages and cost-effectiveness. Acta Oncol, 44(8), 850-61.
34 Peterman A, Cella D, Glandon G, Dobrez D, Yount S (2001). Mucositis in head and neck cancer: economic and quality of life outcomes. J Natl Cancer Inst Monogr, (29), 45-51.
35 Elting LS, Cooksley C, Chambers M, Cantor SB, Manzullo E, Rubenstein EB (2003). The burdens of cancer therapy. Clinical and economic outcomes of chemotherapy-induced mucositis. Cancer, 98(7), 1531-9.
36 Nonzee NJ, Dandade NA, Markossian T, et al. (2008). Evaluating the supportive care costs of severe radiochemotherapy-induced mucositis and pharyngitis: results from a Northwestern University Costs of Cancer Program pilot study with head and neck and nonsmall cell lung cancer patients who received care at a county hospital, a Veterans Administration hospital, or a comprehensive cancer care center. Cancer, 113(6), 1446-52.
37 Sonis ST, Oster G, Fuchs H, et al. (2001). Oral mucositis and the clinical and economic outcomes of hematopoietic stem cell transplantation. J Clin Oncol, 19(8), 2201-5.
38 Vera-Llonch M, Oster G, Ford CM, Lu J, Sonis S. (2007). Oral mucositis and outcomes of allogeneic hematopoietic stem-cell transplantation in patients with hematologic malignancies. Support Care Cancer, 15(5), 491-6.
39 Elting LS, Shih YC, Stiff PJ, et al. (2007b). Economic impact of palifermin on the costs of hospitalization for autologous hematopoietic stem-cell transplant: analysis of phase 3 trial results. Biol Blood Marrow Transplant, 13(7), 806-13.
40 Spielberger R, Stiff P, Bensinger W, et al. (2004). Palifermin for oral mucositis after intensive therapy for hematologic cancers. N Engl J Med, 351(25), 2590-8.
41 Braaksma M, van Agthoven M, Nijdam,W, Uyl-de Groot C, Lavendag P (2005). Costs of treatment intensification for head and neck cancer: concomitant chemoradiation randomised for radioprotection with amifostine. Eur J Cancer, 41(14), 2102-11.

第30章

情報源

Andrew Davies, Joel Epstein

"Learning is like rowing upstream; not to advance is to drop back"
　　　　　　　　　　　　　　　　　　　　　　　　Chinese proverb
「学ぶことは逆流を行く舟の如く、進まなければ押し戻される」
　　　　　　　　　　　　　　　　　　　　　　　　　　中国古訓

はじめに

　編者らはがんの口腔合併症とそのマネジメントについて最新の教科書を作ることとした。しかし、教科書の主な欠点の一つは、それが執筆当時「最新の」ものであったとしても、比較的短い期間で「時代遅れ」になってしまう可能性があることである。本章では主要な情報源について論じるとともに、関心領域の発展に相並んで歩み続けるためのいくつかのアドバイスを提供する。潜在的な情報源は莫大にあり、ここに示す（限られた）推薦する情報源は編者らの好み／経験を反映したものであることをお断りしておく。

教科書

　教科書は医療情報の重要な情報源でありつづける（Box 30.1）。読者は最も信頼性がある類の教科書に情報を求めることが重要である（例：老年腫瘍学、老年支持療法、老年歯科／オーラルメディスン、的を絞った具体的な教科書）。同様に、上記の理由により、読者は最新版の教科書から情報を得ることが重要であり、そしてその版の出版日について考慮することが重要である（それは臨床における進歩・発展のようなものである）。多くの教科書は読者の対象を絞って書かれており（例：先進国の医療関係者）、その内容はほかの読者（例：発展途上国の医療関係者）には適していないことがあることも心に留めておくべきである。

雑誌

　雑誌は最先端の医療情報源として重要なものである。しかし、多様な雑誌があるので、文献により最新の知識を保つことは難しい。実際、口腔合併症に関する論文は腫瘍学、支持療法学、そして歯学／オーラルメディスンの雑誌に頻繁に現れる。それにもかかわらず、幾度となく単純なやり方をすることになるが、文献により比較的最新の知識を保つことは可能である（Box 30.2）：
1．信頼できるデータベースを定期的に検索する（下記参照）。
2．自動の最新データベース検索を購読する（例：PubMedのMy NCBI section）。
3．自動の雑誌のコンテンツリストを購読する。
4．組織内／地域の輪読会に参加する。

Box 30.1　推薦する教科書

老年腫瘍学の教科書

- DeVita VT Jr, Lawrence TS, Rosenberg SA, DePinho RA, Weinberg RA（2008）. DeVita, Hellman, and Rosenberg's cancer: principles and practice of oncology, 8th edn. Lippincott Williams & Wilkins, Philadelphia
- Halperin EC, Perez CA, Brady LW（2007）. Perez and Brady's principles and practice of radiation oncology, 5th edn. Lippincott Williams & Wilkins, Philadelphia

老年支持療法の教科書

- Berger A, Shuster JL Jr, Von Roenn JH（2006）. Principles and practice of palliative care and supportive oncology, 3rd edn. Lippincott Williams & Wilkins, Philadelphia
- Doyle D, Hanks G, Cherny N, Calman K（2005）. Oxford textbook of palliative medicine, 3rd edn. Oxford University Press, Oxford

老年歯科／オーラルメディスンの教科書

- Greenberg MS, Glick M, Ship JA（2008）. Burket's oral medicine, 11th edn. BC Decker Inc, Hamilton
- Little JW, Palace DA, Miller CS, Rhodus NL（2007）. Dental management of the medically compromised patient, 7th edn. Mosby, St. Louis

的を絞った具体的な教科書

- Davies A, Finlay I（2005）. Oral care in advanced disease. Oxford University Press, Oxford

Box 30.2　推薦する査読ありの学術雑誌

老年腫瘍学の雑誌

- Journal of Clinical Oncology
- Lancet Oncology
- British Journal of Cancer
- Cancer

老年支持療法の雑誌

- Journal of Pain and Symptom Management
- Supportive Care in Cancer

老年歯科／オーラルメディスンの雑誌

- Oral Diseases
- Journal of the American Dental Association
- Journal of Oral Pathology and Medicine
- Oral Surgery Oral Medicine Oral Pathology Oral Radiology and Endodontology
- British Dental Journal
- Special Care Dentistry

的を絞った具体的な雑誌

- Oral Oncology
- Head and Neck

データベース

　さまざまな医療関連のデータベースが開発され、おのおのにはいくらか異なった焦点がある（そしていくらか異なった情報源を含んでいる）。検索にあたってのデータベースの選択は検索をしようとする問題の本質による。**表 30.1** に医療関連のデータベースで重要ないくつかの詳細について示す。感度（すなわち妥当な論文が見つけられる）と特異度（すなわち妥当性のない論文が検索結果とならない）を有する検索方法を用いることが重要であり、多くの場合、対処可能な数の文献が見つかる。それにもかかわらず、「最良の」検索方法でさえもすべての妥当性のある論文を見つけ出すことはできず、多くの妥当性のない論文が検索結果となることがあるであろう。実際のところ、データベース検索にあまり経験がない人は、より経験のある人（例：医学図書館員、熟練した研究者）からアドバイスを受け、研修を受けたほうがよい。

インターネット

　重要性が増しつつある情報源がインターネットである。インターネットには多くの利点があり、とりわけ情報へのアクセスが比較的容易であるという特徴がある（すなわち情報はいつでもどこでも利用可能である）。しかし、インターネットには多くの不利な点もあり、ウェブサイトに規定が比較的不足していることがこの一つである（すなわち誰でも独自のウェブサイトを作り、おのおのの見解を発信することができる）。さらには、すでにウェブサイトの数が増加しているゆえにインターネットでの検索はより時間を費やすものとなりうる。

　Health On the Net Foundation は独立した組織であり、医療関係のウェブサイトへの認証コードを開発し、認証された医療関係ウェブサイトのデータベースを定期的に管理している（http://www.hon.ch/）。また、特化された「検索エンジン」を用いることは一般的な検索エンジン（例：Google、Yahoo）を用いるより非常に生産性が高い結果を得ることができる。「Oral complication of cancer and

表 30.1　推薦するデータベース

データベース	内容	備考
PubMed http://www.ncbi.nlm.nih.gov/pubmed/	対象領域－医学、看護学、歯学を含み幅広い 期間－1950 年から現在 内容－文献情報、抄録、（論文全文）	アメリカ国立医学図書館により運営されている。PubMed は Medline データベースに基づいており、CancerLit データベースとも協力関係にある。PubMed/Medline は抜群の医療データベースである。「free access」の雑誌の文献へのリンクを含む。
CINAHL (Cumulative Index to Nursing and Allied Health Literature)	対象領域－看護学および医療関係者に関連する文献に重点を置いている 期間－1981 年から現在 内容－文献情報、抄録	定まった対象領域の追加情報（医学）源として有用である。
EMBASE (Excerpta Medica Database)	対象領域－ 期間－1974 年から現在 内容－文献情報、抄録	定まった対象領域の追加情報（医学）源として有用である。
The Cochrane Collaboration http://www.cochrane.org/	対象領域－ 内容－文献情報、抄録、（総説全文）	がんとその治療に伴う口腔合併症についてのいくつかの総説がある。 抄録は全世界で無料にて利用可能であり、全文については一部の国・地域（例：イギリス）で無料である。 総説は定期的に更新されている。

its management」の検索文は Health On the Net Foundation の検索エンジンで 405 件という対処可能な数であるが、Google 検索エンジンでは 225 万件という対処しようがない検索結果となる（**表 30.2**）。

表 30.2 推薦するウェブサイト

組織	ウェブサイトのアドレス	ウェブサイトの内容	備考
National Cancer Institute（USA）	http://www.cancer.gov/	がんのあらゆる視点・見地に特化した総合サイトであり、口腔がんおよびがん治療の口腔合併症のセクションも含む。	医療関係者および患者・介護者両方への情報が提供されている。
National Institute of Dental and Craniofacial Research（USA）	http://www.nidcr.nih.gov/	口腔の健康のあらゆる視点・見地に特化した総合サイトであり、口腔がんおよびがん治療の口腔合併症のセクションも含む。	医療関係者および患者・介護者両方への情報が提供されている。
National Cancer Center Network（USA）	http://www.nccn.org/	がんの治療・マネジメントに関するガイドラインがあり、頭頸部がんも含む。	医療関係者向け情報
The Cochrane Collaboration	http://www.cochrane.org/	さまざまな治療についてのシステマティックレビューがあり、がんおよびがん/がん治療による合併症も含まれる。	表 30.1 参照 総説には患者および介護者向けに「平易な言葉によるまとめ」が付されている。
Cancer Index	http://www.cancerindex.org/	がんおよびその治療についてのインターネットリソースへの「ゲートウェイ」サイト	医療関係者および患者・介護者両方へのリンクが提供されている。
Multinational Association for Supportive Care in Cancer	http://www.mascc.org/	がんの合併症のマネジメントについてのガイドラインが掲載されており、口腔粘膜障害も含む。	医療関係者向け情報
American Academy of Oral Medicine	http://www.aaom.com/	さまざまな口腔の問題についての情報で、がん治療後に二次的に生じる口腔の問題を含む。	患者・介護者（および医療関係者）向け情報
（Oral supportive care website）	http://www.oralsupportivecare.com/	サイトは現在構築中	「がんサバイバー」への口腔支持療法のプランのテンプレートがある。

（訳：曽我賢彦）

索引

欧文

A
AC+Tレジメン　142
Actinomyces naeslundii　186、187
Actinomyces viscosus　186、187
Aspergillus fumigatus　175

B
Bacteroides loescheii　233
Blastomyces dermatitidis　176
BRON→ビスホスホネート関連顎骨壊死を参照

C
Candida albicans　56、171
Candida glabrata　171
Candida guilliermondii　171
Candida krusei　171
Candida parapsilosis　171
Candida tropicalis　171
Centipeda periodontii　233
CHLORIDE（問診の診査項目の語呂合わせ）　21
Coccidioides immitis　176

E
Eikenella corrodens　233
Enterobacteriaceae　188、233
EP-GP　167
*Eubacterium*属　163、186
European Organization for Research and Treatment of Cancer Quality of Life Questionnaire（EORTC-QLQ-C30）　292

F
FACT-Head and Neck（FACT-HN）スケール　292
FACT-HN Symptom Index（FHNSI）　292
foetor ex ore　233
foetor oris　233
FOLFOXレジメン　142
Foscan-mediated photodynamic therapy　297
Functional Assessment of Cancer Therapy-General（FACT-G）　291
Fusobacterium nucleatum　186-7
Fusobacterium nucleatum polymorphum　233
Fusobacterium nucleatum vincentii　233
Fusobacterium periodontium　233

H
Histoplasma capsulatum　177
HSCT→造血幹細胞移植を参照

M
McMaster University Head and Neck Radiotherapy Questionnaire（HNRQ）　293
Medical Outcomes Study 36-item Short Form Health Survey（SF-36）　291
mUC5B　167
MUC7　167

N
nuclear factor kappa-B　143

O
Oral Assessment Guide　24、25
Oral Mucositis Daily Questionnaire（OMDQ）　292
Oral Mucositis Weekly Questionnaire-Head and Neck Cancer（OMWQ-HN）　293

P
p53　143
Paracoccidioides brasiliensis　178
Patient Reported Outcomes Measurement Information System（PROMIS）　292
Penicillium marneffei　178
Peptostreptococcus micros　186
Porphyromonas endodontalis　186、233
Porphyromonas gingivalis　187、233
Prevotella（Bacteroides）melaninogenica　233
Prevotella intermedia　187、233

Q
Quality of life（QOL）　86
　〜と化学療法　294
　〜と造血幹細胞移植　294
　〜と頭頸部放射線療法　293-4
　〜の定義
　〜の評価　291-3
　　照準的評価ツール　292-3
　　包括的評価ツール　291-2

Quality of Life-Radiation Therapy Instrument/Head and Neck companion module（QOL-RTI/H&N） 293

R
Rothia mucilaginosa 163

S
shoulder syndrome 84
Sporothrix schenckii 178
Staphylococcus aureus 188
Streptococcus anginosus 187
Streptococcus mitis 163
Streptococcus mutans 186
Streptococcus oralis 163
Streptococcus salivarius 163、237
Streptococcus sanguis 187
Streptococcus sobrinus 186

T
Tannerella forsynthensis（*Bacteroides forsythus*） 233
Tannerella forsythia 187
TheraBite® 108、112
Treponema denticola 187、233
Treponema pallidum 56

U
University of Washington Quality of Life scale（UW-QOL） 292

和文

あ
アイソトープ治療 92-3
亜鉛サプリメント 229
亜鉛の欠乏、および味覚障害 227
アグルチニン 167
アシクロビル 198
アスコルビン酸 214
アスペルギルス症 175-6
　〜の治療・マネジメント 181
アトロピン 255
アフタ性潰瘍 29-31
アミフォスチン 94、131、211
　〜の費用対効果 298
アルコール、と口腔がん 55
アレムツズマブ、口腔有害事象 6
アンピシリン・スルバクタム 191
アンホテリシン 181、182

い
移植片対宿主病、口腔 131-3
　小児の〜 266-7
イセガナン 131
痛み→口腔顔面痛を参照
遺伝的因子、口腔がんにおける 56
イトラコナゾール 181、182
イマチニブ、口腔への影響 5
イミペネム 191
医療経済学 295
　〜の定義 294
　〜の評価 295
　口腔合併症の予防およびマネジメント 297-8
　口腔がんスクリーニングの費用 297
　口腔がんのコスト 296
インプラント 40

う
ウイルス感染症 24、195-201
　エプスタイン・バーウイルス 199
　サイトメガロウイルス 200
　小児の〜 263
　水痘・帯状疱疹ウイルス 198-9
　単純ヘルペスウイルス 195-8
　ヒトパピローマウイルス 201
　ヒトヘルペスウイルス 201
　ヘルペスウイルス 187、195
齲蝕 186
　〜の治療・マネジメント 190
　小児の〜 265

造血幹細胞移植後の～　135

え
栄養　81
栄養障害　126
疫学　1-2
　　口腔がんの～　53-4
壊死性口内炎　187
　　～の治療・マネジメント　191
壊死性歯肉炎　187
　　～の治療・マネジメント　191
エックス線画像検査　23
　　補助的な～　37
エナメル上皮癌　69
エナメル上皮腫　68-9
エプスタイン・バーウイルス　24、196、200
エルロチニブ　60
　　～の口腔への影響　5
嚥下障害　80
　　老年患者の～　274

お
横隔神経　84
横紋筋肉腫　72

か
開口障害　81、99-112
　　～の疫学　99
　　～の診査　106
　　～の治療　108-12
　　～の定義　99
　　～の病因　100-1
　　～の予防　107-8
　　～の臨床像　101-6
　　小児の～　266
開口量　106
外部照射　91-2
潰瘍　22、28-9
　　口腔がんの～　58
　　好中球減少に伴う～　31
　　再発性アフタ性～　29-31
下顎機能障害質問紙（Mandibular Function Impairment Questionnaire: MFIQ）　103
化学的プラークコントロール　45
化学療法
　　～とQOL　294
　　～と味覚障害　227
　　～による口腔合併症の疫学　123
　　～による口腔合併症の病因　123

　　～による口腔合併症の臨床像　124-6
　　～による口腔有害事象　3-6、123-6
　　～の費用対効果　297
　　口腔がんの～　60
嗅ぎタバコ、と口腔がん　54
顎関節症　244
カスポファンギン　181
画像診断　37
　　エックス線画像検査　23
カダベリン　235
顎骨壊死
　　ビスホスホネート関連～　135、151-61
　　放射線療法後の～　117-20
　　　疫学　117
　　　管理・マネジメント　118-20
　　　高齢の患者　274
　　　診断・画像検査　118
　　　治療　120
　　　病態　117-18
　　　臨床的特徴　118
　　老年患者の～　274
顎骨中心性癌　69
カテリシジン　167
化膿性肉芽腫　133
カポジ肉腫　73
カルバマゼピン　245
緩下剤　247
カンジダ症　171-5
　　～の検査診断　174
　　～の素因　173
　　～の治療・マネジメント　175
　　～の分類　171-2
　　～の臨床像　172-4
　　偽膜性～　24、172
　　紅斑性～　23-4
　　紅斑性（萎縮性）～　172
　　進行がん患者の～　281
　　慢性紅斑性～　174
　　慢性肥厚性～　172-3
　　慢性皮膚粘膜～　174
感染　163-8
　　ウイルスの～→ウイルス感染を参照
　　化学療法に関連した～　125
　　口腔粘膜　165
　　口腔微生物　164
　　口腔微生物叢の管理　165-8
　　　共生微生物叢　165-6
　　口腔への細菌の定着　163-5
　　細菌の～→細菌感染を参照

歯肉溝滲出液　168
小児の〜　263
真菌の〜→真菌感染を参照
進行がんにおける〜　279
造血幹細胞移植後の〜　135-6
唾液　166-7
デンタルプラーク　165
免疫機構　168
官能試験評価　236
がんの影響　2-3
がんの罹患率　1
顔面神経下顎縁枝　85
管理・マネジメント　7-8
継続〜　41
治療前の〜　38-40
緩和ケア　285

き
気管狭窄症　82-83
気管食道瘻　83
気管軟化症　83
気管腕頭動脈瘻　83
義歯
〜の衛生　47、49-50
進行がん患者における問題　279
総〜　46-9
部分床〜　46-50
義歯性口内炎　174
進行がん患者の〜　279
義歯のケア　46-7
吉草酸　235
気道合併症　82-3
気管狭窄症　82-3
気管食道瘻　83
気管軟化症　83
気管腕頭動脈瘻　83
誤嚥および肺炎　83
丘疹　22
競合阻害　166
共生微生物叢　165-6
強度変調放射線治療　40
菌血症　188
キンマの葉、と口腔がん　55

く
クエン酸　213
クマリン／トロキセルチン　212
クライオセラピー　147
クリプトコッカス症　176-7
〜の治療・マネジメント　182
クリンダマイシン　191
クロキサシリン　191
クロルヘキシジン　45、156
〜の口腔への影響　4、45

け
形質細胞疾患　70-1
頸部リンパ節の腫大　58
ゲオトリクム症　177
血液腫瘍　70-1
形質細胞疾患　70-1
リンパ腫　71
ケトコナゾール　181、182
幻影細胞性歯原性癌　69
検査　23-5
口腔がんの〜　58-9

こ
高気圧酸素療法　157
口蓋　11、12
口蓋弓　12
口角炎　23、174
交感神経幹　85
口腔　11-18
口蓋　11、12
口蓋弓　11、12
口腔底　14
〜の血管系　18
〜の神経支配　15-6、18
〜のリンパ管系　18
歯槽突起　11-12
舌　14-5
診査　36-7
唾液腺　15
歯　12-3
口腔衛生　8、43-51、245
義歯のケア　46-7
〜管理　43-4
口腔粘膜のケア　51
小児の〜　267-8
歯がない患者の〜　50
歯のケア　44-6
部分床義歯の〜、着脱　47-50
口腔外診査　22
口腔がん　53-61
〜による死亡率　54
〜の疫学　53-4
〜の検査　58-9
〜の地理的因子　53

〜の治療　59-61
　　　　化学療法　60
　　　　手術　59-60
　　　　生物学的療法　60-1
　　　　放射線療法　60
　　〜の費用　295-6
　　〜の病因　54-7
　　　　アルコール　55、56
　　　　遺伝的因子　56
　　　　キンマの葉とビンロウジ　55
　　　　口腔の状態　56、57
　　　　社会経済的状況　56
　　　　食事　56
　　　　全身的な健康状態　56
　　　　タバコ　54-5、56
　　　　微生物　56
　　　　放射線　57
　　〜の病期分類　58
　　〜の臨床像　57-8
口腔がんスクリーニング　297
口腔乾燥症　204、207
　　　　〜の疫学　204
　　　　〜の臨床像　207
　　　　進行がん患者の〜　282
口腔顔面痛　241-8
　　〜の疫学　242
　　〜の解剖と生理　241-2
　　〜の病因　242-4
　　　　がん治療の影響　243-4
　　　　腫瘍の直接的影響　242-3
　　〜の管理・マネジメント　245-8
　　〜の臨床像　244-5
　　　　顎関節症　244
　　　　口腔灼熱症候群　245
　　　　口腔粘膜障害　245
　　　　三叉神経痛　244-5
口腔ケア→口腔衛生を参照
口腔外科手術、合併症　79-86
　　　（固定）器具の不具合　85
　　　Quality of life（QOL）　86
　　　栄養　81
　　　気道合併症　82-3
　　　神経機能障害　84-5
　　　審美性　81
　　　咀嚼障害／開口障害　80-1
　　　治療の不成功　79-80
　　　ドナー部位合併症　86
　　　発声および嚥下障害　80
　　　慢性瘻孔　82

口腔灼熱症候群　245
口腔底　14
口腔内診査　23
口腔粘膜　165
　　〜のケア　51
口腔粘膜障害　141-8
　　化学療法による〜　125、144
　　〜と細菌感染　188
　　〜の遺伝学的な背景　143
　　〜の疫学　141
　　〜の管理・マネジメント　131、145-8
　　〜のスコアリング　145
　　〜の治療にかかる費用　298
　　〜の病態　141-3
　　〜の病態生理学　143
　　〜のリスク　142
　　〜の臨床像　144
　　小児の〜　262-3
　　造血幹細胞移植後の〜　130-1
　　放射線治療後の〜　141
　　老年患者の〜　273
口腔の症状　22
口腔の状態、と口腔がん　56-7
口腔の静脈瘤　27
口腔の評価・アセスメント　21-5
　　検査　23-4
　　診査　22-3
　　評価・アセスメントツール　25
　　病歴　21-2
口腔の脈管系　18
口腔のリンパ管系　18
好酸性腺腫　65
口臭　233-8
　　化学療法による〜　126
　　官能試験評価分類　236
　　〜の疫学　233
　　〜の検査法　236-7
　　〜を発生させる物質　235
　　〜の治療　237-8
　　〜の定義　233
　　〜の病因　233-5
　　　　口腔の原因　233-5
　　　　全身的要因　235
　　〜の臨床症状　236
溝状舌　27
口唇ヘルペス　197
好中球減少に伴う潰瘍　31
喉頭神経
　　上〜　85

反回神経　85
口内炎
　　壊死性〜　187
　　義歯性〜　174、279
口角　174
紅斑　22
絞扼反射　11
高齢者総合的機能評価（Comprehensive geriatric assessment: CGA）　273
誤嚥、慢性　83
国際疾病分類（International Classification of Diseases）　141
コクサッキーウイルスA群　196
コクシジオイデス症　176
　　〜の治療・マネジメント　181
黒毛舌　28
固形腫瘍　136
骨格奇形　126
骨腫瘍　71-2
骨肉腫　71

さ
細菌感染症　23、185-92
　　〜の検査　190
　　〜の治療・マネジメント　190-2
　　〜の病因　185
　　〜の臨床像　185-9
　　　　壊死性歯肉炎／口内炎　187
　　　　菌血症と敗血症　188
　　　　口腔粘膜障害　188
　　　　歯周疾患　186-7
　　　　歯性感染症　186
　　　　深部感染症　188
　　　　唾液腺炎　188-9
　　小児の〜　263
再酸素化　91
再石灰化　41
再増殖　90-1
サイトカイン　134
サイトメガロウイルス　24、196、200
再分布　90
塹壕口内炎　187
三叉神経痛　244-5

し
歯牙奇形　126
歯冠周囲炎　186
歯間清掃　45
歯原性腫瘍　68-9

悪性腫瘍
　　エナメル上皮癌　69
　　顎骨中心性癌　69
　　幻影細胞性歯原性癌　69
　　明細胞性歯原性癌　69
　　良性腫瘍、エナメル上皮腫　68-9
自己免疫性多内分泌腺症-カンジダ症-外胚葉ジストロフィー（autoimmune polyendocrinopathy-candidasis-ectodermal dystrophy: APECED）　56
歯周疾患　186-7
　　〜の治療・マネジメント　191
　　造血幹細胞移植後の〜　135
支持療法に用いる薬剤投与　3
歯髄感染　186
シスタチン　167
ジスチグミン　213-4
歯槽突起　11-12
歯槽膿瘍　38
舌　14-15
　　溝状〜　27
　　黒毛〜　28
　　〜の神経支配　15
　　地図状〜　28
歯肉炎　13
　　壊死性〜　187
　　〜の治療管理　191
歯肉溝滲出液　168
歯肉口内炎、原発性ヘルペス　196-7
ジピロン　247
死亡率
　　口腔がん　53
　　年齢関連　2
歯磨剤　45
ジメチルサルファイド　235
社会経済的状況、と口腔がん　56
臭化グリコピロニウム　255
修復　90
修復物　40-1
終末期における口腔ケア　285-7
手術
　　口腔がん　59-60
　　〜後の痛み　243-4
出血　255-7
　　化学療法による〜　125
　　〜に対する治療　255-7
　　〜の原因　256
　　小児の〜　264
　　造血幹細胞移植後の〜　136
腫瘍随伴症候群　2

小（水）疱　22
状態に関連し続発する問題
　　口腔の〜　7
　　精神〜　7
　　全身〜　7
小児　261-8
　小児歯科医の役割　267-8
　〜のがん種　261-2
　〜の口腔内合併症
　　二次性悪性腫瘍　267
　　齲蝕　265
　　開口障害　266
　　感染　262-3
　　口腔移植片対宿主病　266-7
　　口内炎　262
　　骨格・歯牙奇形　126、264-6
　　出血　264
　　唾液腺の機能障害　263
　　味覚障害　263
情報源　301-4
　インターネット　303-4
　学術雑誌　301、302
　教科書　301、302
　データベース　303
食事、と口腔がん　126、263-5
真菌感染症　24、171-83
　アスペルギルス症　175-6
　がん患者における〜　178-83
　カンジダ属　171-5
　クリプトコッカス症　176-7
　ゲオトリクム症　177
　コクシジオイデス症　176
　小児における〜　263
　〜の鑑別診断　179
　〜の検査室レベルでの検査　180
　〜の治療・マネジメント　181-2
　スポロトリクム症　178
　パラコクシジオイデス症　178
　ヒストプラスマ症　177
　ブラストミセス症　176
　ペニシリウム症　178
　ムコール症（接合菌症）　177
神経機能障害　84-5
　横隔神経　84
　顔面神経下顎縁枝　85
　交感神経幹　85
　舌下神経と舌神経　84
　副神経（第XI脳神経）　84
　迷走神経、反回神経、上喉頭神経　85

神経支配　15-16、18
神経毒性　125
進行がん患者に対する口腔ケア　279-87
　管理・マネジメント　284-7
　　緩和ケア　285、286、287
　　終末期　285-6
　　多職種連携　285
　口腔の症状に関する疫学　279-281
　口腔の症状に関する病因　281
　口腔の症状に関する評価・アセスメント　283-4
　口腔の症状に関する臨床像　281-3
　　症状の重症度　282
人工唾液　215-216
診査
　口腔外　22
　口腔内　23
人種的な要因による色素沈着　27
審美性　81
深部感染症　188
　〜の治療管理　191

す

髄外性形質細胞腫　70
水痘・帯状疱疹ウイルス　24、196、198-9
水疱　22
スコポラミン　255
スニチニブ、口腔への影響　5

せ

生態学的プラーク仮説　163
正中菱形舌炎　174
成長異常　137
　歯の〜　126、264-6
制吐剤　247
生物学的療法、口腔がんの　60-1
赤色病変　32
舌下神経（第XII脳神経）　84
セツキシマブ　60
　〜の口腔への影響　6
舌甲状腺　14
舌神経（第V脳神経の第3枝）　84
舌盲孔　14
セビメリン　213-4
セフォキシチン　191
セフォタキシム　191
セフチゾキシム　191
全身的な健康状態、と口腔がん　57
全身放射線照射　93、134
先天欠損　12

腺房細胞癌　66
腺様嚢胞癌　66

そ

象牙芽細胞　13
造血幹細胞移植　129-37
　　強度減弱前処置　129
　　強力な前処置　129
　　～における口腔合併症　129-37
　　　　感染　135-6
　　　　筋骨格組織　135
　　　　口腔粘膜　130-4
　　　　出血　136
　　　　神経組織　135
　　　　成長異常　137
　　　　唾液腺　134
　　　　二次がん　136
　　　　歯および歯周組織　135
　　～とQOL　294
創傷治癒、易感染状態の　126
咀嚼障害　80-1
ソラフェニブ、口腔への影響　5
ゾレンドロン酸、およびビスホスホネート関連顎骨壊死　152

た

ダウン症　27
唾液
　　～タンパク　167
　　粘稠な（ドロドロした）～　255
唾液腺　15
　　小～　203-4
　　大～　203
　　～の解剖　16、17
　　～の外科的移動　211
　　～の刺激　203
　　放射性ヨードが誘発する問題　94-5
唾液腺炎
　　細菌性～　188
　　　　～の治療・マネジメント　191
唾液腺機能障害　2、203-17
　　化学療法による～　125
　　小児の～　263
　　造血幹細胞移植後の～　134
　　～の疫学　204
　　～の管理・マネジメント　209、211
　　～の原因治療　212
　　～の症状　206
　　　　～の予防　216-7

　　～への治療　217
　　～の診査　208-9、210
　　～の対症療法　212
　　　　唾液腺を刺激するもの　212-5
　　　　唾液代替物　215-6
　　～の病因　205
　　～の病態　205
　　～の予防　211-2
　　　　唾液腺の外科的移動術　211
　　　　放射線治療　211
　　　　放射線防護剤　211
　　～の臨床像　206-7
　　老年患者の～　274
唾液腺腫瘍　65-8
　　悪性の～
　　　　腺房細胞癌　66
　　　　腺様嚢胞癌　66
　　　　多形性低悪性度腺癌　66
　　　　多形腺腫由来癌　66
　　　　粘表皮癌　66
　　小唾液腺癌　67-8
　　良性の～
　　　　好酸性腺腫　65
　　　　多形腺腫　65
　　　　ワルチン腫瘍　65
唾液腺を刺激するもの　212-5
　　チューインガム　212-3
　　鍼治療　214-5
　　副交感神経作動薬　213-4
　　有機酸　213
唾液代替物　215-6
　　緩和ケアにおける～　285
唾液の成分　24
唾液分泌過多　253-4
唾液流出量の測定　24、38
多形性低悪性度腺癌　66
多形腺腫　65
多形腺腫由来癌　66
ダサチニブ、口腔有害事象　5
多職種連携　7、285
タバコ、と口腔がん　54-5、56
多発性骨髄腫　70-1
単純ヘルペス　197-8
単純ヘルペスウイルス感染症　24、195-8
　　～の疫学　195-6
　　～の診断　197
　　～の治療　197-8
　　～の臨床像
　　　　原発性ヘルペス性歯肉口内炎　196-7

再感染　197

ち
チカルシリン・クラブラン酸　191
地図状舌　28
チューインガム　212-3
中咽頭、診査　36
中性子線療法　92
治療中断　94
治療の影響　3
治療の不成功　79-80
治療前
　　〜の管理・マネジメント　38-40
　　〜のスクリーニング　35-8
鎮痛ラダー　246

て
ディフェンシン　167
テトラサイクリン　191
電子線治療　92
デンタルプラーク　165

と
頭頸部、診査　36
ドキシサイクリン　191
トラスツズマブ、口腔有害事象　6
トリクロサン　237

な
ナフシリン　191
軟骨肉腫　71

に
肉腫　71-3
　　カポジ肉腫　73
　　骨腫瘍　71-2
　　軟部〜　72-3

ね
ネホパム　247
粘液瘤　134
粘稠な（ドロドロした）唾液　255
粘表皮癌　66
年齢とがんの発症および死亡　2
　　老年患者の〜　272

は
歯　12-3
　　抜歯　39-40

　　〜のケア　44-6
肺炎　83
バイオフィルム　163-4
敗血症　188
歯がない患者　50
白色病変　31、32
バクテロイデス属　186
発症率、年齢と関連した　2
発声障害　80
歯のケア　44-6
　　化学的プラークコントロール　45
　　歯間清掃　45
　　小児の〜　267-8
　　ブラッシング　44-5
歯の発育異常　126、264-6
　　V字状の根　264
　　欠損　264-5
　　短根　265
　　矮小歯　264
パピローマウイルス　196
パミドロネート、とビスホスホネート関連顎骨壊死　152
パラコクシジオイデス症　178
　　〜の治療・マネジメント　181-2
バラシクロビル　198
パラセタモール　247
パラミクソウイルス　196
鍼治療　214-15
パリフェルミン　147
　　〜の口腔への影響　4
　　〜の費用対効果　298
斑　22
バンコマイシン　191

ひ
非オピオイド鎮痛薬　247
ピコルナウイルス　196
ヒスタチン　167
非ステロイド性抗炎症薬　247
ヒストプラスマ症　177
　　〜の治療・マネジメント　181
ビスホスホネート関連顎骨壊死　135、151-60
　　〜の病因　152-4
　　〜の疫学　151-2
　　〜の管理・マネジメント　156-7
　　〜の検査　154-5
　　〜の症例　157-60
　　〜のすりガラス像　155
　　投与期間　153

投与経路　153
　　　ビスホスホネート製剤の効能　152-3
　　　〜の病期分類　154
　　　〜の予防　155-6
　　　〜の臨床像　154
微生物
　　口腔〜　164
　　〜と口腔がん　56
微生物検査　23-4
微生物の恒常性　163
ヒト組換えケラチノサイト増殖因子→パリフェルミン
　を参照
ヒトパピローマウイルス　196、201
ヒトヘルペスウイルス6型　196
ヒトヘルペスウイルス7型　196
ヒトヘルペスウイルス8型　196、200-1
ヒト免疫不全ウイルス　196
ピペラシリン・タゾバクタム　191
ビペリデン　212
病因　2-7
　　口腔がんの〜　54-7
　　他も参照のこと
病期、口腔がん　58
費用効果分析　295
費用効用分析　295
費用便益分析　295
病歴　21-2
ヒヨスチン臭化水素酸塩　255
びらん　22
ピリドスチグミン　213-4
ピロカルピン　212、213-4
貧血　135
ビンロウジ、と口腔扁平上皮癌　55

ふ
ファムシクロビル　198
副神経（第XI脳神経）　84
プトレシン　235
部分床義歯　47-50
ブラストミセス症　176
　　〜の治療・マネジメント　181
ブラッシング　44-5、46
フルコナゾール　182
フルシトシン　182
プロピオン酸　235
プロリンに富む糖タンパク　167

へ
ペニシリウム症　178

ペニシリンG　191
ベバシズマブ、口腔有害事象　6
ヘルペスウイルス　187、195
ヘルペスウイルス関連カポジ肉腫　201
ペンシクロビル　198
扁桃　11

ほ
放射線、と口腔がん　57
放射線感受性　91
放射線性齲蝕　35
放射線生物学　89-91
放射線防護剤　94、211
放射線療法
　　口腔がんの〜　60
　　〜と味覚障害　227
　　〜に伴う口腔の副作用　94-5
　　　顎骨の放射線照射後の骨壊死　117-20
　　〜による口腔有害事象　4
　　〜による唾液腺機能障害　211
　　〜の定義　89
　　〜の方法　91-3
　　　アイソトープ治療　92
　　　外部照射　91-2
　　　全身放射線照射　93
　　　電子線治療　92
　　　密封小線源治療　92
　　　陽子線／中性子線療法　92
　　〜のレジメン　93
　　　組織温存のための技術　93
　　　治療中断　94
　　　非通常分割照射法　93
　　　放射線防護剤　94
ポサコナゾール　181
補助的な鎮痛薬　247
骨の孤立性形質細胞腫　70
ボリコナゾール　181
ボルテゾミブ、口腔への影響　5

ま
麻疹ウイルス　196

み
味覚異常　228
味覚障害　225-30
　　化学療法に関連した〜　126
　　小児の〜　263
　　造血幹細胞移植後の〜　135
　　〜の疫学　225

〜の管理・マネジメント　229-30
　　　〜の病因　226-7
　　　　亜鉛の欠乏　227
　　　　化学療法　227
　　　　放射線治療　227
　　　　薬物治療　227
　　　〜の評価　228-9
　　　　亜鉛療法　229-30
　　　　食事療法　229
　　　〜の臨床像　228
　　　老年患者の〜　274
　味覚鈍麻　225、228
　密封小線源治療　92
　ミノサイクリン　191
　味蕾　225

む
　ムコール症（接合菌症）　177
　　　〜の治療・マネジメント　181
　ムンプスウイルス　196

め
　明細胞性歯原性癌　69
　迷走神経（第X脳神経）　85
　メチルメルカプタン　235
　メトロニダゾール　191
　メルカーソン・ロゼンタール症候群　27
　メルファラン、と口腔粘膜障害　142
　メロペネム　191
　免疫機構　168
　免疫グロブリン　167
　免疫不全　168

も
　盲端　22
　モキシフロキサシン　191

ゆ
　ユーイング肉腫　71-2

よ
　陽子線療法　92
　予防　8

ら
　ライソゾーム　167
　酪酸　235
　ラクトフェリン　167
　ラクトペルオキシダーゼ　167

り
　リツキシマブ、口腔有害事象　6
　硫化水素　235
　流涎　253-5
　リンゴ酸　213
　リン酸カルシウム　131
　臨床像　7
　リンパ腫　71
　リンパ腫性乳頭状嚢胞腺腫　65
　リンパ増殖性疾患、造血幹細胞移植後　136

る
　類天疱瘡　2
　ルードヴィヒ・アンギーナ　188

れ
　レトロウイルス　196
　レトロモラーパッド（臼後結節）　12
　レミエール症候群　188

ろ
　瘻孔　22
　　　気管腕頭動脈〜　83
　　　慢性〜　82
　老年患者　271-6
　　　個人レベルの問題　274-5
　　　社会的／制度上の障壁　275-6
　　　〜のがん死亡率　272
　　　〜の支持療法　273-4
　　　〜への障壁　274-6
　老年歯学／老年腫瘍学　271-3

わ
　ワルチン腫瘍　65
　ワンサンアンギーナ　187

本書の中には、日本での非承認薬あるいは適応外使用について言及されているものがあります。また、日本のガイドライン等における治療指針とは異なる内容もあります。訳者らは本書の原文を翻訳したまでであり、本邦における非承認薬および適応外使用、あるいはガイドライン等からの逸脱を推奨することを意図していません。

この度は弊社の書籍をご購入いただき、誠にありがとうございました。
本書籍に掲載内容の更新や訂正があった際は、弊社ホームページ「追加情報」にてお知らせいたします。下記のURLまたはQRコードをご利用ください。

http://www.nagasueshoten.co.jp/extra.html

がん口腔支持療法　多職種連携によるがん患者の口腔内管理　　　　　　　　　ISBN 978-4-8160-1328-7

© 2017. 7.20　第1版　第1刷　　　　編　著　Andrew N. Davies　Joel B. Epstein
　　　　　　　　　　　　　　　　　　監　訳　曽我賢彦
　　　　　　　　　　　　　　　　　　発行者　永末英樹
　　　　　　　　　　　　　　　　　　印刷・製本　株式会社 シナノ パブリッシング プレス

発行所　株式会社　永末書店
〒602-8446　京都市上京区五辻通大宮西入五辻町 69-2
（本社）電話 075-415-7280　FAX 075-415-7290　（東京店）電話 03-3812-7180　FAX 03-3812-7181
永末書店 ホームページ　http://www.nagasueshoten.co.jp

＊内容の誤り、内容についての質問は、編集部までご連絡ください。
＊刊行後に本書に掲載している情報などの変更箇所および誤植が確認された場合、弊社ホームページにて訂正させていただきます。
＊乱丁・落丁の場合はお取り替えいたしますので、本社・商品センター（075-415-7280）までお申し出ください。
・本書の複製権・翻訳権・翻案権・上映権・譲渡権・貸与権・公衆送信権（送信可能化権を含む）は、株式会社永末書店が保有します。

JCOPY　＜(社)出版者著作権管理機構　委託出版物＞
本書の無断複写は著作権法上での例外を除き禁じられています。複写される場合は、そのつど事前に、(社)出版者著作権管理機構（電話 03-3513-6969、FAX 03-3513-6979、e-mail: info@jcopy.or.jp）の許諾を得てください。